BASTEI
LÜBBE
TASCHENBUCH

Über die Autorin:

Naomi Jacobs wurde in Liverpool geboren, wuchs in den West Midlands auf und studierte Psychologie. Heute lebt sie mit ihrem Teenager-Sohn Leo und ihrer Katze Sophia in Manchester.

Naomi Jacobs

Der Tag, an dem mein Leben verschwand

Eine junge Mutter verliert ihr Gedächtnis von einem Tag auf den anderen

Aus dem Englischen von
Veronika Dünninger

BASTEI
LÜBBE
TASCHENBUCH

Bettina

BASTEI LÜBBE TASCHENBUCH
Band 60895

MIX
Papier aus verantwortungsvollen Quellen
FSC www.fsc.org
FSC® C014496

Dieser Titel ist auch als E-Book erschienen.

Deutsche Erstausgabe

Titel der englischen Originalausgabe: »Forgotten Girl«
Originalverlag: Pan Books, an imprint of Pan Macmillan,
a division of Macmillan Publishers Limited

Titelmotiv: © Trevillion Images/ILINA SIMEONOVA
Umschlaggestaltung: Mediabureau di Stefano, Berlin
Satz: hanseatenSatz-bremen, Bremen
Gesetzt aus der Minion Pro
Druck und Verarbeitung: GGP Media GmbH, Pößneck
Printed in Germany
ISBN 978-3-404-60895-9

1 3 5 4 2

Für Leo, Simone und Katie –
ohne eure Liebe wäre das hier nicht passiert

Inhalt

1. Nicht mehr in Kansas

Du folgst dem Regenbogen in der Hoffnung,
eines Tages jenen goldenen Topf
an seinem Ende zu finden.
Eines Tages vielleicht.
Eines Tages.
R. D.

Ich stand still da und starrte auf die Tür des Klassenzimmers.

Ich hatte eine Tasche über der Schulter und einen kleinen Topf, schlammbraun und mit Deckel, in der Hand.

Stolz durchflutete mich. Ich hatte diesen Topf ganz allein gemacht. Ich klopfte an die Tür, und eine unbekannte Stimme forderte mich auf, einzutreten.

Ein Holzhocker stand in der Ecke, und ich ging auf ihn zu und setzte mich. Die Frau, die mir gegenübersaß, war eine Lehrerin; ich wusste, dass ihr Name Rebecca war und dass sie nicht von meiner Schule war, aber sie war da, um mich zu sehen.

Ihr Gesicht war von einem dichten braunen Lockenschopf umrahmt. Sie kniff die Lippen zusammen, nahm mir den Topf aus der Hand und stellte ihn neben sich auf den Tisch. Töpfe in allen möglichen Formen und Größen standen darauf, ein Meer aus leuchtenden Farben. Die größeren waren mit kleinen Spiegelscherben, azurblauen Meerlandschaften und orange-violetten Himmeln verziert. Die kleineren hatten silbern glitzernde Hälse, goldene Hieroglyphen und kleine rote Deckel. Es war eine blendende Schau vollkommener Keramik. In der Mitte stand mein Topf: verloren, erbärmlich, braun und sehr schlicht.

»Du bist durchgefallen.« Sie warf mir einen enttäuschten Blick zu.

»Was? Nie im Leben!«, rief ich.

Ich schaute auf meinen Topf, und er sah entschuldigend zu mir zurück. »Aber ich habe mir wirklich Mühe damit gegeben.«

»Das mag ja sein, aber ich kann dich nicht bestehen lassen. Du bist durchgefallen. Sieh mal, er ist nicht annähernd so gut wie die anderen.«

Ich wusste, dass sie recht hatte. Das hier waren die wertvollen, schöneren, wundervoll kreativ gestalteten Gefäße, mit denen mein kleiner, kümmerlicher Topf nicht mithalten konnte. Ich dachte an all die Mühe, die ich in ihn gesteckt hatte, und wie ein Vulkan brach die Angst vor dem Versagen aus mir heraus. Ich sprang von meinem Hocker auf, schnappte mir meine Tasche und stürmte zur Tür hinaus.

In einem anderen Klassenzimmer, in einem verlassenen Flur, saßen meine Freundinnen an ihren Pulten und unterhielten sich. Ich versuchte die Tür zu öffnen, aber sie war verschlossen. Ich hämmerte gegen die Glasscheibe in der Tür, rief ihnen zu, mich hineinzulassen. Niemand wandte sich um. Stattdessen sah ich, wie sie lachten.

»Leute, ich bin's: Nay. Macht die Tür auf!«

Eine nach der anderen hoben sie die Köpfe und starrten mich an. Meine beste Freundin Katie tauchte an dem Türfenster auf. »Mach auf«, verlangte ich und rüttelte an der Klinke. »Ich muss da rein.« Katie schüttelte lachend den Kopf und zeigte auf eine Uhr an der Wand des Klassenzimmers, wo schwarze Zeiger langsam über römische Ziffern tickten. Sie ging hinüber zur Tafel und schrieb mit Kreide das Wort *échec* an. Das französische Wort für »Versager«.

Alle sahen ihr zu und lachten. Wieder hämmerte ich verzweifelt mit der Faust gegen die Tür. Auf einmal hörte ich laute Rufe, die vom anderen Ende des Flurs kamen. Die Megabescheuerten – Mädchen aus unserem Jahrgang, die wir nicht ausstehen konnten liefen auf mich zu und riefen im Sprechchor: »Versager, Versager, Versager …«

Ich wandte mich wieder zur Tür um. Meine Freundinnen waren verschwunden, und das Zimmer füllte sich mit Uhren – Hunderten von Uhren, überall auf den Pulten, an den Wänden; verschiedene Größen, verschiedene Arten. Standuhren, Kuckucksuhren, Weckuhren. Und dann, kaum waren sie erschienen, begannen sie alle zu verschwinden.

»Du musst Leo holen«, flüsterte eine Stimme.

Während die Mädchen näher kamen, spürte ich, wie mein Körper vor Angst bebte und zitterte. Ich wandte mich ab und rannte auf eine Doppeltür am anderen Ende des Flurs zu.

Mir blieb keine Wahl. Ich drückte sie auf.

Ich trat in helles, gleißendes Licht.

Ich schlang die Arme um meine Brust und schnappte wie wild nach Luft, während ich mich im Bett aufsetzte. Ich konnte nicht mehr atmen. Ich schluckte Schluchzer hinunter und versuchte zu schreien. Nicht ein Ton kam heraus.

Gegenüber dem Bett war ein kleines Fenster. Ich sah zu ihm hoch, beschwor meinen Atem, sich zu beruhigen. Die Sonne schien fröhlich durch die Vorhänge und erhellte die violetten Blumen, mit denen sie bedruckt waren. *Violette Blumen?*

Ich schloss die Augen. »Schon gut, Nay, es war nur ein Traum«, sagte ich laut.

Ich fasste mir an die Kehle. Meine Stimme klang … seltsam, anders; heiser und tief. Wie die eines Erwachsenen. Ich schlug die Augen auf und suchte das Zimmer ab, wandte den

Kopf langsam nach links und dann nach rechts. Nichts. Ich erkannte nichts. Ich sah an meinem Körper hinunter. Das Pyjamaoberteil, das ich trug, war schweißdurchtränkt. Ich versuchte nachzudenken, und mein Kopf begann zu schmerzen. Das hier war nicht mein Etagenbett. Wo war meine Marilyn-Monroe-Bettdecke? Das hier war nicht das Zimmer, das ich mir mit meiner Schwester teilte. Wo war sie? Wo war Simone? Ich schloss die Augen wieder.

»Ich muss noch immer träumen«, sagte ich in das leere Zimmer. Wieder meine Stimme; sie klang so fremd. Ich sprang aus dem seltsam großen Bett. Hatte es mich im Schlaf entführt und an diesen fremden Ort gebracht? Ich sah mich in dem Zimmer um. Es war trostlos und grau. Auf dem Boden war kein Teppich, nur blanke Dielen, und die Wände waren abgezogen bis auf den kahlen grauen Putz. Es sah fast aus wie ein Gefängnis.

Ich ging langsam aus dem Zimmer in den Flur hinaus, in der Hoffnung, irgendetwas Vertrautes zu sehen. Das Haus fühlte sich leer an. »Hallo!«, rief ich. Links von mir war eine geschlossene Tür, aber vor mir sah ich durch einen Türspalt ein Badezimmer. Ich drückte die Tür weit auf. Im Bad war niemand, und ich erkannte nichts darin. Über dem Waschbecken hing ein Spiegel. *Vielleicht*, dachte ich, *werde ich, wenn ich mein Spiegelbild sehe, wissen, dass ich noch immer träume, und aufwachen.*

Es dauerte eine lange Sekunde, aber dann, als mir vor Entsetzen der Mund aufklappte, umklammerte ich mein Gesicht und schrie: »NEIN! Oh mein Gott, oh mein Gott, oh mein Gott, oh mein Gott … ich bin … ich bin … ich bin ALT!!« Ich war *alt*.

Unter dem Schock wich ich von dem Spiegel zurück. Ich brach in Tränen aus und sank zu Boden. Mein Gehirn versuchte aus dem Gesicht schlau zu werden, das ich eben gesehen hatte, fragte, was das für Falten waren. Die dunklen Ringe unter den Augen und die kurzen Haare? Nein, nein, das war nicht ich. Ich sprang vom Boden auf und starrte wieder auf das Spiegelbild. »Das bin nicht ich!«, schrie ich es an.

Ich rannte zurück ins Schlafzimmer, erschüttert von dem, was ich gesehen hatte. Ich spürte eine kalte Panik, die sich den Weg in meinen Verstand boxte und winzige Löcher der Angst in mein Gehirn schlug. Die Furcht fand ihren Platz. Wo war meine Schwester? Auf einmal verspürte ich den Drang, sie zu finden. Vielleicht war sie im Wohnzimmer.

Panisch stürzte ich aus dem Raum und eine Treppe hinunter und stürmte in eine mir fremde Küche. Nichts. Ich rannte durch bis ins Wohnzimmer. Niemand.

Ich rannte die Treppe wieder hoch, mied die andere geschlossene Tür am Ende des kleinen Flurs und stürzte ins Schlafzimmer. Ich riss die Türen des Kleiderschranks auf, vielleicht auf der Suche nach einer meiner bescheuerten Freundinnen, die »Überraschung!« brüllen und sich schieflachen würde über den beschissenen Streich, den sie mir spielte.

»Oh mein Gott«, stöhnte ich.

Die Farben waren unglaublich: Blau-, Violett- und Gelbtöne, alles war … irgendwie … anders. Kleider, die ich niemals tragen würde. »Das ist nicht mein Zuhause.« Ich schüttelte den Kopf über die Kleider und schnellte herum. »Das ist nicht mein Zimmer … Das ist NICHT mein Leben. NEIN!« Ich rannte zurück ins Bad und sah wieder auf das Gesicht. »Das bin nicht ich!«, schrie ich es wieder an. Benommen schlug ich auf dem Boden auf. Mein Körper rollte sich zu einer Kugel zusammen, und ich fing wieder an zu weinen. Ich versuchte irgendetwas zu finden, worauf sich mein Verstand konzentrieren konnte, egal was, und dann fiel mir ein, dass ich unten ein Foto meiner Schwester gesehen hatte. Aber ich war nicht imstande, noch einmal hinzugehen; ich lag einfach nur da, weinte und stöhnte und murmelte vor mich hin.

Nach einer gefühlten Ewigkeit wurde mir allmählich bewusst, dass ich nicht mehr träumte. Das hier war echt; ich war echt. Ich war in einem Bett aufgewacht, das ich nicht kannte, einem Zimmer, das ich nicht erkannte, und einem Haus, das nicht meines war.

Und dann hörte ich Musik in der Ferne, ein Lied, das gesungen wurde. Ich kroch über den Boden des Badezimmers und zurück ins Schlafzimmer, während eine Frau irgendetwas von Bluten oder Atmen sang; nein, es war eindeutig Bluten; ja, es war der Song *Bleeding Love*. Die Musik kam von irgendetwas auf dem Nachttisch. Sie brach immer wieder ab, fing wieder an, brach erneut ab; aber da war kein Radio, kein Kassettendeck, nur ein kleiner schwarzer Gegenstand, der heftig über die Oberfläche des Nachttischs ruckelte.

Ich zuckte zurück, stolperte fast über mich selbst. Das Geräusch schmerzte in meinen Ohren, und als ich den Gegenstand zögernd in die Hand nahm, blinkte in schwarzen Buchstaben das Wort »Simone«.

»Simone?«, fragte ich den Gegenstand.

Simone! Das war meine Schwester; das musste sie sein. Sie war die einzige Simone, die ich kannte. Ich drehte den seltsamen Gegenstand immer wieder um, drückte auf hartes Plastik. Er hatte keine Knöpfe. Ich hielt ihn mir an den Mund und rief Simones Namen, in der Hoffnung, sie würde mich irgendwie hören. Das Blinken, die Musik und das Vibrieren hörten auf. »Wo sind die verdammten Knöpfe?«, schrie ich den Gegenstand an, und ein gewaltiges Gefühl von Unzulänglichkeit rief noch mehr Tränen hervor. Ich fühlte mich geschlagen. »Drei entgangene Anrufe« war jetzt zu lesen.

»Was zum …? Ist das irgendwie … ist das ein Telefon?«

Ich warf das Gerät auf den Boden, rannte die Treppe hinunter zur Haustür und trat ins Freie. Die Häuser gegenüber starrten mich an; ihre Fenster waren wie Augen, die mich auslachten. Panisch suchte ich die baumgesäumte Straße ab. Ich wusste nicht, wonach ich suchte, aber ich war mir absolut sicher, dass das hier nicht Wolverhampton war. Das hier war nicht meine Heimatstadt. Ich lebte nicht hier. Eine Frau, die einen kleinen weißen Hund ausführte, kam an der Hecke vorbei, die den Vorgarten von der Straße trennte, und lächelte mich an. Ich wandte mich ab. Ich muss ausgesehen haben wie ein Vollidiot, wie ich in meinem Pyjama dort im Garten stand.

Ich rannte zurück ins Haus, knallte die Tür zu und blieb vor der Treppe stehen. Das Herz hämmerte in meiner Brust. Ich schloss die Augen und zählte bis zehn, und während sich mein Atem beruhigte, hielt ich mir beide Hände an die Stirn. »Komm schon, Nay.« Ich holte noch einmal tief Luft. »Du schaffst das schon. Es wird alles gut; verdammt, du musst dich einfach beruhigen.«

Ich holte tief Luft und zählte mehrmals bis zehn, um mich zu beruhigen. Zum ersten Mal sah ich die unterschiedlich großen Fotos, die zu beiden Seiten der Treppe an den Wänden hingen. Ich begann mit denen in meiner nächsten Nähe, Bilder eines pummeligen Babys mit einem niedlichen Lächeln und einem Kopf voller brauner Schmachtlocken. Mein Gehirn sagte: »Leo«, aber ich wusste nicht wirklich, wer der Junge war. Die nächste Bilderreihe beantwortete meine Frage – sie zeigten mich, aber älter, mich, wie ich ein pummeliges Kleinkind auf meinem Schoß anlächelte.

War das wirklich *ich?* War dieses Kind *meines?* Ist das die *Zukunft?*

Als ich nachzudenken versuchte, blitzte ein helles Licht vor meinen Augen auf, und ein stechender Schmerz schoss mir durch den Kopf. Ich holte noch einmal tief Luft. Der Schmerz ließ nach, und ich stieg zwei Treppen höher. Das nächste Bild zeigte Simone, die stolz eine weiße Schriftrolle in der Hand hielt, eine schwarze Robe um die Schultern geworfen, einen schwarzen Hut auf dem Kopf. »Du bist auf die Uni gegangen? Wann ist das denn passiert?«, fragte ich das Foto. Vielleicht war ich im Haus meiner Schwester, dachte ich.

Ich betrachtete die restlichen Bilder, noch mehr Bilder dieses Kindes, von dem ich instinktiv wusste, dass es Leo hieß. Er wurde mit jedem Foto größer, und das letzte war eine Schwarz-Weiß-Aufnahme, auf der er ein Skateboard in den Händen hielt. Dieses Lächeln, diese Augen … es war, als würde ich eine Miniaturausgabe von mir selbst ansehen. *Vielleicht ist er mein Bruder?* Ich fragte mich, ob meine Mum noch ein Kind bekommen hatte.

Ich suchte die anderen Bilder ab, um zu sehen, ob es irgendwo einen Hinweis auf seine Mum gab; nein, wenn er nicht mit mir zusammen war, war er allein. Fotos meiner Schwester hingen neben Bildern meines Vaters. Ich stand da und starrte schockiert auf sein Gesicht. War das wirklich er? Auf einem der Fotos war er mit einem anderen Kind zu sehen, das ich nicht erkannte. Sein Teint war hell, mit strohblondem Haar, und er sah ein bisschen aus wie Simone.

»In welchem Jahr war das?«, fragte ich die Bilder. Nichts, keine Antwort. Ich stieg die Treppe rückwärts hinunter und ging ins Wohnzimmer, während ich verzweifelt versuchte, mich an irgendetwas zu erinnern. Ein schwarzes, schnurloses Telefon lag in der Nähe des Fernsehers, und sobald ich es ansah, schoss mir eine Nummer durch den Kopf.

Ich ging weiter auf und ab, blieb stehen, sah noch einmal das Telefon an und hörte wieder die Nummer.

7768339, diesmal mit einem Namen: *Katie*.

»Katie?«, fragte ich das Telefon. Die Nummer ging mir wieder durch den Kopf. *7768339, Katie*.

Das Telefon sah seltsam aus, ohne ausziehbare Antenne und mit einem orangefarbenen Display, aber jedes Mal, wenn ich es ansah, musste ich wieder an denselben Namen und dieselbe Nummer denken. *7768339, Katie*. Katie von der Schule?

Die einzige Möglichkeit, es herauszufinden, war, die Nummer zu wählen. Es klingelte etwa viermal, und dann nahm jemand ab.

»Hallo«, kam eine sanfte, hohe Stimme aus dem Telefon.

»Hallo«, flüsterte ich. »Bist du das, Katie?«

»Oh, hi, Süße. Ich wollte dich eben anrufen. Konntest du gestern Nacht schlafen?«

Sie kannte mich. »Katie?«, fragte ich noch einmal. Das war nicht meine Freundin von der Schule. Diese Katie klang so alt wie meine Mum und so, als wäre sie eben aus der Dauerserie *Coronation Street* gestiegen.

»Ja.« Sie schwieg einen Moment. »Was ist los, Liebes? Geht es dir gut?«

Die Schleusen öffneten sich und ließen eine Flut von Tränen hindurch. »Oh mein Gott«, schluchzte ich. »Ich weiß nicht, wer du bist. Ich weiß nicht, wo ich bin, und diese Nummer ist mir immer wieder durch den Kopf gegangen, daher habe ich dich angerufen, und du bist es nicht. Und ich weiß nicht, was ich tun soll, und ich weiß nicht, wo ich … und ich weiß nicht, wer du bist, und ich weiß nicht, was mit meinem Gesicht passiert ist.«

»Deinem Gesicht? Was ist mit deinem Gesicht passiert?« Die Stimme der fremden Frau stieg um eine Oktave.

»ES IST ALT!« Ich begann wieder zu weinen.

»Was?« Sie lachte und wurde dann wieder still. »Naomi, was ist los? Ähm, okay, okay, Süße, hör mir zu, hol einmal tief Luft.«

Ich schluchzte noch ein bisschen mehr; das hier war eindeutig nicht Katie von der Schule.

»Aber ich kenne dich nicht«, brachte ich heraus.

»Okay, also, hör mir zu«, sagte sie betont ruhig. »Geh in die Küche, schalt den Wasserkocher ein und mach dir eine Tasse Kaffee.«

»K… Kaffee?«, stammelte ich. »Igitt, widerlich.«

Sie wurde wieder still.

»Hallo?« Ich ging trotzdem in die Küche, suchte nach dem Wasserkocher und schaltete ihn ein.

»Ähm, ich bin hier, Süße. Hör zu, Gerald holt den Wagen aus der Garage, und wir sind in fünf Minuten da. Hast du den Wasserkocher gefunden?«

»Hmm.« Ich öffnete den Küchenschrank vor mir. Eine Reihe Kaffees und Dosen mit Kräutertees standen darin.

»Okay, mach dir eine Tasse Tee. Du magst doch Kräutertees, oder?«

»Ja«, antwortete ich.

»Okay, gut. Mach dir einen Tee und rauch eine Zigarette, und wir sind gleich da.«

»Zigarette? Igitt! Ich rauche *absolut* nicht.«

Das Schweigen zog sich so lange hin, dass ich schon dachte, sie hätte aufgelegt. Hatte ich irgendetwas Falsches gesagt? Ich begann wieder zu weinen. »Ich habe absolut keine Ahnung, was eigentlich los ist. Ich weiß nicht, was ich hier tue.«

»Es ist ja gut. Okay, okay, atme … atme einfach tief durch und trink deinen Tee. Ich komme vorbei.«

»Okay.«

Ich legte das Telefon hin. Der frische Minzegeruch des Tees erinnerte mich irgendwie an meinen Stiefvater, Joseph. Es war sein Lieblingstee, und er schlürfte ihn immer laut, da er wusste, dass er mich damit zum Lachen brachte. Ich begann mich zu fragen, warum keine Bilder von ihm oder meiner Mum an der Wand hingen. Wo *waren* alle?

Die Wärme des Tees tröstete mich. Während ich die Tasse in den Händen hielt, kam ich zu dem Schluss, dass ich die Küche mochte. An den leuchtend orangefarbenen und gelben Wänden hingen Bilder, die ein Kind gemalt hatte – vermutlich, dachte ich, das Kind von den Fotos. Urkunden und Postkarten umrahmten die Kunstwerke. An der weißen Tür eines der Küchenschränke hing ein irischer Segen, ein Bild eines einsamen Schlosses mit nichts als blauem Himmel, grünen Hügeln und braunen Felsen ringsum. Über dem Schloss standen die Worte:

Wenn die Zeiten schwer sind,
Möge dein Herz sich niemals
In Stein verwandeln.
Wenn Schatten
Auf dich fallen,
Vergiss nicht,
Du bist nie allein.

Alles schien sich irgendwie zu beruhigen … für eine Minute. Ich musste das schiere Entsetzen über das, was ich erlebte, loslassen. Der Segen gewährte mir einen Moment Freiheit von dem tiefen Schaudern der Panik, die immer wieder gewaltige Wellen der Verzweiflung durch meinen Körper sandte und ihn mit Adrenalin durchflutete, sodass ich am liebsten weglaufen wollte. Ich war erschöpft. Daher ließ ich das drängende Bedürfnis los, zu wissen, wo, wann und wer ich war. In diesem Augenblick war ich mir sicher, dass ich letztendlich den Weg zurück nach Hause ins Jahr 1992 und aus diesem Albtraum finden würde.

Es klingelte an der Tür. Ich holte einmal tief Luft. Sobald ich diese Tür öffnete, würde ich vor noch mehr Unbekanntem stehen. Ich hatte keine Ahnung, was eigentlich los war. Aber zwei Dinge wusste ich ganz sicher:

Ich war fünfzehn Jahre alt.

Ich war in der Zukunft aufgewacht.

2. Die Zukunft

Eine Reise von tausend Meilen
beginnt unter deinem Fuß.
Laotse

Ich ging innerlich in Abwehrhaltung, als ich die Haustür öffnete. Eine kleine, rotblonde Frau, die Miene voller Besorgnis, trat auf mich zu.

»Geht es dir gut?«

Ich schüttelte den Kopf. Das war doch total durchgeknallt. Das hier war eindeutig nicht meine Schulfreundin Katie. Tatsächlich war diese farbenfroh gekleidete Frau mit dem Silberschmuck und der mit Fransen verzierten Wildledertasche genau das Gegenteil und uralt. Ich wich vor ihr zurück.

»Naomi, Liebes, kann ich hereinkommen?«, fragte sie sanft.

Ich will nach Hause, dachte ich, während sie mir ins Wohnzimmer folgte und meine Hand nahm.

»Geht es dir gut, Süße?«

Die Tränen flossen schwer und schnell. Ich konnte nur wieder den Kopf schütteln.

»Was ist passiert?«

Ich machte den Mund auf, aber das alles hatte mir die Sprache verschlagen.

»Du weißt doch, wer ich bin, oder?«

Ich sah sie verständnislos an und rieb mir die Stirn. Mein Kopf tat noch immer weh; er pochte vor Schmerz.

»Naomi, ich bin deine Freundin, Katie. Wir kennen uns

seit fünf Jahren. Sieh mal.« Sie wandte sich zum Fenster und zeigte auf den roten Wagen, der vor dem Haus stand. »Dieser Mehlsack dort draußen ist Seine Hoheit, Gerald.« Sie wandte sich lächelnd wieder zu mir um. »Er liebt sein Essen, sein Bier und mich. Ich habe vier Kinder, erinnerst du dich? Alex, Dylan, Adam und Chloe, und wir …« Sie brach ab und sah sich um. »Ist Leo in der Schule?«

»Leo?«

»Ja, Liebes, Leo.« Sie sah mich seltsam an. »Dein Sohn.«

Also hatte ich richtig vermutet. Leo war das pausbäckige, mit Joghurt verschmierte Kind auf dem Foto an der Küchenwand.

»Er muss jetzt in der Schule sein.« Sie sah sich im Zimmer um, als könnte ich ihn irgendwo versteckt haben.

Das war eine Information, die ich nicht verarbeiten, aber auch nicht leugnen konnte. In einer Art mütterlichem Schwebezustand gefangen, hatte ich tatsächlich das Gefühl, dass mein Körper ein Kind zur Welt gebracht hatte, aber sobald ich versuchte, mich an ihn und seine Geburt zu erinnern, schmerzte mir wieder der Kopf. Ich war doch erst fünfzehn! Ich rieb mir die Schläfen und dachte stattdessen: *Das wird der Grund sein, weshalb diese Titten aussehen, als könnten sie ein bescheuertes Bleistifttäschchen halten, und einen Bleistift sowieso.* Aber Moment mal, diese Katie hatte mir ein paar Fragen gestellt, oder?

»Ich – ich weiß nicht, wo Leo ist.« Ich sah sie an. »Ich kann mich nicht erinnern.«

Ich zog meine Hand aus ihrer, versuchte diesen Bleistifttest zu vergessen, mit dem die anderen Mädchen und ich vor dem Sportunterricht in den Umkleideräumen immer testeten, wie straff unsere Brüste waren.

»Weißt du was, komm am besten auf eine Tasse Tee mit

zu mir, und dann werden wir das alles klären. Ziehen wir dich an.«

Ich starrte Katie an. Ich war verängstigt, ich war verwirrt, ich wollte ihre Hilfe, aber sie war eine Fremde.

»Komm schon.« Ich folgte ihr nach oben zum Schlafzimmer und sah vom Türrahmen aus zu, wie sie die violett geblümten Vorhänge aufzog, um Tageslicht hereinzulassen.

»Kleider!«, rief sie fröhlich, als wären sie die Antwort auf all meine Probleme. Wir sahen beide zu dem weißen Kleiderschrank, der in einer Ecke stand. Sie öffnete die Türen und ging die Stange mit Klamotten durch, die aus ihrem hölzernen Zuhause quollen.

Diese Katie war ein bisschen wie ein Hippie gekleidet. Sie trug einen langen schwarzen Rock, ein grünes Kaftan-Top, Perlen- und Kristallschmuck und jede Menge Silberringe in allen möglichen Formen und Größen. Mit ihren vollen Brüsten, schmalen Hüften und langen, ungekämmten Haaren sah sie irgendwie wie eine Art Erdmutter aus. Ich entspannte mich ein wenig, als ich erkannte, dass diese Frau nicht hier war, um mir zu schaden.

Sie zog einen weinroten Velours-Trainingsanzug heraus und hielt ihn hoch. »Den hier.«

Ich versuchte, mir das Lachen zu verbeißen, bis ich schließlich wie Miss Piggy schnaubte. Diese Kleidung war schwer beleidigend.

»Was?« Sie sah von mir zu dem anstößigen Kleidungsstück und lächelte. »Was ist denn damit?«

»Bist du bescheuert? Wessen Trainingsanzug ist *das* denn?«

»Das ist die Mode«, seufzte sie.

»Ja, in den Siebzigern vielleicht«, schnaubte ich. »Da kommt mir das Reihern.«

»Reihern?« Sie verstand nicht.

»Speien, Spucken, Kotzen … Erbrechen?«

»Oh.« Sie lachte schallend auf. »Dieses Trainingsanzug-Ding verstehe ich selbst nicht; für mich sieht das alles ein bisschen nach *Miami Vice* aus.«

Ich schenkte ihr ein mattes Lächeln. Sie war vielleicht alt, aber sie schien okay zu sein. Ich trat vollständig ins Schlafzimmer und ging langsam auf sie zu.

Katie hängte den Trainingsanzug zurück in den Schrank. »Okay, dann machen wir eben keinen auf *Crockett und Tubbs*«, sagte sie zu mir und zog stattdessen einen großen schwarzen Pullover heraus. »So, bitte sehr, schlicht und einfach.«

Sie schloss die Spiegeltüren, und ich sah wieder dieses alte Gesicht, mein Gesicht, und spürte die Panik in meiner Magengegend rumoren. Sie bemerkte meine entsetzte Reaktion und legte mir eine Hand auf die Schulter. »Naomi, es wird alles gut.«

»Ich weiß«, sagte ich mit einem Nicken. »Ich kann mir Eves Oil of Olaz borgen.«

Katies Lächeln wurde schwächer, als ich den Namen meiner Mum aussprach, aber ich blendete es aus und nahm den Pullover vom Kleiderbügel, um ihn an meine drahtige Gestalt zu halten. »Habe ich Jeans oder einen Rock oder irgendwas?«

»Man trägt dazu Strumpfhosen.« Sie öffnete die oberste Schublade der Kommode hinter ihr.

»Das ist ein Kleid?« Mir klappte der Kiefer herunter.

Sie lächelte. »Hier, bitte sehr.« Sie hielt mir eine Strumpfhose hin.

Ich starrte sie an, verblüfft von dem bläulich grünen Nylonschimmer; die Farbe war auf eine schräge Art fast unwirklich. So etwas hatte ich noch nie gesehen.

»Komm schon«, holte sie mich aus meiner Modeträumerei zurück. »Ich warte unten auf dich.«

Ich wusch mich und zog mich rasch an, wobei ich die Spiegel mied. Stattdessen konzentrierte ich mich auf die Kleider und dachte: *Wir haben Pulloverkleider getragen, als ich ungefähr zehn war! Sind das hier die Achtzigerjahre? Was ist hier eigentlich los?*

Unten hielt Katie ein Paar schwarze Stiefel mit Schaffellfutter in den Händen. Ich zog die Augenbrauen hoch und machte ein angewidertes Gesicht.

»Das sind deine Uggs«, sagte sie.

»Igitt.« Sie waren noch schlimmer als der Trainingsanzug. »Die sehen ja grauenhaft aus. Ist das ein Scherz?« Ich sah mich nach der versteckten Kamera um, als wäre diese ganze Situation völlig absurd.

Sie lachte schallend auf. »Alle tragen sie; probier sie an.«

Ich zögerte. Aber dann dachte ich, wenn sie meine beste Freundin in Modefragen war, wie sie behauptete, dann würde sie doch sicher nicht zulassen, dass ich wie ein Vollidiot aussah, wenn ich das Haus verließ, oder? Ich nahm ihr die Stiefel ab, schlüpfte hinein und stellte fest, dass sie warm und bequem waren.

»Komm schon. Ged wartet.« Als sie die Haustür öffnete, begann mein Magen Purzelbäume zu schlagen, und ich hielt den Atem an. Ich war wieder wie erstarrt, außerstande, mich zu bewegen.

»Nein, ich kann nicht. Ich will nicht.« Ich starrte auf die Straße hinaus. Sie war still bis auf das Brummen des Verkehrs in der Ferne.

Sie nahm mich bei der Hand. »Naomi, sieh mich an. Ich werde nicht zulassen, dass dir irgendetwas passiert. Bei mir bist du in Sicherheit.« Sie sprach jedes Wort langsam aus, stellte sicher, dass ich auch jede letzte Silbe hörte. »Ich weiß, du kannst dich im Moment an nichts erinnern«, fuhr sie fort, »aber eines Tages, ich verspreche dir, eines Tages wirst du das, und bis zu diesem Tag werde ich dafür sorgen, dass es dir gut geht. Okay?«

Der aufrichtige Blick in ihren Augen schien meine Ängste aus einer kleinen Ecke des Misstrauens und in einen Raum der Akzeptanz zu locken. Ich nickte und ließ den Kopf hängen, mit einem Gefühl von Erleichterung. Sie legte die Arme um mich, und ich ließ mich von ihr halten. Ich fühlte mich geborgen. Solange ich diese freundliche, ruhige, geduldige Frau in meiner Nähe hatte, würde sich alles nicht so … mies anfühlen.

Diese Frau, die Katie hieß, aber nicht meine Freundin von der Schule war, wischte mir sanft das Gesicht ab und forderte mich dann mit einer Handbewegung auf, ihr zum Wagen zu folgen. Sie schnappte sich ein paar Schlüssel von dem Haken an der Wand und schloss die Haustür. Ihr Mann warf mir ein freundliches Lächeln zu, sprang vom Fahrersitz und öffnete mir die hintere Tür.

Während der Wagen losfuhr, schaute ich durchs Fenster auf das mir fremde Haus, in dem ich aufgewacht war. Es war ein kleines braunes Backsteinhaus mit je zwei Zimmern oben und unten und einem winzigen Garten davor. Für mich ein Haus des Horrors, wie die letzte Geisterbahnfahrt auf dem reisenden Jahrmarkt, die aufhörte, unterhaltsam zu sein, sobald man sich darin gefangen sah. Katie wandte sich auf ihrem Sitz um. »Ich habe deine Schwester angerufen. Sie ist auf dem Weg zu uns.«

Wir bogen in die Auffahrt eines dreistöckigen, grauweißen Reihenhaus-Neubaus ein. Ich stieg aus und starrte die lange Sackgasse hinunter, ohne irgendetwas zu erkennen.

»Wir wohnen seit etwa drei Monaten hier. Vier Schlafzimmer, drei Stockwerke«, informierte mich Katie, während ich ihr durch die Diele in die Küche folgte. »Und das hier ist mein Reich«, erklärte sie stolz.

Die Küche war hell und luftig und sehr groß, mit einem riesigen Esstisch und einem braunen Ledersofa auf einer Seite. Ich nahm einen schwachen Geruch von süßen Räucherstäbchen wahr; in den Ecken standen exotisch aussehende Pflanzen und Glaskristalle. Die Wände waren mit Buntstiftzeichnungen von Engeln, Delfinen, Regenbogen und Robotern bedeckt. Der Raum war einladend und strahlte Wärme aus.

»Setz dich, Süße. Ich mache gleich Wasser heiß.«

Ich ließ mich in das Sofa sinken; es war bequem. Auf der anderen Seite der großen Patiotüren saß mir zugewandt ein großer, dicker Kirschholz-Buddha. Ich fühlte mich, als würde er mich auslachen.

»Wann kommt meine Schwester her?«

»Sie wird bald hier sein. Sie wohnt nicht weit von uns. Sie ist früher von der Arbeit gegangen, aber das ist auf der anderen Seite der Stadt, daher … Aber sie wird bald hier sein, Süße. Naomi, weißt du, wo wir sind?«

Ich nickte. »Ja, Manchester.« *Wow! Was? Augenblick!*, dachte ich. Woher wusste ich das auf einmal? Katie stellte mir mehr Fragen. Wie lange lebte ich schon in der Stadt? Ja! Ich wusste den Namen der Straße und die Nummer des Hauses, in dem ich aufgewacht war. Ich war völlig perplex. Woher wusste ich das alles? Ich wusste es nicht, als ich aufwachte. Ich versuchte mich zu erinnern, wie ich in das Haus eingezogen war oder wie ich ursprünglich nach Manchester gekommen war.

Nichts.

»Aber als ich aufwachte, wusste ich nicht, wo ich bin oder wie ich hierhergekommen bin, und jetzt ist es so, als ob ich weiß, wo ich bin, aber ich kann mich nicht erinnern, hier gelebt zu haben.« Ich war schrecklich verwirrt.

»Was ist denn das Letzte, an das du dich erinnern kannst?«, fragte sie.

Ich sah in das Getränk, das sie mir gereicht hatte, in der Hoffnung, darin eine Spiegelung oder ein Bild meines Lebens zu sehen. Ich sah das rosa-weiße Jugendzimmer in unserem Haus in Wolverhampton. Ich sah das kleine rote Backstein-Reihenhaus, in dem ich mit meiner jüngeren Schwester, meiner Mum und meinem Stiefvater lebte. Ich schloss die Augen und umklammerte den Becher mit beiden Händen. Alles, was ich sehen konnte, war ich in meinem Bett, spätabends. Ich konnte hören, wie meine Mum unten fernsah. Simone lag über mir in dem oberen Etagenbett und schnarchte leise, und ich lag mit meiner getreuen Taschenlampe unter der Bettdecke und las ein Französisch-Übungsbuch für den mittleren Schulabschluss, während ich an Robert Harris dachte, den superheißen Jungen, in den ich verknallt war, der meine Gefühle aber nicht erwiderte.

»Ich bin eingeschlafen und …« Ich hielt einen Augenblick inne. »Ich bin in der Zukunft aufgewacht.«

»Weißt du, wie alt du bist?« Katie starrte mich mit weit aufgerissenen Augen an, wie eine Eule.

»Fünfzehn, glaube ich, aber ich weiß, dass ich das nicht bin. Ich weiß, dass ich alt bin.«

Katie lachte. »Gott, wenn du alt bist, dann bin ich schon eine Mumie; du bist erst zweiunddreißig.«

Ich lächelte, aber es war absolut nicht witzig. Dreißig *war* uralt. Danach kassierte man seine Pension.

Ich nahm einen Schluck von meinem Kaffee. Er schmeckte

scheußlich, bitter und säurehaltig. »Igitt«, murmelte ich. »Mag ich Kaffee?«, fragte ich sie. »Ich meine, wer würde, na ja, das hier wirklich trinken?«

»Hm.« Sie zögerte kurz. »Du würdest es tun. Du trinkst es ständig.«

Ich verstand nicht, und Katie blickte verwirrt. Aber hey, ich mochte einfach keinen Kaffee. Ich entschied, nicht weiter darauf einzugehen. Stattdessen versuchte ich mich an irgendetwas zu erinnern, aber der Schmerz kickte mein Gehirn einfach immer weiter in meinem Schädel herum wie Mittelfeld-Ass John Barnes einen Fußball.

Als sie mir konkrete Fragen stellte, merkte ich, dass ich sie leicht beantworten konnte. Ich wusste mein Geburtsdatum, mein Alter, meine Adresse, meine Postleitzahl, Leos Namen, Katies Telefonnummer, bestimmte Details über dieses Leben. Ich wusste sogar, dass heute Donnerstag, der 17. April, war und dass wir das Jahr 2008 hatten. Aber was ich an meinem letzten Geburtstag gemacht hatte? Nein. Wie ich Katie kennengelernt hatte? Nichts. Was bei Leos Geburt passiert war? *Nada*. Ich konnte die Erinnerungen nirgends in meinem Kopf finden.

»Wenn ich allzu angestrengt suche, bekomme ich dieses weiß glühende, brennende Gefühl, das meine Schläfen dumm und dämlich schlägt und meinen Kopf durchrüttelt, bis mir schwindlig wird und alles in mir zusammenbricht. Und dann will ich am liebsten nur noch in Deckung gehen und mich übergeben.«

»Ich habe keine Ahnung, was du da eben gesagt hast.« Katie lachte nervös auf und schüttelte den Kopf. »Ich glaube … na ja … versuch jetzt einfach nicht mehr, dich zu erinnern; ich bin überzeugt, es wird dir alles wieder einfallen.«

Aber sie sah nicht so überzeugt aus. Ich war es ebenso wenig, und in diesem Augenblick entschied ich, dass ich meine ganze Energie darauf verwenden würde, mich zu zwingen, an jenem Abend einzuschlafen und am nächsten Tag in meinem Etagenbett in Simones und meinem Jugendzimmer wieder aufzuwachen, sicher und geborgen, noch immer fünfzehn und noch immer nichts als die Schule, Prüfungen und den superheißen Robert Harris im Kopf. Ja, wieder im Jahr 1992.

Während wir redeten, klingelte es an der Tür, und Katie stand auf, um zu öffnen. Es war meine Schwester, das wusste ich, aber in diesem Augenblick hatte ich Angst davor, sie zu sehen. Das Letzte, an das ich mich von meiner vierzehnjährigen Schwester erinnerte, war, dass wir uns wegen Haargel gestritten und uns gegenseitig auf die übelsten Arten beschimpft hatten. Sollte ich den Fotos an den Wänden in jenem Haus glauben? Wie sehr hatte sie sich verändert? Sah sie alt aus? Waren wir uns nahe oder fremd? Würde sie mir glauben? Würde sie mir helfen können? Würde sie es Mum und Dad sagen? Denn ich wollte *absolut* nicht, dass sie es tat.

Als sie in die Küche kam, flippte ich aus. Sie war nicht die Simone, die ich kannte, aber ich konnte sehen, dass sie es war. Sie war größer, aber immer noch kleiner als ich, ihre Haare, früher Korkenzieherlocken, waren jetzt glatt, und sie war irgendwie pummelig geworden.

Augenblick. *Wie war das passiert?*, dachte ich. Wieso war ich mager geworden und sie mollig? Simone hatte noch immer dieselben mandelförmigen, sanften braunen Augen mit den feinen Wimpern, die gerade Nase und die vollen Lippen. Ihr Lächeln war noch immer breit und schön und … sie trug keine Zahnspange.

Was? Sie hat ihre Zahnspange entfernt bekommen? NIE

IM LEBEN! Ich berührte meine Zähne und begriff, dass ich meine auch entfernt bekommen hatte.

Und dann traf es mich wie ein Blitz.

Das hier ist wirklich die Zukunft.

Als mir klar wurde, dass die Erinnerungslücke so gewaltig war und ich siebzehn Jahre, in denen ich meine Schwester liebte, versäumt hatte, brach ich in Tränen aus. Sie kam sofort auf mich zu und drückte mich in einer ihrer berühmt-berüchtigten Umarmungen an mich. Eine ihrer Rücken brechenden, Sauerstoff raubenden Ich-liebe-dich-wirklich-Umarmungen, und während sie mich fest an sich gedrückt hielt, wusste ich ohne den Schatten eines Zweifels, dass es Simone war. Meine schöne, liebevolle, freundliche, aber knallharte Schwester. Ich schluchzte in ihrer Umarmung.

»Ist ja gut, *chica*«, sagte sie sanft. Sie trat einen Schritt zurück und wischte mir mein nasses Gesicht ab. »Was ist denn eigentlich passiert, Süße?« Tränen traten ihr in die Augen.

»Ich weiß nicht, Sim, ich weiß nicht.« Ich bekam keine Luft mehr. »Mein Gehirn ist irgendwie völlig ausgeflippt und macht sich in die Hose!« Ich umklammerte meinen Kopf. »Und ich habe blaue Strumpfhosen an.« Ich zeigte auf meine Knie. »Oh mein Gott. Sieh dich an!« Ich lachte und zeigte auf sie. »Mir ist schlecht.«

Ich wischte meine Tränen fort, holte einmal tief Luft und ging alles durch, seit ich in der Zukunft aufgewacht war, wobei ich versuchte, nichts auszulassen. Meine Schwester hörte aufmerksam zu. Sie wurde ernster, als ich ihr erzählte, wie ich in jenem Haus aufgewacht war und mich nicht mehr erinnern konnte, wie ich dorthin gekommen war, aber sie sagte kein Wort.

Als ich fertig war, sah sie erst Katie an und wandte sich dann an mich. »Aber du erinnerst dich an mich, oder?«

»Nein, nicht wirklich. Nicht so, wie du jetzt bist.«

»Schon gut, Süße. Es wird alles gut. Ich denke, wir sollten deinen Arzt anrufen. Weißt du die Nummer?«

Ich schüttelte den Kopf.

»Was ist mit deinem Handy?«, fragte sie.

»Meinem was? Wovon redest du denn?«

Simone sah Katie an. »Dein Mobiltelefon? Darin müssten deine ganzen Nummern gespeichert sein.«

Ich hatte keine Ahnung, was sie meinten. Vielleicht war es dieses seltsam aussehende schnurlose Gerät, das auf dem Nachttisch gelegen hatte.

»Es ist im Haus … glaube ich.«

»Ich schicke Ged, damit er es holt«, sagte Katie.

Wie ein Oberfeldwebel, der seine Truppen zusammenzieht, übernahm Simone nun das Kommando. »Okay, und dann rufen wir den Arzt an und bringen dich zu ihm. Vielleicht kann er ja herausfinden, was mit dir los ist.«

»Wie wär's, wenn wir sie ins Krankenhaus bringen?«, schlug Katie vor.

»NEIN!«, bellte ich. »Bringt mich nicht ins Krankenhaus. Da gehe ich nicht hin, und ihr könnt mich verdammt noch mal nicht zwingen!« Bilder von Ärzten, die mir sagten, dass es ein Gehirntumor oder irgendeine tödliche Gehirnkrankheit war, sorgten auf einmal dafür, dass ich mich gegen jeden zur Wehr setzen wollte, der mich zwingen könnte, eine Notaufnahme zu betreten. Außerdem würde ich später, im Schutz der Dunkelheit, ohnehin ins Jahr 1992 zurückkehren, daher spielte es keine Rolle.

»Ich werde zum Arzt gehen. So ernst ist es nicht.«

Während Ged losfuhr, um mein »Handy« zu holen, begannen Simone und Katie darüber zu diskutieren, was mit mir los sein könnte. Die Unterhaltung zwischen ihnen wurde immer wieder von Fragen an mich unterbrochen, ob ich vielleicht gestürzt und mit dem Kopf aufgeschlagen war, ohne es zu wissen. Zu versuchen, mich an irgendetwas zu erinnern, bereitete mir noch immer starke Schmerzen, daher hörten sie auf, mir Fragen zu stellen. Stattdessen, da sie spürten, dass ich nicht allzu viel verkraften konnte, erläuterten sie mir nur die grundlegenden Dinge, erklärten mir das mit Leo, während ich einfach nur zuhörte, leicht fasziniert von einem Leben, von dem ich keine Ahnung hatte. Das half, den brennenden Schmerz zu unterdrücken, und ich begann meinen Verstand von der Person zu trennen, von der sie mir erzählten. Sie redeten von irgendjemand anderem, jemandem, den ich nicht kannte. Sie redeten von der erwachsenen Naomi.

Ich stellte nicht allzu viele Fragen. Ich hatte zu viel Angst davor zu erfahren, warum bestimmte Gesichter an der Wand mit Fotografien fehlten, nämlich die meiner Mutter und meines Stiefvaters. Ich wartete darauf, dass Simone sie erwähnte, aber sie tat es nicht, daher kam ich zu dem Schluss, dass ich es nicht wissen musste. Vielleicht hatten sie uns ja verlassen, womit ich schon immer gerechnet hatte. Jedenfalls, das ging nur die erwachsene Naomi etwas an, nicht mich, aber …

Mit einundzwanzig Jahren ein Kind zu bekommen? Was sollte das denn heißen? Ich konnte es nicht glauben. Ich fragte mich, ob sie völlig den Verstand verloren hatte. Das ist zu jung, um ein Kind zu bekommen. Ich meine, ich hatte auf Kinder aufgepasst, seit ich zwölf war, aber nie im Leben würde ich selbst welche haben.

Ich wollte *absolut* nichts mit Kindern zu tun haben, es sei denn, ich wurde fürs Babysitten bezahlt! Gesagt zu bekommen, dass die erwachsene Naomi ein Kind hatte, und dass sie es auch noch sehr früh in ihrem Leben bekommen hatte, war mir absolut unbegreiflich. Außerdem war ich schwer enttäuscht zu erfahren, dass das Haus, in dem ich aufgewacht war, tatsächlich der Drei-Zimmer-Sozialbau war, in dem sie mit ihrem Sohn lebte. Ich wollte *absolut* nicht wissen, wie sie dort enden konnte. Um genau zu sein, gab es nicht viel, was ich über ihr Leben wissen wollte, denn es war nicht meines.

Gerald kam mit dem Handy wieder. Er reichte es Simone, und ich sah zu, wie sie mit den Fingerspitzen das Display berührte und eine lange Liste mit Nummern durchsuchte. Es gab keine Knöpfe, und man musste das Telefon nur berühren, damit es funktionierte. Es war wie etwas aus einem Film. Ich saß da und dachte wieder: *Wow, das hier ist wirklich die Zukunft.* Ich rechnete jeden Augenblick damit, dass Doktor McCoy zur Tür hereinkommen, die Hände in die Hüften stemmen und sagen würde: »Es ist ein Telefon, aber nicht so, wie wir es kennen.«

»Okay, ich hab's.« Simone tippte noch ein paarmal auf das Display und hielt sich das kleine Telefon dann ans Ohr. Ich beobachtete sie, voller Neugier, wie sie das Gespräch führen würde, und erst recht, wie die Person am anderen Ende sie hören würde, da das Sprechteil nirgends in der Nähe ihres Mundes war.

Sie sprach nicht so hinein, als wäre es das *Star-Trek*-Gerät, für das ich es hielt. Stattdessen hielt sie das Telefon während des ganzen Gesprächs in derselben Position.

»Ja, okay, okay, ja, nein, sie will nicht ins Krankenhaus.« Sie sah mich an; mein Magen rumorte wieder, und dann knurrte er. Ich hatte Hunger. »Okay, ja, einen Moment.« Sie hielt das Telefon von ihrem Ohr weg. »Süße, dein Arzt ist im Urlaub; er kommt erst in zwei Wochen wieder. Du kannst zu einem anderen Arzt gehen, aber nicht vor Montag.« Ich sah Katie an. Ich wusste, dass sie versuchte, mir telepathische Botschaften zu senden, ich möge doch bitte ins Krankenhaus gehen. Das war keine Option. Ich zuckte die Schultern und nickte zum Zeichen, dass ein anderer Arzt okay war. Jeder Arzt war mir recht, es war mir im Grunde egal. Ich war mir sicher, dass ich vor Montag sowieso wieder im Jahr 1992 sein würde.

»Dr. Davies, fünf Uhr, ja, ich werde sie selbst hinbringen, okay, danke.«

Simone legte das Telefon neben sich hin und nahm wieder meine Hand. Sie legte nicht auf. Ich starrte noch immer auf das seltsame Stück Technik, in der Annahme, dass die Sprechstundenhilfe am anderen Ende noch immer zuhörte.

»Ist das okay für dich, Nay?«

Ich nickte. »Ja, na klar«, flüsterte ich.

Simone sah mich seltsam an. »Warum flüsterst du denn?«, flüsterte sie.

Ich beugte mich näher vor und sah auf das Gerät. »Sie kann dich noch immer hören.«

»Oh.« Sie lachte. »Es wird aufgelegt, wenn man das Gespräch beendet. Das geht automatisch.«

»Raf-fi-niert«, sagte ich, noch immer im Flüsterton. Eine Welt mit einer solchen Technologie überstieg meine Vorstellungskraft. Als ich das letzte Mal ein Handy gesehen hatte, war es aus Plastik gewesen, grau und so groß wie ein Ziegelstein, mit schwarzen Antennen, die oben herausragten. Offen gestanden, fand ich, breitschultrige Männer in Anzügen sahen wie absolute Vollidioten aus, wenn sie die Straße hinuntergingen und dabei in ihr Handgerät brüllten.

»Ist es wirklich okay für dich, vier Tage zu warten, bevor du zu einem Arzt gehst, Nay?« Simone lenkte die Aufmerksamkeit von der fremdartigen Technologie ab und wieder auf mein Gehirn.

»Ja, ist okay.« Ich lächelte beschwichtigend und drückte

ihre Hand. »Es geht mir gut. Ich schaffe das schon. Vermutlich ist es nichts, nur schlimme Kopfschmerzen oder so.«

Mein Magen knurrte wieder, machte mich darauf aufmerksam, dass ich noch nichts gegessen hatte. *Isst die erwachsene Naomi nichts, und ist dieser Körper deshalb so mager*, fragte ich mich.

Trotzdem, das Einzige, woran ich denken konnte, waren eingelegte Zwiebeln und Hüttenkäse.

Gibt es das in der Zukunft noch immer?

3. Déjà-vu

Es ist, als wüsste ich,
dass ich dir noch nie begegnet bin,
aber ich habe das Gefühl, dass ich es doch bin.
Ich glaube, das ist eine Seelenerinnerung;
man erinnert sich an das Leben,
das man schon einmal gesehen hat,
die Orte, an denen man schon einmal gewesen ist.
L. E.

Es war wie ein *Déjà-vu*, aber ich konnte es nicht beenden. Ich konnte es nicht verscheuchen. Ich hatte dieses nagende Gefühl, dass ich alles – die Leute, die Orte und die Dinge – schon einmal gesehen hatte. Aber so sehr ich es auch versuchte, ich konnte mich einfach nicht erinnern. Und jetzt musste ich das Kind treffen, das, wie ich wusste, zu der erwachsenen Naomi gehörte, und doch konnte ich mich nicht erinnern, es geboren zu haben. Simone hatte sich für den Rest des Tages von der Arbeit freigenommen, und da sie nicht von meiner Seite weichen wollte, entschied sie, mich selbst zur Schule zu fahren. Ich konnte mir nicht vorstellen, in das Haus des Horrors zurückzukehren, in dem ich aufgewacht war, daher hatte uns Katie zum Abendessen zu sich nach Hause eingeladen.

»Was soll ich zu ihm sagen?«, fragte ich Simone, während wir in einen kleinen, blasenförmigen silbernen Wagen mit einem seltsam aussehenden Nummernschild stiegen. Ich war nervös.

»Ich weiß nicht«, erwiderte sie. »Ich meine, vielleicht bist du ja morgen schon wieder gesund und normal, und dann würden wir ihm grundlos Angst machen. Aber …« Sie hielt einen Augenblick inne.

So erwachsen meine Schwester auch geworden war, hatte sie doch noch immer diesen verengten Blick und diese verkniffenen Lippen, wenn sie im Begriff war, etwas Heikles zu sagen. »Aber … na ja, das hier könnte auch länger als einen Tag dauern.«

»Das wird es nicht.«

»Woher willst du das wissen?«

»Ich weiß es einfach.«

»Aber, Nay …«, wand sie ein.

»Nein, Sim. Es geht mir prima, wirklich. Ich möchte wetten, bis ich zu diesem Arzt gehe, bin ich wieder ganz normal und kann mich an alles erinnern.«

Insgeheim hoffte ich, dass das nicht der Fall war, denn eigentlich wollte ich mich an nichts aus den letzten siebzehn Jahren erinnern. Ich war nur ein paar Stunden dort gewesen, aber ich hatte allmählich den Verdacht, dass die Zukunft sich nicht so entwickelt hatte wie in meiner Vorstellung.

»Dann glaube ich, wir sollten es ihm besser nicht sagen«, sagte Simone leise.

Ich gab ihr recht, und ich nahm an, dass ich mit Simones und Katies Hilfe zumindest diesen Abend lang so tun konnte, als wäre alles in bester Ordnung. Bis dieses grässliche *Déjà-vu*-Gefühl verschwunden war und ich nicht mehr in einer Stadt war, die mir nicht gefiel, und ein Leben lebte, das ich einfach nicht kapierte.

Wir erreichten die Schule und warteten auf dem Spielplatz gegenüber dem Eingang. Ein paar Mütter lächelten mich an, aber keine sagte Hallo oder kam auf mich zu. Simone zufolge lag das daran, dass es eine neue Schule war und Leo im Allgemeinen an den meisten Tagen in einen sogenannten »Hort«

ging. Ich war erleichtert, aber ich fühlte mich trotzdem unwohl.

Was, wenn Leo irgendetwas ahnte? Was würde ich tun, wenn ich nicht vor ihm verheimlichen konnte, dass ich fünfzehn war?

Eine Glocke läutete, und kurz darauf schwang die Schulpforte auf, und ein Meer von Kindern in königsblauen Pullovern strömte ins Freie, laut und aufgeregt am Ende des Tages. Meine Angst steigerte sich noch, und ich wollte am liebsten Reißaus nehmen. Simone ergriff meine Hand und drückte sie.

»Nay, du schaffst das schon, okay?«, sagte sie. »Ich vertraue dir, und Leo vertraut dir, und egal, wie verängstigt du jetzt bist, warte einfach, bis du ihn siehst. Diese Angst wird sich legen, versprochen.«

Leo kam als einer der Letzten durch die Schulpforte, und er kam zusammen mit seiner Lehrerin, die Hände in die Jackentaschen gesteckt, die Schultasche auf dem Rücken. Er war viel größer, als ich erwartet hatte, mit derselben Hautfarbe wie ich und kleinen, dunkelbraunen Afrolocken. Ich war sprachlos – das hier war eine kleinere Version von mir, aber ein Junge. Seine Augen suchten den Spielplatz ab, und sobald er uns entdeckte, schenkte er uns ein absolut breites Lächeln.

In diesem Augenblick tat sich etwas Seltsames in der Mitte meiner Brust. Auf einmal wurde ich von rührseligen Gefühlen übermannt! Ich atmete aus. Er war mein Kind. Ich könnte unmöglich sagen, dass er nicht mein Kind war. Er ging genau wie ich, und er hatte eindeutig dieses breite Grinsen mit den Grübchen in den runden Wangen, mit denen wir alle geschlagen waren. Es war, als würde ich mich selbst in einem dieser Zerrspiegel auf einem Jahrmarkt betrachten und eine neunzig Zentimeter große Version von mir sehen.

»Mach den Mund zu, Süße.« Simone streckte eine Hand

aus und schob meinen Kiefer hoch. »Du fängst dir noch einen Schmetterling ein.«

Ich lächelte. »Wow! Im Ernst, Simone, er sieht genauso aus wie ich.«

»Oh ja«, nickte sie, »er ist eindeutig eine Miniaturausgabe von dir.«

»Wow, ich … sie hat einen Jungen bekommen«, flüsterte ich.

Er kam auf uns zu, noch immer lächelnd.

Ich stand da und grinste ihn an.

»Hi, Kumpel.« Simone klatschte ihn ab. »Öffentliche Bekundungen von Zuneigung sind bei Zehnjährigen ein absolutes Tabu«, flüsterte sie mir aus dem Mundwinkel zu. Er klatschte sie ab und sah dann erwartungsvoll zu mir hoch. Ich hatte keine Ahnung, was ich tun sollte, daher folgte ich Simones Beispiel und klatschte ihn ebenfalls ab. Er sah mich seltsam an, lachte und drückte mir stattdessen seine Schultasche in die Hand. Erst jetzt begriff ich, dass Mütter, die ihre Söhne abklatschten, nicht cool waren, aber ich dachte: *Was soll dieses ganze Abklatschen denn überhaupt?*

»Wie war's in der Schule?« Simone begann auf das Schultor zuzugehen. Leo folgte ihr. Ich stand reglos da und sah ihm zu, während er versuchte, mit ihr Schritt zu halten, und ihr von den Ereignissen des Tages erzählte. Auf einmal dämmerte mir das gewaltige Ausmaß dessen, was es bedeuten würde, wenn ich die Zukunft nicht mehr verlassen konnte. Ich hatte die Verantwortung für einen anderen Menschen, der in diesem Moment keine Ahnung hatte, dass ich ihn nicht kannte. Während ich zusah, wie er und meine Schwester sich entfernten, begann ich, etwas anderes zu verspüren als das Bedürfnis, diese Zukunft zu verlassen und diesen ganzen Albtraum hinter mir zu haben. Wie in dem Moment, als ich den irischen Segen, der am Küchenschrank in diesem kleinen braunen Backsteinhaus hing, gelesen hatte, durchflutete mich für einen Moment eine innere Ruhe. Wie ein Gefühl von Hoffnung, dass mir zu verstehen gab, dass es mir gut ergehen wird, auch wenn ich an diesem Abend nicht einschlief und nicht im Jahr 1992 aufwachte, wenn ich länger, als ich dachte, im Jahr 2008 bleiben musste; solange ich in der Nähe dieses niedlichen, glücklichen Kindes war, konnte mir nichts passieren.

Es war so seltsam, zwischen zwei Orten gefangen zu sein. Ich fühlte mich, als würde ich von der Zukunft weggeschoben und zugleich zu ihr hingezogen werden.

Als hätte er meine Gedanken gelesen, wandte sich Leo um und rief mir zu: »Komm schon, Mum!«

Mum. Wow! Das Wort prallte gegen meinen Kopf wie ein Tennisball in der Trommel eines Wäschetrockners. »Mum.« Es purzelte aus meinem Mund. »Das ist einfach absolut und total megadurchgeknallt«, sagte ich laut und bewegte mich dann rasch auf die beiden zu, hüpfend und springend und tänzelnd. Er lachte darüber und schüttelte den Kopf. Ich stockte und ging schnell wie eine Erwachsene weiter. Als wir den Wagen erreichten, plapperte Leo noch immer fröhlich von seinem Tag, während ich ihm zusah, fasziniert von der Art, wie er redete, und dem Mienenspiel auf seinem Gesicht. Ich hätte ihm Tag und Nacht zuhören können.

»Was gibt's zum Abendessen, Mum?«

Mein Lächeln schwand, und ich sah ihn verblüfft an. Abendessen? Konnte ich kochen?

Simone spürte mein Entsetzen bei dem Gedanken, diese kleine Person mit Essen versorgen zu müssen.

»Lass dich überraschen, Leo, wir essen heute Abend bei Katie«, sagte sie, während wir in den Wagen stiegen.

»Ja!« Leo reckte jubelnd eine Faust in die Luft.

»Und wie war dein restlicher Tag, Kumpel?«, fragte ihn Simone.

»Gut. Sieh mal, ich habe ein paar neue Karten getauscht.« Er holte einen großen Stapel bunter Karten hervor.

Ich wandte mich zu ihm um. »Cool«, sagte ich, obwohl ich keine Ahnung hatte, was sie waren.

»Wie heißen die gleich wieder?«, fragte ihn Simone, vermutlich mir zuliebe.

»Meine Yu-Gi-Oh!-Karten. Ben hat heute vier mit mir getauscht, und ich habe die hier bekommen. Sieh mal.« Er zückte eine Karte und hielt sie mir vors Gesicht. Darauf waren ein weißer Drache und die Worte »Blauäugiger weißer Drache« zu sehen. Ich gab mir Mühe, schwer beeindruckt auszusehen.

»Hübsch«, sagte ich.

Er kicherte und lehnte sich dann wieder auf seinem Platz zurück. »Jetzt kann ich die nächste Schlacht gewinnen.«

»Wow, das ist ja toll, Kumpel«, sagte Simone zu ihm. »Hast du irgendwelche Hausaufgaben?«

Ach du Scheiße, na klar. Mums fragen nach Hausaufgaben, oder? Vor ihm zu verheimlichen, dass ich fünfzehn war, fiel mir doch schwerer, als ich dachte.

Er schüttelte den Kopf. »Muss nur später mein Lesebuch lesen.«

»Okay, ich höre dir vor dem Schlafengehen zu, wenn du es liest«, sagte Simone. Er schien zufrieden damit und redete dann weiter von seinen Karten.

Während ich zuhörte, wie er von der Schule und seinen neuen Freunden plapperte, wurde mir bewusst, dass es vieles gab, was ich nicht sagen konnte, weil ich nicht wusste oder verstand, wovon er redete. Dadurch fühlte sich alles wieder irgendwie falsch an, daher sah ich stattdessen durchs Fenster zu, wie die Straßen an uns vorbeizogen. Ich fühlte mich ausgeschlossen aus dem Leben, an das ich keine Erinnerung hatte. Ich klinkte mich aus dem Gespräch aus und schloss die Augen.

Die Zukunft.

Den Rest des Abends verbrachten wir bei Katie. Sie kochte das Abendessen, während Leo mit Dylan, Adam und Chloe spielte. Ich erkannte die Kinder nicht, aber sie interessierten sich mehr für Leo als für mich, daher fiel es mir vor ihnen leichter, so zu tun, als wäre ich eine Erwachsene. Alex, der Älteste, war dreizehn, aber er wollte sich mit keinem von uns abgeben, daher blieb er in seinem Zimmer, bis es Abendessen gab. Hin und wieder konnten wir aus seinem Zimmer hören, wie er irgendjemandem etwas zurief. Ich nahm an, dass er eine Party feierte, bis Katie mir erklärte, dass er über seinen Computer mit seinen Freunden redete.

Ich starrte sie ungefähr zehn Minuten nur an und versuchte zu begreifen, was sie soeben gesagt hatte. Ich konnte es nicht.

Später, auf dem Sofa, entspannte ich mich allmählich ein wenig, während Simone und Katie miteinander plauderten und die Kinder sich unterhielten. Ich fand, sie klangen so niedlich und frech mit ihren nordenglischen Akzenten, vor allem als sie alle anfingen, sich über jemanden namens Hannah Montana zu streiten. Chloe liebte sie, aber Dylan und Adam zogen sie wegen dieser Hannah auf, während Leo zu Chloe hielt.

Da ich den ganzen Tag noch nichts gegessen hatte, aß ich früh mit den Kindern, und ich sah voller Belustigung und Ehrfurcht zu, wie Leos Persönlichkeit zwischen seinen Freunden glänzte. Ich musste der erwachsenen Naomi alle Achtung zollen. Er war ein guter Junge, selbstbewusst, aufgeweckt, mit einem tollen Humor, der manchmal ein bisschen albern wurde, wenn er versuchte, die anderen Kinder zu beeindrucken, die ihn, wenn ich das hinzufügen darf, zum Schreien komisch fanden. Mir ging es genauso. Simone hatte ein paar strenge Worte und ernste Blicke für uns beide, aber er hatte allergrößten Respekt vor ihr, und ich hielt prompt den Mund und rief mir in Erinnerung, dass ich hier die Erwachsene sein sollte. Laute Schlürfgeräusche zu machen, indem man die Spaghetti einsaugte, bis die Sauce in alle Richtungen spritzte, ist nicht witzig, wenn man zweiunddreißig ist.

Die Kinder aßen ihr Abendessen auf und gingen zum Spielen nach draußen, während mein Teller noch immer halb voll war.

»Ich kann nicht viel essen. Ich habe keinen Appetit«, sagte ich zu Katie. »Es tut mir leid.«

»Schon gut, Liebes. Du hast seit drei Monaten nicht viel Appetit. Du hast stark abgenommen.«

»Wirklich? Warum denn?«

»Du hast eben erst eine schlimme Mandelentzündung überstanden – du konntest nicht schlucken –, und davor hattest du einen Magenvirus«, sagte sie.

»So ein bescheuerter Mist!« Kein Wunder, dass ich so mager war.

Simone und Katie schienen darauf zu warten, dass ich sie nach dem Leben der erwachsenen Naomi fragte, und es gelang mir, den Schmerz genug zu ignorieren, um ein paar Fragen zu stellen. Ich wollte wenigstens die grundlegenden Dinge wissen, bevor ich ins Jahr 1992 zurückkehrte, aber nicht zu viele Details, nur für den Fall, dass ich wieder Kopfschmerzen bekommen sollte.

Sie erzählten mir, nachdem sie als Jugendliche ein paar Jahre immer wieder umgezogen war, habe die erwachsene Naomi im Alter von neunzehn Jahren auf der Suche nach Arbeit schließlich in Manchester Fuß gefasst, wo sie jetzt seit dreizehn Jahren lebte. Genau wie Simone, die auf der Südseite von Manchester wohnte. Sie sagte, es sei näher bei ihrer Arbeit.

»Ich arbeite für eine wohltätige Organisation, die jungen Leuten, die aus einer Pflegeunterbringung kommen, Unterstützung bei Ausbildung und Beruf anbietet«, erzählte mir Simone. »Wenn sie selbst Kinder haben, arbeite ich mit den Sozialdiensten zusammen, und wenn sie psychische Probleme haben, arbeite ich mit dem psychologischen Gesundheitsdienst zusammen, du weißt schon, biete ihnen zusätzliche Unterstützung an, helfe ihnen, einen Job zu finden oder eine Ausbildung zu machen.«

»Cool«, sagte ich.

»Und ich bin eine nicht berufstätige Mum«, ergänzte Katie stolz. »Wir haben uns kennengelernt, als wir beide in derselben Straße wohnten und unsere Kinder anfingen, zusammen zu spielen, erinnerst du dich? Vor ungefähr fünf Jahren.«

Ich erinnerte mich nicht. Simone erklärte weiter, dass die Gegend, in der sie lebte, kulturell vielfältiger und besser an die Stadt angebunden war. Die erwachsene Naomi hingegen bevorzugte die stilleren und grüneren, jüdisch geprägten Vororte im Norden der Stadt. Okay. Das leuchtete mir ein: Wir waren in einer Kleinstadt aufgewachsen, umgeben von vielen Feldern, Wäldern und ländlicher Gegend. Selbst als sie in einer Großstadt lebte, erklärten sie mir, habe sich die erwachsene Naomi zu den grüneren Vierteln hingezogen gefühlt, wo es zudem bessere Einrichtungen und Schulen für ihr hörgeschädigtes Kind gab.

»Was? Augenblick. Habt ihr eben gesagt, dass Leo gehörlos ist?«, unterbrach ich das Gespräch. Ich stand auf und trat an die Patiotüren, um ihn anzusehen. Wie hatte ich das übersehen können? Er benutzte nicht die Gebärdensprache. »Was soll das heißen, er ist gehörlos?« Ich wandte mich wieder zu Simone um. »Er redet nicht so, als ob er gehörlos ist.« Gott, ich fühlte mich fürchterlich; es war mir nicht einmal aufgefallen.

Sie erklärte, dass bei Leo etwas diagnostiziert wurde, was Hochtonhörverlust hieß, als er vier war, und dass er ohne seine Hörhilfen nur Vokale hören könnte und von den Lippen lesen müsste, um zu verstehen, was man sagte. Aber mit seinen Hörhilfen und dem Lippenlesen habe er eine bessere Chance, andere zu hören.

Obwohl sie anfangs am Boden zerstört war, schwor sich die erwachsene Naomi, ihr Möglichstes zu tun, um ein gesundes, wohlgeratenes, selbstbewusstes Kind großzuziehen, und jetzt liebte er Skateboard fahren, Witze erzählen und Reiten. Sie ließ nicht zu, dass er seine Unfähigkeit, so zu hören wie alle anderen, als Ausrede benutzte, um im Leben nicht erfolgreich zu sein.

»Du ziehst da ein kleines Extremsport-Kind groß«, lachte Simone.

»Kennt keine Angst, der Kleine«, ergänzte Katie. »Er ist das mutigste Kind, das ich kenne.«

Ich starrte durch die Patiofenster auf Leo, der auf einem großen Trampolin Vorwärts- und Rückwärtssaltos schlug und jedes Mal lachte, wenn er landete. Ich spürte, wie sich ein Anflug von Neugier auf das Leben der erwachsenen Naomi in mir zu regen begann. Ich wollte ein bisschen mehr über Leo erfahren. Ich konnte mich nicht einmal erinnern, ihn geboren zu haben. Simone erklärte, es sei eine Wassergeburt gewesen. Die Beziehung zu seinem Vater? Katie holte nur einmal tief Luft und atmete kräftig aus. Ihre Miene sagte: *Das willst du lieber nicht wissen*, aber ich erfuhr, dass er noch immer ein Teil von Leos Leben war. Daher fragte ich nicht weiter nach ihm, denn davon schmerzte mein Kopf zu sehr. Außerdem war er nicht der superheiße Robert Harris, daher wollte ich es gar nicht wissen. Und genau wie bei meiner Mum und meinem Stiefvater nahm ich allmählich an, dass, wenn Leos Vater nicht ständig da war, irgendetwas vermutlich nicht stimmte. Mir war speiübel.

Ich war noch immer absolut nicht glücklich mit dem, was sie mir erzählten. Die erwachsene Naomi hatte seit drei Monaten nicht mehr richtig gegessen oder geschlafen. Vor dem Magenvirus und der Mandelentzündung hatte sie sich offenbar von irgendeinem Franzosen namens Henri getrennt, der sie, nach Katies Worten, zugrunde gerichtet hatte. Sie dachte, er wäre die Liebe ihres Lebens. Ich fiel fast von meinem Stuhl, als sie mir erzählte, die erwachsene Naomi hätte nur zwei Wochenenden mit ihm in Paris verbracht. Ich meine, *hallooo?!* Ebenso verdreht war die Tatsache, dass die erwachsene Naomi arbeitslos war, angestrengt versuchte, ein Studium abzuschließen, in einem Drei-Zimmer-Sozialbau lebte und einen verbeulten Fiat Brava fuhr. Wie bescheuert war das denn? Ich dachte unwillkürlich, dass es so *absolut* nicht hätte laufen sollen. Was war da bloß schiefgelaufen?

»Du führst Tagebuch!«, rief Katie auf einmal aus. »Um genau zu sein, tust du das, seit ich dich kenne.«

»Ich glaube nicht, dass du je aufgehört hast, Tagebuch zu führen. Erinnerst du dich?«, fragte Simone.

Ich erinnerte mich nicht. Was mich betraf, so führte ich zu diesem Zeitpunkt erst seit fünf Jahren Tagebuch. Ich brauchte etwas, wo ich meine Geheimnisse verstecken und über das ganze Zeug reden konnte, das in der Schule los war. Wen ich toll fand und wer widerlich war. Was auf Saras Party passierte, als wir Flaschendrehen spielten. Was die Megabescheuerten am »Tragt-eure-eigenen-Kleider«-Tag in der Schule trugen und wie sie sich alle für etwas Besseres hielten.

Offenbar hatte die erwachsene Naomi weiter Tagebuch geführt und besaß Tagebücher aus über zwanzig Jahren. Ich fand es absolut traurig, dass sie noch immer Tagebuch führte. Zuzuhören, wie Katie und Simone mir vom Leben der erwachsenen Naomi erzählten, war leicht – ich kannte sie nicht, und es hatte nichts mit mir zu tun. Ich wollte ihr Tagebuch absolut nicht lesen. Ich wollte eindeutig nichts für diese Person empfinden, deren Zukunft mir völlig fremd war. Außerdem hatte ich Angst davor, was ich herausfinden würde.

Ach was, dachte ich. *Nur Leo ist wichtig! Und bei Simone und Katie wird er gut aufgehoben sein, bis die erwachsene Naomi wiederkommt. Ich werde heute Abend auf jeden Fall ins Jahr 1992 zurückkehren.* Katie spürte mein Unbehagen. »Na ja, im Moment musst du sie ja noch nicht lesen; es könnte ein bisschen viel für dich sein.«

»Ja«, gab ich ihr recht. »Zu viel, zu früh.«

Mir wurde bewusst, dass ich zu erschöpft war, um noch mehr aufzunehmen, und Simone sagte, sie würde mich und Leo nach Hause bringen. Anfangs wollte ich nicht. Ich fühlte mich irgendwie geborgen bei Katie, aber mir blieb keine Wahl. Ich musste an diesem Abend einschlafen und ins Jahr 1992 zurückkehren.

Katie lud uns für den nächsten Tag wieder zum Abendessen ein, und Simone sagte, sie würde früher von der Arbeit gehen, um Leo von der Schule abzuholen. Das war mir nur recht. Bis morgen würde die erwachsene Naomi wieder in ihrem Körper, ihrem Verstand, ihrem Leben sein, daher hatte ich keinen Grund zur Besorgnis.

Ich stand vom Tisch auf.

Denk gar nicht darüber nach, Nay. Fahr einfach zurück zu diesem Haus, such dir einen Pyjama, leg dich ins Bett und schlaf, dachte ich.

Mein Körper war einverstanden. Ja, ich würde die Zukunft verlassen. Wenn ich die Türen in meinem Traum wiederfinden und durch sie hindurchgehen konnte, dann würde ich ins Jahr 1992 zurückkehren, wo nichts von alledem passiert war, und die Dinge so ändern, dass die Zukunft sich nicht so verdammt falsch entwickelte.

Nach Umarmungen und Beschwichtigungen von Katie – ich mochte sie irgendwie und war ein bisschen traurig, dass ich sie nie wiedersehen würde – verabschiedeten wir uns von ihrer Familie, und Simone fuhr uns zurück zum Haus.

»Ich bin müde, Mum«, sagte Leo, als wir in den Wagen stiegen. »Muss ich mein Lesebuch noch lesen?«

»Nein, Kumpel, ist schon gut. Nimm einfach ein Bad und geh gleich ins Bett«, antwortete Simone.

»Ja«, sagte ich, »du kannst es morgen lesen.«

Er schenkte uns ein schläfriges Lächeln und streckte sich auf der Rückbank des Wagens aus. Ich dachte an all die Male, die ich allein zu Hause gelassen wurde, um auf die Kinder und Babys der Nachbarn aufzupassen, wenn meine Mum und ihre Freundinnen in den Pub gehen wollten. Ich konnte auf jeden Fall eine Nacht auf ihn aufpassen. Er war ein cooler Junge. Er würde bei mir gut aufgehoben sein.

Zehn Minuten später fuhren wir vor dem Haus vor. Es wurde allmählich dunkel, aber ich konnte sehen, dass es am Ende einer schmalen, baumgesäumten Straße stand, mit einem großen Park in der Nähe und einer Grundschule, die nicht Leos Schule war. Simone hatte mir ganz nüchtern erklärt, dass die vier Wände, in denen ich aufgewacht war, der erwachsenen Naomi zu einem Zeitpunkt ihres Lebens eine Zuflucht boten, zu dem sie sie am dringendsten brauchte.

Und …? Ich war absolut nicht beeindruckt.

Das Haus war ungefähr so anziehend wie ein Wohnwagen, der in einem nassen und kalten Winter mitten im Nirgendwo am Rande einer Klippe stand. Es war mir peinlich, dass sie es ein Zuhause nannte. Die kaputte Pforte, die ungepflegten Gärten, die kleinen Fenster und die alte Holztür starrten spöttisch zu mir zurück. *Ja*, sagte es. *Das hier ist ihr Haus, und es gehört ihr nicht einmal, und es ist ein dickes fettes Symbol ihres völligen Scheiterns im Leben.* Ich ließ beschämt den Kopf hängen, während meine Träume von einem erfolgreichen Leben und einem großen Haus mit mindestens sechs Zimmern, einem Swimmingpool und Pferden verblassten. Zu sehen, dass ich siebzehn Jahre später nicht erreicht hatte, wovon ich so fest überzeugt war, dass es mir zustand, fühlte sich wie ein widerlicher Schwindel an. Ich war enttäuscht von der erwachsenen Naomi, aber es gelang mir, meine schlecht verhohlene Verachtung zu verdrängen. Ich war zu jung, um ein Scheitern in Betracht zu ziehen, und außerdem war das hier nicht mein Leben. Ich war nicht dafür verantwortlich.

Wir stiegen aus dem seltsam geformten Wagen, und eine Katze kam aus dem Gebüsch zum Vorschein, kauerte sich neben die Pforte und leckte sich ihre schwarzen Pfoten.

»Hey, Sophia.« Leo bückte sich, um sie zu streicheln; sie schnurrte laut und rieb den Kopf an seiner Hand.

»Ist das unsere?«, fragte ich meine Schwester. Ich flüsterte, damit Leo mich nicht hören konnte. Sie nickte.

Leo ging durch die Pforte, und die Katze folgte ihm.

»Ich habe eine Katze?« Ich fühlte mich beschämt.

»Ich habe dir doch gesagt, du würdest irgendwann als alte Katzendame enden«, lachte Simone.

Sehr witzig.

»War nur Spaß, Schwesterherz.« Sie schlug mir auf den Rücken. »Komm schon.«

Ich stieg über das gelbäugige, miauende schwarze Fellknäuel und folgte meiner Schwester und Leo ins Haus. Damit kam ich nicht klar. Warum zum Teufel verspürte sie das Bedürfnis nach einer Katze? Ich war so allergisch dagegen, und die einzigen Haustiere, die wir als Kinder haben durften, waren zwei Goldfische namens Albie und Arthur, die nach ungefähr einem Monat starben, da wir sie überfüttert hatten. Ich kam zu dem Schluss, dass irgendjemand Naomis wahres Ich entführt und durch eine Art Michaela-Strachan-Klon aus der Tiersendung *The Really Wild Show* ersetzt haben musste, total verliebt in Tiere und so.

Oh mein Gott.

Ich hielt die Tür auf, wandte mich noch einmal um und sah die Katze an. Sie miaute mich an. Ich zeigte ihr den Mittelfinger und schlug ihr die Tür vor der Nase zu, in der Hoffnung, sie würde verschwinden.

Ich war froh, dass Simone Leo an diesem Abend zu Bett brachte. Als er mit seinem Bad fertig war, kam er an die oberste Treppenstufe und rief: »Nacht, Mum.«

Ich trat an die unterste Treppenstufe und rief ihm zu: »Gute Nacht.«

Er sah so niedlich aus mit seinem glänzenden Gesicht und in dem blauen Jungenpyjama, dass mein Herz wieder ganz erfüllt war. Diese ganze Geschichte wurde allmählich ein bisschen verwirrend für mich, aber ich sagte: »Bis morgen, Kumpel«, in der Hoffnung, ein bisschen wie Simone und ein bisschen mehr wie eine Mum zu klingen. Er lächelte und ging in sein Zimmer. Ich wollte gern sehen, wie es in dem Zimmer aussah, von dem ich mich ferngehalten hatte, als ich in der Zukunft aufwachte, aber ich hatte Angst, wenn es mir gefiel, würde ich ihn noch mehr mögen und in der Zukunft bleiben wollen. Und das konnte ich nicht; ich musste gehen. Die erwachsene Naomi musste wiederkommen.

Ich betrachtete noch einmal die Postkarten und Fotografien, die die Wände im Treppenaufgang und in der Küche säumten. Leo war ein solch niedliches, pummeliges Baby gewesen. Er und ich sahen auf allen Bildern glücklich aus, mit einem breiten Lächeln und einem Leuchten im Gesicht. Es schien fast, als ob das Leben manchmal gut war. Aber das konnte ich nicht glauben. Wie konnte die erwachsene Naomi es wagen, so glücklich zu lächeln, angesichts der Tatsache, wie ihr Leben verlaufen war? Und wenn sie so glücklich war, warum war sie dann gegangen?

Es ergab keinen Sinn.

Ich nahm eine der Postkarten von der Wand. Auf der Vorderseite standen die Worte »Grüße aus Rhodos« über einem Bild von blauen Wellen, die einen weißen Strand küssten. Ich drehte die Karte um; die Rückseite war leer. Ich heftete sie wieder an die Wand und riss eine andere herunter.

Atlanta! Wow! Ich hatte es geschafft.

Auf der Vorderseite der Karte stand: »Alles prima in Atlanta«, und die Worte waren mit Bildern von Primeln umrahmt. Auch auf dieser Karte war die Rückseite leer. Enttäuscht heftete ich sie wieder an die Wand; ich machte mir nicht die Mühe, die aus Portugal oder New York anzusehen. Hatte sie diese Länder tatsächlich bereist?

Ich ging in das kleine Wohnzimmer mit dem Holzboden, betrachtete die dunkelrosa Wände – und schauderte. Was war bloß in sie gefahren, dass sie sie in dieser grauenhaften Farbe gestrichen hatte? In der Ecke stand ein riesiger Fernseher, und ich staunte über seinen gigantischen, rechteckigen, glänzenden flachen Bildschirm. Er sah aus wie dieser riesige Fernseher in *Zurück in die Zukunft II*. Er war Welten entfernt von dem kleinen, würfelförmigen Fernseher, den ich gewohnt war. Aber wie zum Teufel schaltete man ihn ein? Er hatte keine Knöpfe. Waren Knöpfe inzwischen verboten?

Simone fand mich, während ich auf ein hohes, hölzernes Bücherregal starrte, das Dinge enthielt, die überhaupt nicht wie Bücher aussahen.

»Mit Leo alles okay?«, fragte ich sie.

»Ja, es geht ihm gut. Er war müde«, sagte sie zu mir. »Es war ein langer Tag. Ich habe ihm gesagt, dass du dich nicht sehr gut gefühlt hast und dass ich ein paar Tage hier sein werde, um mich um euch beide zu kümmern.«

»Cool.« Ich wandte mich wieder zu dem Bücherregal um. »Äh, was ist das denn? Davon gibt es hier jede Menge.« Ich zog eine schmale Plastikhülle aus dem Regal. Auf der Vorderseite war ein roter Stöckelschuh zu sehen.

»Das ist eine DVD.« Meine Schwester stellte sich vor dem Regal neben mich.

»Was in aller Welt ist denn eine DVD?« Ich drehte sie um und sah Filmbilder auf der Rückseite.

»Das ist ein Film auf einer Datenscheibe. Sieh mal.« Sie nahm eine Hülle aus einem Regal und klappte sie auf, und ein runder, flacher, silbern glänzender Gegenstand kam zum Vorschein. Ich nahm ihn ihr aus der Hand und sah mein Spiegelbild darin.

»Es ist auch ein Spiegel?«

Simone lachte und nahm noch eine DVD aus dem Regal.

»Nein, sieh mal, man spielt es auf einem DVD-Player ab.« Sie zeigte auf ein schmales silbernes Gerät unter dem Fernsehständer.

»Das gibt's doch nicht! Was ist denn aus Videos geworden?«

»Videos sind mit *Record Breakers* ausgestorben, Nay.«

»Es gibt keine *Record Breakers* mehr? Aber Roy ist noch am Leben, oder?« Record Breakers war DIE Show für Kinder im Fernsehen.

Simone schüttelte den Kopf.

Ich konnte nicht glauben, dass es Roy nicht mehr gab. Ich dachte, es würde ihn ewig geben. Ich fragte sie nach anderen Schauspielern und Sendungen meiner Zeit. Die meisten waren aus dem Fernsehen verschwunden, manche hatten ins Erwachsenenfach gewechselt und suchten jetzt Englands talentierteste Stars in einem Dschungel oder so.

Wie eine Elster, die über ihren Schatz wacht, staunte ich noch immer über den silbern glänzenden Gegenstand in meiner Hand. In den Regalen standen unzählige DVDs. Ich sah sie durch, und ich erkannte ein paar Titel, wie zum Beispiel *Pretty in Pink* oder *Die Goonies*.

»Aber es sind so viele. Tue ich denn nichts anderes, als mir dieses Zeug anzusehen? Ich meine, wir haben uns Filme und so angesehen, aber es sieht aus, als ob ich mich zu einer Art durchgeknalltem Film-Nerd entwickelt habe.«

»Nein. Nay, das ist völlig okay. Du hast Filme schon immer geliebt, und dagegen ist gar nichts zu sagen. Wenn du darüber nachdenkst, musstest du die meiste Zeit zu Hause bleiben, um dich um dein Kind zu kümmern, was konntest du da schon Besseres tun, als dir Filme anzusehen?«

So weit, *sooooo* beleidigt, aber stattdessen nickte ich nur, auch wenn es mir als eine solche Verschwendung eines Lebens erschien. Ich dachte an interessantere Dinge, die ich mit meiner Zeit anfangen könnte, als den ganzen Abend vor einem Fernseher zu sitzen, zum Beispiel, na ja, ich weiß nicht, ein Multimillionen-Dollar-Imperium à la J.R. Ewing aufzubauen.

Ich fragte Simone, warum ich die Wände des Wohnzimmers in einem solch ekelerregenden Lachsrosa gestrichen hatte.

»Du hast gesagt, du wolltest ein bisschen Toskana-Flair haben«, antwortete sie.

Ich schauderte. Ich konnte den Wohngeschmack der erwachsenen Naomi nicht nachvollziehen, aber die Küche mit ihren leuchtenden Gelb- und Orangetönen war gar nicht so übel.

»Da wolltest du ein bisschen mexikanische Atmosphäre haben«, erklärte sie.

Ich folgte ihr nach oben ins Bad und betrachtete die creme- und beigefarbenen Wände und die kleinen Muscheln und Bilder von Stränden, die die Wände und Regale säumten. »Lass mich raten«, sagte ich. »Da wollte ich die Blackpool-Stimmung einfangen.«

Meine Schwester lachte, und dann gingen wir ins Schlafzimmer, wo diese ganze Geschichte angefangen hatte, wo ich ein paar Stunden zuvor aufgewacht und mein Leben völlig auf den Kopf gestellt war. Ich sah Simone an, wartete auf irgendeine futuristisch motivierte Erklärung für die blanken Dielen und die grauen Putzwände, aber sie zuckte nur die Schultern.

»Keine Ahnung, was hier passiert ist, Süße. Du hast angefangen, die Wände abzuziehen und, na ja …«

Sie ist nie fertig geworden, dachte ich. Ich betrachtete die entzückenden Schlafzimmermöbel und fragte mich, warum es die erwachsene Naomi nicht zu Ende gebracht hatte, das Zimmer, in dem sie schlief, schön zu gestalten.

Absolut nicht mein Problem. Zu wissen, warum, würde heißen, mich in *ihren* Kopf zu versetzen, und dazu war ich noch immer nicht bereit. Aber ich nahm an, das Zimmer würde den Zweck erfüllen, bis ich diesen Hamsterkäfig eines Hauses verlassen und in mein schönes, warmes, bereits renoviertes Schlafzimmer zurückkehren konnte.

Wir gingen wieder nach unten, und ich bemerkte die anderen Holzregale in der hinteren Ecke des Wohnzimmers. Das größere enthielt Bücher, und das kleinere Gegenstände, die ich nicht erkannte.

»Das heißt, ich lese noch immer?« Ich ließ den Blick über die Titel schweifen, alles von Stephen King, den ich erkannte, bis hin zu *Harry Potter*, den ich nicht erkannte.

»Oh ja, noch immer ein Bücherwurm. Um genau zu sein, ist das nur ein Fünftel deiner Sammlung.«

»Was?« Ich schnellte herum. Dicht zusammengestopft in den Regalen standen mindestens zwei- bis dreihundert Bücher.

Sie nickte und zog ein Buch namens *Twilight* heraus. Ich bekam ein seltsames Gefühl, als ich es ansah.

»Aber Dad hat die Bücher in Kartons verstaut, weil dieses Haus hier zu klein für sie alle war.« Simone stellte das Buch zurück. Sie bemerkte meine verblüffte Miene. »Das ist schon okay. Dein altes Haus war viel größer als dieses hier, Nay.«

Ich ließ mich aufs Sofa fallen, starrte erst zu den Büchern hoch und dann meine Schwester an. »Und warum lebe ich nicht mehr in diesem großen Haus?«

Sie setzte sich zu mir und legte den Arm um mich. »Das ist eine lange Geschichte, Süße. Ich weiß, du kannst dich nicht erinnern, und ich weiß, es ergibt keinen Sinn, aber das wird es schon noch. Du hast das Haus aufgegeben.«

»Was? Warum denn?« Ich rieb mir die Schläfen, versuchte

mich zu erinnern. Mir wurde allmählich wieder schlecht. Simone ging in die Küche, um mir etwas zu trinken zu holen. Ich nahm ihr das Glas ab und trank einen kräftigen Schluck. Selbst das Wasser schmcckte seltsam.

»Nay, hör zu, ich verspreche dir, du wirst dich an alles erinnern, und es wird für dich Sinn ergeben. Aber versuch dich jetzt nicht zu zwingen, dich an irgendetwas zu erinnern. Wir werden am Montag zum Arzt gehen, und dann werden wir wenigstens wissen, was los ist und was wir dagegen tun können. Ich bin sicher, er wird einen Weg finden, wie wir dein Gedächtnis zurückholen können.«

Ich nickte und lächelte gekünstelt. *Ich gehe heute Abend sowieso fort von hier*, dachte ich. Mein Kopf begann schmerzhaft zu hämmern, und ich war erschöpft, sehr erschöpft. Ich rutschte etwas zur Seite, um ihr Platz zu machen, und klammerte mich an sie.

»Willst du, dass ich bleibe? Ich kann bleiben und morgen früh von hier zur Arbeit fahren«, bot sie an.

»Ich weiß, aber nein, ist schon gut. Ich werde sowieso gleich ins Bett gehen, wenn du weg bist.«

Ich wollte niemandes Leben noch mehr durcheinanderbringen, als ich es ohnehin schon getan hatte, und als ich die erschöpften Augen meiner Schwester sah, wusste ich, dass ich sie zu einer gewissen Normalität zurückkehren lassen musste. Sie und Katie waren den ganzen Tag so ruhig gewesen. Ich hatte das seltsame Gefühl, dass es nicht das erste Mal war, dass sie mit so etwas umgehen musste. Ja, Simone war vielleicht eine Erwachsene, aber sie war immer noch meine kleine Schwester, und ich musste auf sie aufpassen und sicherstellen, dass es ihr gut ging. Und sie um noch mehr zu bitten, als sie ohnehin schon getan hatte, erschien mir absolut egoistisch.

Daher überzeugte ich sie, dass es kein Problem für mich war, mit Leo allein gelassen zu werden, und dass ich mir sicher war, dass alles bald wieder normal sein würde. Sie wollte nicht gehen, und insgeheim wollte ich auch nicht, dass sie mich mit etwas allein ließ, was *Nightmare* in der verdammten *Elm Street* sein musste, aber ich bat sie, nach Hause zu fahren und am nächsten Tag wiederzukommen. Außerdem würde morgen die erwachsene Naomi aufwachen, nicht ich, und alles würde tatsächlich wieder normal sein.

»Na ja, Leo steht im Grunde von allein auf, um zur Schule zu gehen, wäscht sich schnell, putzt sich die Zähne und zieht sich an. Du musst ihm nur mit seinem Frühstück helfen und ihm das hier geben.« Sie reichte mir das *Star-Trek*-Telefon. »Er geht jetzt meistens allein zur Schule, das heißt, er wird dich anrufen, sobald er die Schulpforte erreicht hat«, fuhr sie fort und zeigte mir dann, wie das Gerät funktionierte. Ich wunderte mich, dass ein zehnjähriger Junge ein Handy besaß, und staunte über die Größe und die Fähigkeiten dieses kleinen Geräts. Es war genauso groß wie das der erwachsenen Naomi, aber man musste es aufklappen, um einen Anruf zu tätigen oder entgegenzunehmen.

»Nay, kann ich dich etwas fragen?«, sagte Simone.

Ich nickte, während ich noch immer versuchte, das alles zu begreifen.

»Warum sagst du ständig ›bescheuert‹?«

Ich sah sie verwirrt an. Was für eine seltsame Frage. »Bescheuert, bescheuerter Mist, bescheuerte Typen.« Ich zweifelte an *ihrem* Gedächtnis. *»It's cold outside. There's no kind of atmosphere. I'm all alone, more or less.«* Ich begann zu singen und mit den Fingern zu schnippen.

Sie weitete verwirrt die Augen bei meinen falsch geträllerten Versuchen, die Titelmelodie meiner Lieblingsserie zu singen.

»Lister? Rimmer? Cat?« Die hatte sie doch sicher nicht vergessen.

»Oh mein Gott, *Roter Zwerg!* Das war dein Ding, Nay, nicht meines.«

»Wirklich?«

»Ja, diese bescheuerte Fantasykomödie gibt es so leider nicht mehr. Craig Charles ist in die *Coronation Street* gezogen.«

»Was?« Ich lachte, und dann konnte ich an der Miene meiner Schwester ablesen, dass sie tatsächlich die Wahrheit sagte.

»Das ist siebzehn Jahre her, Nay.«

»Ja.« Ich fühlte mich prompt wieder ernüchtert. »Wie wahr.«

»Aber inzwischen kann man es auf DVD bekommen, glaube ich.«

»Cool«, sagte ich. Aber es fühlte sich nicht cool an; es fühlte sich absolut traurig an, dass es *Roter Zwerg* nicht mehr gab.

Meine Schwester fuhr los nach Hause, aber nicht, bevor ich ihr noch unzählige Male versichert hatte, dass es kein Problem für mich war. Sie ließ mir ihre Telefonnummern da, von zu Hause und bei der Arbeit und ihre Handynummer. Ich nahm sie entgegen, während ich mich fragte, wofür die Leute so viele Telefonnummern brauchten. Wir vereinbarten, dass ich sie sofort anrufen würde, wenn es ein Problem geben sollte.

Ich lauschte an Leos Tür, um zu hören, ob er schlief. Es war nichts zu hören.

Als ich mich in das Bett der erwachsenen Naomi legte,

rollte ich meinen Körper zu einer kleinen Kugel zusammen und presste die Augen fest zu. Ich dachte, wenn ich mich nur genug konzentrierte, könnte ich die erwachsene Naomi irgendwie finden und sie zu ihrem Körper zurückbringen, damit ich, wenn ich am nächsten Tag aufwachte, wieder in meinem eigenen Zuhause und im Jahr 1992 war.

Mein Verstand war ein Ort der Finsternis; ich konnte nichts hören oder sehen. Nichts und niemand existierte, nicht einmal der Schmerz, den ich den ganzen Tag über verspürt hatte. Mein Körper war sogar zu erschöpft, um noch länger zu schmerzen.

Bitte, bitte, bitte, erwachsene Naomi, wo zum Teufel steckst du?

Ich flehte die Finsternis an, sie nicht länger zu verstecken, ihre Erinnerungen nicht länger zu verstecken und mich aus meinem futuristischen Gefängnis freizulassen.

Dann sah ich es, ein schwaches Licht in der Ferne. Es fühlte sich wie ein Traum an; ich hatte die Augen geschlossen, aber ich wusste, dass ich noch nicht ganz eingeschlafen war, da ich meinen eigenen Atem noch immer hören konnte.

Ich gestattete mir, dem Licht zu folgen, und je mehr ich mich darauf konzentrierte, desto größer wurde es, bis es schließlich so nah war, dass es sich nicht länger leugnen ließ. Ich war auf einer dunklen, verlassenen Straße, und das einzige Licht war der orangefarbene Schimmer, den eine Straßenlaterne warf. Hinter mir war ein Haus. Ich rief, und meine Stimme hallte zu mir zurück, und dann senkte sich eine unheimliche Stille über alles. *Wo bin ich?* Das Geräusch meines Atems wurde schwächer, und mein Körper fühlte sich schwer an; ich driftete in einen Traum.

Als ich mich umwandte, starrte ich auf ein Haus, und während ich das tat, beschlich mich auf einmal ein seltsames

Gefühl. Das Haus war leer, und die Fenster waren dunkel, aber irgendetwas wusste ich. Dann dämmerte es mir. Es war die Art, wie ich mich bei diesem Haus fühlte. Ich war schon einmal hier gewesen. Ich konnte mich nicht erinnern, aber es fühlte sich so vertraut an. Ich hatte dieses selbe Gefühl.

Ich hatte dieses Haus schon einmal gesehen.

Es war *ein Déjà-vu*.

4. Fenster zur Welt

Manchmal beschlagen sich die Scheiben,
und du kannst nicht sehen, was draußen ist,
aber dann nimmst du einen Finger
und zeichnest verschiedene Formen
von innen an die Scheibe;
das bringt mich immer zum Lächeln.
N. S.

Ich musste jedes Gefühl in mir unterdrücken, um nicht zu schreien, als ich am nächsten Morgen aufwachte. Ich war *noch immer* in demselben Bett, *noch immer* in demselben Zimmer und *noch immer* in demselben Haus. Ich war *noch immer* in der Zukunft. Ich versuchte mich zu beruhigen, indem ich die kleinen Knubbel an der Raufaserdecke über mir zählte.

Eins, zwei, drei, vier, fünf … das hier passiert mir nicht wirklich … sechs, sieben, acht, neun, zehn … das hier kann mir absolut *nicht passieren.*

Aber es passierte mir, und ich konnte es nicht aufhalten. Ich war stocksauer.

Und dann erinnerte ich mich an Leo.

Er war schon wach und saß aufrecht im Bett, ein schläfriges Lächeln im Gesicht.

»Guten Morgen«, sagte ich zu ihm, so fröhlich, wie es mir angesichts meiner Gefühlslage möglich war.

»Morgen, Mum«, sagte er gähnend und stieg aus dem Bett.

Ich folgte ihm hierhin und dorthin, während ich dachte,

wie absolut niedlich er doch war, und sah zu, wie er sich fröhlich für die Schule fertig machte, bis er mich aus dem Bad schob, um ein bisschen Privatsphäre zu haben. Er aß sein Müsli, packte seine Tasche und zog seine Jacke an.

»Ist es okay, wenn ich später Skateboard fahren gehe, wenn ich mit den Hausaufgaben fertig bin?«, fragte er mich, während ich ihm die Tür öffnete.

»Äh, ja, na klar.« Ich nahm an, es würde okay sein.

»Ja!« Er reckte eine Faust in die Luft, gab mir einen Abschiedskuss und verschwand blitzschnell zur Tür hinaus, während ich dastand und versuchte, mir dieses alberne Grinsen aus dem Gesicht zu schlagen.

Die Traurigkeit darüber, dass ich immer noch in der Zukunft aufgewacht war, schien sich zu verkriechen, wenn Leo in der Nähe war. Er kam mir vor wie mein jüngerer Bruder, und ich fand es irgendwie cool, die große Schwester zu spielen, während ich hier war. Das Leben der erwachsenen Naomi war falsch, aber ich musste sicherstellen, dass es ihm gut ging. Ein paar Augenblicke, nachdem er gegangen war, rief ich ihn auf dem Handy an. Dass ich ihm einen tollen Tag in der Schule wünschte, verwirrte ihn allerdings. Er nannte mich lahm und lachte mich aus.

Ich ging zurück ins Schlafzimmer der erwachsenen Naomi, setzte mich auf ihr Bett und sah mich gründlich um. Ich suchte nach irgendwelchen Erinnerungen an ihr Leben oder auch nur das vertraute Haus, das ich gesehen hatte, bevor ich einschlief. Nichts.

Ich entschied, mit dem anzufangen, was ich wusste.

Ich weiß, wer ich bin, sagte ich mir. *Ich bin Naomi Jacobs, und ich bin fünfzehn. Ich sollte für meine bescheuerte Französischprüfung lernen, igitt! Aber jetzt stecke ich an diesem verdammten Ort fest.*

Ich bin die Tochter meiner Mum, Eve, und meines Dads, Art, der mit seiner Freundin Marlene in Liverpool lebt – wo ich geboren bin –, und wir besuchen sie im Sommer oder an Weihnachten. Ich bin Simones große Schwester und … okay, also, na ja, ich weiß, irgendwie, nicht alles, aber ich weiß, dass das Leben eine Mischung aus guten und schlechten und absolut falschen Dingen ist, aber ich kapiere das; na ja, ich glaube, ich kapiere das. Ich will das irgendwie verstehen und mein eigenes Ding machen, meinen eigenen Weg in der Welt gehen.

Meine Mum sagt, dass wir Liverpool wegen der Krawalle verlassen haben, als ich fünf war. Ich kann mich nicht an diese Krawalle erinnern, aber ich weiß noch, wie mein Stiefdad Joseph bei uns einzog, als ich vielleicht sieben oder acht war. Er hat einen ganzen Haufen Kinder, die an Wochenenden oder Feiertagen zu uns kommen, und manchmal finde ich es absolut cool, einen Riesenhaufen Stiefbrüder und Stiefschwestern zu haben, aber manchmal nervt es total, denn unser Haus ist so klein, und sie sind zu siebt. Einmal, als ich zwölf war, wurde ich stocksauer, weil es keinen Platz gab, und dann habe ich in einem Schlafsack im Bad geschlafen. Aber Joseph ist megacool; er gibt mir Taschengeld und spielt Schlagzeug und gibt uns immer diese schweren Rätsel auf, die man einfach nicht beantworten kann. Außer wenn er uns seine langen *Vorträge über den Sinn des Lebens hält, finde ich, er ist ein prima Stiefdad.*

Unser Haus steht in Wolverhampton, einer kleinen Stadt von engstirnigen Kleingeistern, die ständig über einen lästern; und wenn sie nichts zu sagen haben, dann denken sie sich einfach was aus. Die Schule ist okay; manche meiner Lehrer sind, na ja, total bescheuert, aber meine Freunde sind cool – meine Freunde liebe ich über alles, auch wenn die meisten von ihnen aus einem völlig anderen Elternhaus kommen als ich. In der Schule treibe ich Sport; meine Lieblingssportarten sind natür-

lich Hockey ... ach ja, und Korbball. Ich mag sehr gern, nein, ich liiiiebe *Schokolade. Tief in mir bin ich irgendwie sensibel, und ich denke viel über alles Mögliche nach, aber ich kann immer aus jeder Situation das Beste machen, oder? Na ja, wenn jemand mich nicht mag, dann kann er bleiben, wo der Pfeffer wächst, ist mir doch egal. Das ist genau das, was ich den Leuten auch regelmäßig sage, und die Dinge, die ich absolut niemandem erzählen will, erzähle ich meinem Tagebuch.*

Die Tagebücher!

Ich stand vom Bett auf und sah mich in dem Zimmer um. Ich brauchte nicht lange, um die Tagebücher zu finden, in einem Pappkarton verstaut unter dem Bett. Ich zog ihn darunter hervor. Er war voller Bücher in unterschiedlichen Größen und Farben. Ein paar hatten Muster auf der Vorderseite; andere waren schlicht. Ein paar waren in Leder gebunden, andere in Leinen.

Mein Kopf begann wieder zu hämmern.

Nein, noch nicht.

Ich schob den Karton zurück unter das Bett und versuchte, mich weiter zu erinnern, was ich über mich selbst wusste. Das besänftigte den pochenden Schmerz.

Nach dem, was Katie und Simone mir am Abend zuvor erzählt hatten, nahm ich an, dass das Leben der erwachsenen Naomi genau umgekehrt verlaufen war, wie es sollte. Ich fühlte mich, als würde ich ihr Leben von der anderen Seite eines Fensters aus beobachten.

In der Zukunft war sie immer noch die Tochter von Eve und Art, aber Art hatte noch ein anderes Kind, einen Jungen namens JJ, der achtzehn Jahre jünger war als sie. Eve war meilenweit entfernt, und ich fand heraus, dass die erwachsene Naomi nicht mit ihr redete. Ich wusste nicht, warum, und ich wollte es auch nicht wissen. Außerdem schienen Simone und Katie jedes Mal zu verstummen oder das Thema zu wechseln, wenn ich ihren Namen erwähnte.

Ich war immer noch Simones große Schwester, aber die größte Sache war natürlich die, dass die erwachsene Naomi tatsächlich einen Sohn hatte, was ich absolut nicht kapierte. Einerseits begriff ich ihre Entscheidung nicht, überhaupt ein Kind zu bekommen, und andererseits, es zu tun, ohne den Typen zu heiraten. Okay, Art und Eve haben auch nie geheiratet, aber die erwachsene Naomi würde es doch sicher tun, wenn sie sesshaft werden und ein Kind haben wollte. Oder *wollte* sie gar keinen Ehemann?

In einem Moment wünschte ich, Leos Vater kennenzulernen, im nächsten wollte ich lieber nicht wissen, wen die erwachsene Naomi gewählt hatte. Es musste einen Grund geben, weshalb sie nicht mit ihm zusammen war, und nach Katies und Simones Reaktionen zu urteilen, hatte ich das Gefühl, dass es kein guter Grund war.

Was ich absolut nicht kapierte, war, warum sie ausgerechnet Psychologie studierte. Ich meine, ich bitte Sie, warum sollte sie ihren Lebensunterhalt damit verdienen wollen, dazusitzen und sich über die Probleme anderer Leute den Kopf zu zerbrechen? Um ihr Diplom zu machen, musste sie vier Abschlussprüfungen machen, und sie versuchte dafür zu lernen, bevor sie verschwand. War das der Grund, weshalb sie verschwand? Sie wollte ihre bescheuerten Prüfungen nicht machen!

Ich wollte schreiben. Oder Nachrichtenjournalistin werden und die Welt sehen. Änderte die Tatsache, dass sie ein Kind bekommen hatte, das alles? Ich wusste im Grunde gar nichts über das Verhalten der erwachsenen Naomi, oder wie sie über bestimmte Dinge dachte, aber ich nahm an, so toll konnte ihr Leben nicht sein … Oder warum rauchte sie, trank viel zu viel Kaffee und schlief kaum.

Was ist nur aus dir geworden, erwachsene Naomi?

Nein, dachte ich. *Was wird aus mir? Bestehe ich meine Prüfungen? Findet Robert Harris heraus, ob ich in ihn verknallt bin? Hört Simone irgendwann auf, mein Haargel zu benutzen? Habe ich irgendetwas damit zu tun, wie sich die Zukunft entwickelt hat?*

Katie rief mich an, als sie ihre Kinder zur Schule gebracht hatte und wieder zu Hause war, um sich nach mir zu erkundigen. Ich versicherte ihr, dass mit mir und Leo alles in Ordnung war. Sie schärfte mir noch einmal ein, sie einfach anzurufen, wenn sie vorbeikommen sollte. Sie schien der erwachsenen Naomi eine gute Freundin zu sein, und ich war froh, dass es sie gab.

Simone bekam den Nachmittag von der Arbeit frei und kam zu mir nach Hause, wo sie mich zusammengerollt auf dem Sofa vorfand. Ich starrte auf den flachen Bildschirm, auf irgendeiner anderen total durchgeknallten Ebene verwirrt. Was zum Teufel war mit dem Fernsehen passiert?

»Sim, die sehen ja alle aus wie Zeichentrickfiguren.« Ich war wie hypnotisiert. Gesichter in Technicolor starrten mich an, Züge, die fast lebensecht animiert waren, in diesen kräftigen, krassen Regenbogenfarben, die irgendwie jede Pore, jede Furche, jede Falte ihrer Haut hervorhoben. Ich konnte jede winzige Bewegung, jeden Schritt, jeden Wink mit einem Arm und jeden Ausdruck auf einem Gesicht sehen. Es war wie diese Szene in *Der Zauberer von Oz*, in der Dorothy die Tür ihres sepiafarbenen eingestürzten Hauses öffnet und auf der anderen Seite ein quietschbuntes, kaleidoskopartiges Oz zum Vorschein kommt.

Simone setzte sich neben mich. Ich starrte auf ihre Kleider; verwaschene Denim-Jeans und ein dicker blauer Kapuzenpulli mit dem Schriftzug »Abercrombie & Fitch« darauf. War Abercrombie nicht ein Straßenname in Liverpool? Und wer war Fitch? Ich tat es mit einem Schulterzucken ab; vielleicht war es die neue Mode, teuer aussehende Pullover zu tragen, die nach irgendwelchen Straßen benannt waren. Was war aus Fruit of the Loom geworden? Gab es Benetton noch? Und was war mit LA Gear?

»Das ist Digitalfernsehen, Süße.« Sie nahm mir die Fernbedienung aus der Hand.

Ich schaltete auf einen Sender um, der »Reality TV« hieß und sah mir dort die Werbung für Wiederholungen einer Show namens *Ich bin ein Star – holt mich hier raus* an.

»Bitte sag mir – was zum Teufel hat das alles zu bedeuten?«, sagte ich.

»Noch immer keine Erinnerungen?«, fragte Simone.

Ich schüttelte den Kopf, völlig fasziniert von den Szenen, die vor mir abliefen. Unbekannte Erwachsene mit Schwimmbrillen aßen Insekten, während sie versuchten, sich nicht zu übergeben.

»Warum tun sie das?«, fragte ich Simone.

»Weil sie traurig sind, und früher waren sie berühmt, und jetzt sind sie es nicht mehr«, erwiderte sie.

»Und *das* macht sie wieder berühmt?«

»Ja. Na ja, nur den Sieger. Die anderen bekommen einen dicken Scheck in die Hand. Aber sie sagen, es ist für einen guten Zweck«, sagte sie abschließend.

Ich sah wieder auf den Fernseher. »Na ja, dann sollen sie doch einen Marathon laufen! Oh Mann, was ist bloß aus dem Fernsehen geworden? Ich meine, wo sind denn die ganzen richtigen Programme? Gibt es Channel 4 noch?«

»Ja, aber dort haben sie *Big Brother*«, erwiderte sie.

Den Begriff »Big Brother« kannte ich nur aus einem Orwell-Buch mit dem Titel *1984*, das ich gelesen hatte, als ich dreizehn war. Mein Dad hatte mich den John-Hurt-Film sehen lassen, was mich dazu gebracht hatte, das Buch zu lesen. Es war in vieler Hinsicht verstörend. Wollte ich überhaupt wissen, was die Zukunftsversion beinhaltete?

Während ich dasaß und ihr zuhörte, wurde mein Verstand völlig verwirrt. Ich war schockiert, wie viele Leute ohne Talent über Nacht reich und berühmt wurden, indem sie im Grunde nichts anderes taten, als Millionen von Leuten zu erlauben, ihnen bei Alltäglichem zuzusehen. Meine Angst vor diesem unbekannten Phänomen schlug in heftige Abneigung um, und ich fand es krank, fast abartig. Ich konnte es nicht glauben, als Simone mir sagte, die erwachsene Naomi hätte *Big Brother* tatsächlich gern gesehen und viel Zeit und Energie darauf verwendet, die Sendung zu verfolgen. Kein Wunder, dass sie nicht gerade ein Imperium aufgebaut hatte! Sie sah sich diesen Quatsch an.

Ich konnte nicht noch mehr Informationen verkraften. Ich sprang vom Sofa auf und drückte mit zitternden Händen auf den Ausschaltknopf. »Das ist doch Wahnsinn, total durchgeknallter Wahnsinn«, sagte ich. »Ich kapiere das nicht.«

Besorgt über meine Empörung, schlug Simone vor, ich solle mich anziehen, und sie würde mit mir einkaufen gehen.

»Dein Kühlschrank ist leer«, sagte sie, während sie sich eine schwarze Handtasche vom Rand des Sofas schnappte. »Du musst dir etwas Geld aus dem Geldautomaten holen.«

»Geld?« Ich war völlig perplex. »Ich habe Geld? Woher denn? Verdammt, ich arbeite doch nicht.«

»Nay, flipp jetzt nicht aus, okay …« Sie hob die Hände.

»Was?«, sagte ich langsam, nicht sicher, ob ich hören wollte, was sie im Begriff war zu sagen. Obwohl ich wusste, dass es nicht mehr schlimmer sein konnte als die Tatsache, dass der erwachsenen Naomi das beschissene Haus, in dem sie lebte, nicht einmal gehörte.

»Na ja, in den letzten paar Jahren hast du mehr oder weniger von einem Studentendarlehen gelebt. Du hast ein paar Ersparnisse, aber deine wöchentlichen Ausgaben werden von der Sozialhilfe übernommen«, erklärte Simone.

»Sozial was?«

»Das ist eine wöchentliche Zahlung, die du vom Staat erhältst, um dir bei deinen Lebenshaltungskosten zu helfen …«

»Vom Staat?« Ich sprang auf, unterbrach sie in ihrer Erklärung. »Ich bin eine alleinerziehende Mutter, die von der *Stütze* lebt?«

»Nay, beruhige dich.« Sie ließ die Hände sinken.

»Beruhige dich! Verdammt, beruhige dich! Ist das dein bescheuerter *Ernst*, Simone? Ich lebe von Sozialhilfe? Oh Gott, das ist ja noch schlimmer, als ich mir vorgestellt hatte.« Ich brach in Tränen aus, schwang die Arme durch die Luft und warf mich aufs Sofa.

Dass ich in Manchester lebte, damit kam ich gerade noch klar. Dass ich einen Sohn hatte, konnte ich allmählich begreifen. Dass ich Single war, kam nicht völlig überraschend. Aber dass ich ein Leben führte, in dem ich einen Abschluss anstrebte, mit dem ich niemals irgendetwas anfangen würde, und wöchentliche Almosen vom Staat annahm, um zu überleben, löste eine ganz neue Welle von Scham und Wut auf die erwachsene Naomi in mir aus.

Ich brach zusammen. Die heißen Tränen brannten scharf auf meinem Gesicht. Simone legte mir einen Arm um die Schultern.

»Nay, hör zu, du musst aufhören, so zu reagieren. Du machst dich noch ganz krank. Du beziehst dieses Geld erst, seit du in diesem Haus lebst. Du hast an jedem einzelnen Tag deines Lebens gearbeitet, seit du sechzehn warst.«

Ich schluckte den Geschmack von Galle in meiner Kehle hinunter. »Habe ich das?«

»Ja. Du hast sogar erfolgreich drei Unternehmen geführt; zwei davon waren deine eigenen.«

»Habe ich das?«

Sie nickte. »Eines war das Transportunternehmen eines Freundes, dem du geholfen hast, als du einundzwanzig warst, kurz nach Leos Geburt, und bei den anderen beiden warst du Lehrerin und Therapeutin.«

»Und was ist dann passiert, Sim?«

Gesagt zu bekommen, dass die erwachsene Naomi drei Unternehmen geführt hatte, schien irgendetwas in mir auszulösen. Ich fühlte mich wie ein Künstler, der die Farben auf einer verblassten Leinwand auffrischt, und in diesen letzten paar Augenblicken war ich irgendwie feinfühlig für die Details ihres Lebens geworden. Zum ersten Mal, seit ich in der Zukunft aufgewacht war, wollte ich wirklich wissen, was passiert war. Schon als kleines Kind besaß ich einen »Unternehmergeist«. Meine Mum nahm an, der Grund dafür war, dass ich als Baby immer Geld anzulocken schien, egal, wohin ich ging oder wem ich begegnete. Ich war wie ein pummeliger Pirat in Pampers – irgendjemand drückte mir immer Münzen in die Hand. Eve und Art sahen darin eine durchaus lukrative Gelegenheit, und wenn sie kein Geld für Brot und Zigaretten hatten, putzten sie mich mit meinen hübschesten Sachen heraus und gingen mit mir in den Pub. Die Leute kreischten entzückt, was für ein niedliches Baby ich sei, und griffen in ihre Taschen. Je betrunkener sie waren, desto mehr gaben sie. Und als ich älter wurde, bekam ich selbst ein Gefühl für Geld. Es gefiel mir, Geld zu bekommen und zu haben und auszugeben. Und so entwickelte ich ein Verkaufstalent. Meine Waren waren alles – von Abzeichen, die ich aus Chipstüten bastelte, die ich in der Mikrowelle geschrumpft hatte, bis hin zu Süßigkeiten aus meinem eigenen kleinen Kiosk. Wenn ich etwas verkaufen konnte, tat ich es. Die Schule war mein Markt, und ich war die Prinzessin der Gesamtschule Belle Regis, bereit, mein Vermögen zu machen.

Hatte die erwachsene Naomi ihren Unternehmergeist verloren?

Simone versuchte es mir zu erklären. »Nay, das ist eine lange und komplizierte Geschichte, und wenn ich sie dir erzähle, wirst du nur versuchen, dich zu erinnern, und dann könntest du wieder Kopfschmerzen kriegen.«

Wie aufs Stichwort verspürte ich auf einmal einen stechenden Schmerz im Hinterkopf. Ich umklammerte meinen Kopf und wimmerte.

»Willst du eine Schmerztablette?« Sie stand auf. »Oder etwas zu trinken?«

Ich dachte über das nach, was meine Schwester soeben gesagt hatte. Ich konnte das Bedürfnis zu erfahren, wer die erwachsene Naomi war und was für ein Leben sie sich geschaffen hatte, nicht länger leugnen. Ich schwor mir feierlich, wenn ich am Montag noch immer in der Zukunft feststeckte, herauszufinden, was genau mit ihr passiert war.

Simone kam mit einem Glas Wasser und einer kleinen weißen Tablette aus der Küche wieder.

»Hör zu, wenigstens hast du Jeremy Kyle noch nicht angerufen, das heißt, es ist noch nicht alle Hoffnung verloren, okay?« Sie lächelte mich beschwichtigend an.

»Wer zum Teufel ist denn Jeremy Kyle?«

»Ein Moderator, sehr britisch und sehr zornig, und im Grunde ein kleiner Idiot.«

»Oh Gott. Mein Leben ist gelaufen.« Ich legte mir die Schmerztablette auf die Zunge, trank das Wasser mit einem einzigen großen Schluck und schlug mit dem Glas dann mehrmals auf das Bücherregal neben dem Sofa. Es klang, als würde ein Richter seinen Hammer schlagen, um einen chaotischen Gerichtssaal zur Ordnung zu rufen.

»Das kann nicht wahr sein, das kann nicht mein Leben sein«, sagte ich.

Ich dachte an Katie und ihren Vorschlag, ich solle ins Krankenhaus gehen. Ich hatte das Gefühl, ich sollte es tun, aber irgendetwas hielt mich davon ab.

Ich musste das Thema wechseln. »Hast du eben gesagt, es ist nichts mehr zu essen da?«, fragte ich Simone.

»Na ja, schon, aber du brauchst ein paar Dinge – Milch und so.«

»Dann lass uns einkaufen gehen.« Ich stand auf und strich meinen zerknitterten Pyjama glatt, als könnte dieser Akt irgendwie meine Gedanken glätten. »Ich nehme rasch ein Bad und ziehe mich an.«

»Okay.« Meine Schwester griff nach der Fernbedienung. »Ich werde solange ein bisschen MTV schauen.«

Als ich mich umwandte, sah ich ein Bild halb nackter Mädchen, die eindeutig sexuelle Bewegungen simulierten, ihre Körper aneinanderrieben und sie anzüglich über einem Rapper kreisen ließen, der sich in einem Sessel zurücklehnte. Ich schauderte. Oh Gott, das war alles so falsch, so absolut und völlig falsch. Was würde ich noch über diesen Planeten herausfinden? Über dieses Leben? Und was noch wichtiger war, wie würde mein fünfzehnjähriger Verstand damit fertigwerden?

Gegen meine Neugier anzukämpfen, erschöpfte mich. Einerseits wollte ich eine Erklärung, bevor ich ging, aber andererseits hatte ich Angst davor, zu viel zu erfahren, falls das bedeutete, dass ich in der Zukunft bleiben würde. Ich war besorgt, ich könnte zu viel über die erwachsene Naomi herausfinden, sie mögen, Gefühle für sie entwickeln und nicht mehr imstande sein, ihre Welt hinter mir zu lassen.

Während ich mir das Bad einließ, dachte ich, dass die erwachsene Naomi vielleicht in jenem Haus war, dem, das ich in meinem Verstand gesehen hatte, bevor ich eingeschlafen war. Vielleicht konnte ich irgendwie durch ein Fenster hineingelangen und sie suchen. Vielleicht konnte ich sie finden und zur Rückkehr bewegen, und ich konnte aus der Zukunft verschwinden.

In der Zwischenzeit war es am einfachsten, alles auszublenden, so gut ich konnte. Was immer am wenigsten wehtat. Ich stieg in die Badewanne und gab mir recht, ja, vielleicht war es besser, das Haus zu ignorieren und es anderen zu überlassen, sich um diese ganze Sache zu kümmern. Das einzige Problem war, dass die einzigen drei Leute, die das für mich tun könnten, meine Schwester, Katie – eine Frau, die die erwachsene Naomi seit fünf Jahren kannte – und ein zehnjähriger Junge waren. Andererseits hatte ich das Gefühl, wenn ich aus der Zukunft verschwinden wollte, dann war jenes Haus die einzige Möglichkeit. Und wenn ich mehr erfahren wollte, dann würde ich mich weiter in die Welt der erwachsenen Naomi hinauswagen müssen.

Während ich mich anzog, dachte ich auf einmal: *Was, wenn ich die Zukunft niemals verlassen kann? Was, wenn ich hier feststecke und keine Möglichkeit habe, wieder nach Hause zu kommen? Was, wenn die erwachsene Naomi nicht wiederkommt?*

Im Spiegel des Kleiderschranks erhaschte ich einen Blick auf mein gealtertes Gesicht. Trotz der dunklen Ringe um die

Augen, der Pickel und der Titten, die der Schwerkraft nicht länger trotzten, sorgte ich mich noch immer um den Körper, in dem ich aufgewacht war. Der Gedanke, möglicherweise einen Gehirntumor zu haben, war der Stoff, aus dem Albträume sind, und ich wollte diesen Körper keinem Risiko aussetzen oder ihm unnötigen Schaden zufügen. Ich fragte mich, was in mir verborgen sein könnte, das so schrecklich war, dass es einen Hirnschaden verursachen konnte. Was war so schlimm, dass die erwachsene Naomi weggehen und siebzehn Jahre ihres Lebens mitnehmen musste?

Wenn ich am nächsten Tag und am Tag danach noch immer hier sein sollte, dann würde mir keine andere Wahl bleiben. Ich würde die Teile des Lebens der erwachsenen Naomi kennenlernen müssen, die ich bislang ignoriert hatte.

Aber zuerst war es für mich an der Zeit, mich mit meiner Schwester hinaus in diese seltsame und fremde Welt zu wagen.

Hinaus in die Zukunft.

5. Globale Warnung

Auge um Auge,
und die ganze Welt
wird blind sein.
Mahatma Gandhi

Die Zukunft heißt jetzt 21. Jahrhundert, und sie ist irgendwie, na ja, ein bisschen verrückt – verrückt in dem Sinn, dass man weiß, dass sie dorthin gehört, sie aber nicht wirklich passt.

In der Zukunft gibt es:
Laptops
E-Books
und PCs
und Desktops
und USB-Sticks
und Touchscreen-Telefone
und I-Pods
und das Internet
und Google
und Facebook
und YouTube
und Seiten über Seiten über Seiten mit Informationen.

Simone erklärte mir das alles auf dem Weg zu den Geschäften. Mein Gehirn kam kaum noch mit.

Ich meine, wir hatten Computer in der Schule, mit riesigen Tastaturen und kleinen schwarzen Monitoren, und wenn man etwas tippte, waren die Buchstaben orange. Wenn man

FBI-Agent, also Mulder & Scully war, hatte man einen dieser neumodischen Computer mit einem leuchtend blauen Bildschirm und weißen Buchstaben, mit denen man seine Akte X tippen konnte. Der Computer, den Art uns vor ein paar Jahren zu Weihnachten kaufte, war ein Commodore 64, und das Programm lief auf einem Bandgerät. Und Joseph besorgte uns einen dieser neuen Frontlader-Videorekorder, als Mum den Betamax-Toplader ausrangierte. Aber das Fernsehen macht sich über die neue Autotelefon-/Mobiltelefon-Idee irgendwie lustig. Das ist etwas für diese stinkreichen, bescheuerten Bankertypen in Anzügen, die rote Sportwagen fahren und Filofax-Kalender mit sich herumtragen.

Außerdem gibt es in der Zukunft:

Chip

und Pin.

Als meine Schwester und ich vor dem Geldautomaten standen, schaute ich bloß perplex zu, während sie mir zeigte, wie ich meine »Debitkarte« benutzen sollte. Ich erinnerte mich an Geldautomaten, aber die waren *absolut* anders. Ich war sprachlos vor Staunen über den Farbbildschirm und diese bescheuerte Minikamera, die mich wie ein misstrauisches Auge beobachtete.

Wie bei Katies Telefonnummer nahmen Simone und ich an, dass die vierstellige Zahl, die mir durch den Kopf ging, tatsächlich zu der Karte gehörte. Ich war verwirrt. Warum konnte ich mich an Zahlen erinnern?

Simone parkte vor einem riesigen Tesco-Supermarkt.

»Wow!« Ich blieb stehen und starrte das Gebäude an. »Ich dachte, wir wollten nur rasch Brot und Milch holen?«

Sie stellte den Motor ab und stieg aus.

»Wo sind denn die ganzen Geschäfte?«, fragte ich, während ich ihr folgte.

»Es gibt nicht mehr sehr viele kleine Geschäfte; die großen Supermarktketten haben die meisten von ihnen in den Konkurs getrieben und so ziemlich alles übernommen.«

Während wir durch die Automatiktüren gingen, bemerkte ich am Eingang ein großes Schild, das den Kunden darauf hinwies, dass es sich um ein »umweltfreundliches« Geschäft handelte.

Simone erklärte mir weiter, dass Wal-Mart Asda Dales übernommen und das »Dales« fallen gelassen hatte; Tesco bot jetzt alles von Benzin bis hin zu Kreditkarten an, und Netto, Lidl und Aldi waren neue und beliebte billigere Supermärkte aus Europa.

Während wir durch die Gänge dieses riesigen Geschäfts gingen, wurden meine Sinne völlig verwirrt von dem Geruch von frischem Kaffee, Brot und Grillhähnchen. Mein Magen knurrte laut, und auf einmal verspürte ich das Bedürfnis, so viel Essen zu kaufen, wie ich nur konnte. Während ich meiner Schwester durch das Geschäft folgte, konnte ich kaum glauben, wie riesig die Auswahl an Lebensmitteln war, die es im Angebot gab – koscheres Essen für die Juden, Halalfleisch für die Moslems, karibische Gewürze für die Kariber, polnische Lebensmittel für die Polen und sogar Tacos für die, die es nach mexikanischem Essen gelüstete. Es gab glutenfreie, zuckerfreie, weizenfreie, laktosefreie Produkte. Die Auswahl war unendlich. Es gab nicht die vertrauten orange-weißen Etiketten von Happy Shopper, was die billigste Marke in den Eckladenregalen war, als ich ein Kind war.

Und was hatte es mit diesem ganzen »biologisch angebauten« Essen überall auf sich? Simone erklärte mir, was es bedeutete, und ich wunderte mich, warum die Leute sich trotzdem entschieden, Lebensmittel voller Chemikalien zu kaufen. Sie sagte, manche Leute hätten keine andere Wahl, und es gebe jetzt etwas, was sich »genetisch verändert« nannte, um den wachsenden Bedarf an Lebensmitteln der zunehmenden Weltbevölkerung zu decken. Mein Gehirn konnte absolut nicht damit umgehen. Ich fühlte mich wie ein kleines Kind, das durch die Gänge von Willy Wonkas Schokoladenfabrik schlenderte und ehrfürchtig staunend auf das grenzenlose Angebot starrte, das es dort gab. Wie sollte man sich da entscheiden?

»Gibt es irgendetwas, was du willst, Schwesterherz?« Simone blieb stehen, schnellte herum und ging den Gang mit den Milchprodukten wieder hoch. Ich starrte auf Reismilch, während ich zu begreifen versuchte, wie man aus Reis Milch gewinnen konnte.

»Ähm, Hüttenkäse.« Ich stellte die Reispackung zurück ins Regal. »Ach ja, und eingelegte Zwiebeln.«

Simone blieb stehen und wandte sich zu mir um.

»Du isst doch keine Milchprodukte, und erst recht keinen Hüttenkäse.« Sie schob den Einkaufswagen weiter.

»Ich esse keine Milchprodukte? Was? Du meinst, ich trinke auch keine Milch?«

»Nein, und du isst auch keinen Käse und keine Eiscreme. Na ja, manchmal gestattest du dir ein bisschen Eiscreme, aber nicht viel, weil du davon Durchfall kriegst.«

»Was? Seit wann das denn?«

»Seit du fünfzehn warst.«

Ich verdrehte die Augen vor den Joghurtbechern und folgte ihr, als sie wieder weiterging.

»Was? Warum wird mir davon schlecht? Was ist passiert?«

»Du lebst jetzt vegan.« Sie schob den Einkaufswagen um mich herum. Ich stand wie angewurzelt da und starrte verwirrt auf die Tiefkühlkost. Vegan? Hieß das, ich aß nichts außer Gemüse?

Die einzigen Veganer, die ich je gekannt hatte, waren Pippa und Robin, ein langhaariges Hippiepärchen, das ein paar Häuser weiter wohnte. Sie und ihre vier flachsblonden, rosenwangigen Kinder waren Veganer, und sie waren irgendwie immer mager und immer glücklich. Ich war pummelig und unglücklich, fand sie aber schräg und cool. An Sommerabenden saß ich oft mit Pippa vor ihrem Haus, während die Kinder barfuß auf der Straße spielten und sie vor sich hin sang und Gänseblümchenkränze und Perlenhalsketten bastelte.

Robin liebte Musik und brachte mir die ersten drei Akkorde der James-Bond-007-Titelmelodie auf seiner ramponierten Gitarre bei. Bevor ich nach Hause musste, holte Robin oft seine kleine metallene Panflöte hervor, und Pippa tanzte in ihren langen, wallenden Röcken und batikgefärbten Tops umher und ermunterte mich, mit ihr zu tanzen. Ich wünschte oft, ich wäre das fünfte Kind in ihrem kleinen, veganen, barfüßigen Hippieleben. Ich war zu Tode betrübt, als sie in ein Fünfzimmerhaus im noblen Teil der Stadt zogen, und ich verstand nicht, wie sich zwei Leute, die nicht arbeiteten und die auf Kissen anstatt Sofas saßen, ein solch großes Haus leisten konnten. Und dann, eines Tages, erzählte mir ein Nachbar, es sei nicht die fleischlose, rein pflanzliche Ernährung gewesen, die sie so entspannt und glücklich machte; es seien die Unmengen von Zauberpilzen, die sie aßen, und die Berge von Gras, die sie rauchten.

Die erwachsene Naomi war eindeutig kein Hippie; sie trug hautenge Jeans im Stil von Morrissey, Ugly Boots und weit geschnittene Pullover, die Kleider sein sollten. Ich verspürte nicht das Bedürfnis, Panflöte zu spielen oder Gänseblümchenkränze zu flechten, und doch stand ich hier, inmitten dieses riesigen Lebensmittel-Mekkas, und versuchte zu begreifen, wie meine Geschmacksnerven offenbar so völlig zerrüttet sein konnten.

Kaffee? Keine Milch? Igitt! Bei dem Gedanken wollte ich mich am liebsten überall auf dem Resopalboden übergeben. Nein, ich wollte Hüttenkäse und eingelegte Zwiebeln, und niemand würde mich davon abhalten. Schließlich fanden wir einen riesigen Becher mit Hüttenkäse und ein noch riesigeres Glas mit eingelegten Zwiebeln. Ich fragte mich, warum jetzt alles irgendwie dreimal so groß geworden war.

Hüttenkäse und eingelegte Zwiebeln waren alles, was ich je aß. Na ja, das und Ofenkartoffeln und Salat, fettarme Chips und Bananen. Mit dreizehn war ich dick, und auch wenn die Leute sagten, dass es mir »gut stand« und ich »gar nicht so schwer« aussah, fühlte ich mich, verglichen mit meinen ganzen mageren Freundinnen, fett und plump. Und dann erklärte mir Schwester Zahnlücke (die Schulschwester; sie hatte ein schlechtes Gebiss), ich müsse abnehmen. Ich heulte meinem Dad am Telefon die Ohren voll, und er setzte mich auf eine Tausend-Kalorien-Diät. Und dann wurde ich irgendwie total besessen von Kalorien, und ich erkannte, dass Hüttenkäse und eingelegte Zwiebeln – das Gemüse mit dem stärksten Geschmack, um dem neutralen Hüttenkäse ein bisschen Würze zu geben – meine besten Freunde waren. Aber mein Magen kam nicht damit klar, daher entwickelte ich eine Art Teilzeit-Bulimie, bekam regelmäßig Essanfälle und erbrach dann alles wieder. Es ist einfach *zu* schwer, den Körper nur mit Sellerie und Crackern in Schwung zu halten.

Simone zufolge hielt dieser Zustand mit gelegentlichen – eher seltenen – Unterbrechungen an, bis ich achtzehn wurde und etwas entdeckte, was sich Amphetamine nannte. Ich entschied, dass ich lieber nicht wissen wollte, was zum Teufel das war, daher fragte ich sie stattdessen noch mehr darüber aus, was es hieß, Veganerin zu sein.

Sie erklärte mir, wie die erwachsene Naomi, als sie vierundzwanzig war und an der Universität chinesische Medizin studierte, beschloss, ihre Ernährung auf vegan umzustellen, und viel Yoga machte. Ihre Kichererbsen-Burger waren offenbar eine absolute Köstlichkeit, und sie war sehr glücklich damit, von Seetang und braunem Reis zu leben.

»Na ja … und was ist dann passiert?«, fragte ich fasziniert und angewidert zugleich.

»Du hast die Uni abgebrochen, hast wieder angefangen, Gras zu rauchen, hast rotes Fleisch gegessen und beschlossen, Psychologin zu werden.« Simone nahm ein paar Müllbeutel und warf sie in den Einkaufswagen.

Der Lebensstil von Linda McCartney (nicht nur Pauls Ehefrau, sondern auch Erfinderin fleischfreier Lebensmittel) mit Sojawürstchen (Würstchen aus Bohnen?) und Reismilch klang viel besser als der einer Psychologin, die Steaks aß und Gras rauchte.

Simone gab sich alle Mühe, möglichst viele Dinge zu kaufen, von denen sie glaubte, dass Leo und ich sie essen würden, während ich ihr folgte, völlig im Bann des Supermarkt-Zaubers. Es lief ungefähr so ab: »Eins kaufen, eins gratis, nein, zwei zum Preis von einem; noch besser, zwei zum Preis von dreien; oder wie wär's damit: Geld sparen und Punkte sammeln.« *Punkte?* Man wurde fürs Einkaufen belohnt?

Bald verlor ich den Überblick, wie viele Kameras uns beobachteten. Was genau beobachteten sie eigentlich? Die Leute hatten doch sicher zu viel Angst davor, irgendetwas zu rauben; man müsste mit seinem Zeug ja einen Marathon laufen, um zum Ausgang zu gelangen. War es nicht nur eine Frage der Zeit, bis irgendein bescheuerter, staatlich zugelassener Roboter aus der umweltfreundlichen Kühltheke springen und die Leute angreifen und zu Boden werfen würde?

Meine Sinne erlagen einem wahren Shoppingrausch. Ich stand benommen da und sah zu, wie meine Schwester mit einer anderen Art Computer interagierte, der sie aufforderte, ihre Artikel in den Packbereich zu legen, und sie fragte, welche Zahlungsmethode sie verwendete. Kein Verkäufer, keine Ladenhilfe, nur eine Frau, die am Ende der Maschinen stand und zu Hilfe eilte, wenn sich die Artikel nicht scannen ließen.

Scannen?

Simone erklärte mir, dass das Einkaufserlebnis heutzutage von Barcodes bestimmt wurde, die alles viel »bequemer« machen sollten.

Bis wir den Wagen erreichten, war meine Verwirrung grenzenlos, und mir wurde bewusst, dass etwas fehlte. Es war die Vertrautheit der örtlichen Geschäfte, die Freundlichkeit der Mitarbeiter, die man bei seinem wöchentlichen Einkauf kennenlernte. Der Mega-Supermarkt war kalt und klinisch, mit *viel* zu viel Auswahl. Und doch hatte ich irgendwo in mir das Gefühl, dass ich, wenn ich immer wieder dorthin zurückkehrte, eines Tages die freundliche Erfahrung machen würde, ohne die ich eben weggegangen war. Ging es allen so, die die kleinen Geschäfte gegen den Mega-Supermarkt getauscht hatten? Würden sie einfach so oft kommen, bis irgendjemand sie schließlich wiedererkannte, stehen blieb und mit ihnen plauderte? Wie ein *Dankeschön* für einsame Kunden.

Wo jeder deinen Namen kennt.

Ich vermisste mein Zuhause – das örtliche Dorf, wo jeder meinen Namen kannte, oder vielmehr den meiner Mum, und die kleineren Geschäfte, wo man mit einem Lächeln ging –

oder mit einer Ohrfeige, wenn man versuchte, etwas zu stibitzen. Ich bekam allmählich Kopfschmerzen. Ich brauchte noch eine Schmerztablette, denn meine Einkaufstour hatte nur noch mehr Fragen aufgeworfen. Außerdem verspürte ich auf einmal das Bedürfnis, einen Raider-Riegel zu essen und eine Zeitung zu lesen.

»Oh, warum hast du das nicht gesagt? Wir hätten beim Tesco eine für dich mitnehmen können.« Simone bremste ab. »Sollen wir noch mal zurückfahren?«

»Nein, ich will keine von dort. Ich will eine von einem Zeitungsladen.«

»Ähm, na schön, okay.« Sie fuhr von dem riesigen Parkplatz. »Ich glaube, im Dorf gibt es einen.«

Ich sehnte mich nach ein bisschen Kleinstadt-Wirklichkeit. Wenn ich nur eine kleine Dosis davon bekommen konnte, würde das den pochenden Schmerz vielleicht vertreiben.

Minuten später bog Simone auf einen kleinen Parkplatz hinter einer Bank ein. Gegenüber befanden sich eine Reihe Geschäfte, darunter auch ein Zeitungsladen. Ich lächelte triumphierend und sprang aus dem Wagen, lief auf dem Weg an einer Bücherei und einer Apotheke vorbei. Ich konnte verstehen, warum die erwachsene Naomi sich entschieden hatte, hier zu leben. Es erinnerte mich an zu Hause, und wie durch eine Art Erinnerungszauber ließ der Schmerz, der durch meinen Schädel zuckte, prompt nach. Ich betrat den Laden, einen psychedelischen, silbern-violetten Geldschein in der Hand, und kaufte ein paar Zeitungen und so viele Zeitschriften, wie ich dafür bekam, was ungefähr *vier* waren.

Außerdem fragte ich den Typen nach einem Raider. Er blickte verwirrt, dann lachte er und zeigte auf ein Twix. Als ich den Laden verließ, hielt ich es nicht mehr aus. Ich musste mehr über diese Welt herausfinden, in der ich mich befand, hier und jetzt. Im Supermarkt hatte Simone begonnen, mir von den Versuchen der Leute zu erzählen, umweltfreundlich zu leben, und wie jetzt alle, da sie Raubbau am Planeten betrieben, recycelten, wiederverwendeten, genetisch veränderten und Energie sparten. Aber was in aller Welt war ein CO_2-Fußabdruck oder die globale Erwärmung? War es dasselbe wie der Treibhauseffekt, von dem man uns in der Schule erzählte? Und was war dieses Ding namens Internet?

Ich war in der Zukunft aufgewacht, und während ich zum Wagen zurückging, dachte ich, ich sollte meinen Verstand mit möglichst vielen Informationen über diese Welt füllen, bevor ich ging. Das war besser, als ihn mit Erinnerungen der erwachsenen Naomi zu füllen, und vielleicht würde es mir helfen zu verstehen, warum sie gegangen war.

Ich war auf einer Mission. Ich würde *global aktiv* werden.

Bis wir mit unseren Einkäufen fertig waren, musste Simone Leo von der Schule abholen; wir aßen bei Katie und fuhren dann früh nach Hause.

Sie ließen mich einen Film auswählen, dann setzten wir uns, um uns auf UKTV Gold *Zurück in die Zukunft* anzusehen. Ich fühlte mich, als wäre ich selbst Marty, nur, dass es keinen Doc und keine Hilfe gab, um mich durch das Labyrinth einer verwirrenden Zukunft oder einer geheimnisvollen Vergangenheit zu führen.

Nach einer weiteren Nacht, in der ich mich mit seltsamen Träumen im Bett wälzte, wachte ich neben einer schnarchenden Simone auf. Leo stand an meinem Bett und fragte, ob er ein Würstchensandwich haben könnte. Sein breites Grübchenlächeln verscheuchte rasch jede Angst, die sich im Schlaf in mir breitgemacht hatte, und ich nahm an, dass ich aus dem Grill schlau werden konnte, um ihm sein Frühstück zu machen.

Bald darauf saßen wir zusammen auf dem Sofa, aßen dick mit Tomatenketchup beladene Geflügelwürstchen-Sandwiches und sahen uns die Samstagmorgensendungen auf dem Disney Channel an. Obwohl ich mich an nichts von Leo erinnern konnte, gefiel es mir, in seiner Nähe zu sein und Zeit mit ihm zu verbringen. Jede Angst, die ich vor mir selbst, der Welt oder diesem seltsamen Leben hatte, schien sich in Luft aufzulösen, sobald er mich mit seinen hinreißenden braunen Augen ansah. Wenn ich sein niedliches Lachen hörte, wurde meine verworrene Existenz so klar, wie sie sein konnte. Es gab mir das Gefühl, echt zu sein. Als ob ich hierhergehörte. Es war seltsam, aber während ich zusah, wie er über einen Slapstickfilm kicherte, in dem zwei Zwillingsjungen mit einer alleinerziehenden Mutter in einem Hotel wohnten, fragte ich mich, ob sich die erwachsene Naomi in seiner Nähe genauso fühlte. Wie eine Beschützerin und so stolz. Eine Art große Schwester. Und hey, eine alleinerziehende Mutter zu sein war offenbar doch nicht so schlimm, wie ich anfangs gedacht hatte. Na ja, Disney dachte es jedenfalls nicht.

Der Geruch gegrillter Würstchen weckte Simone auf. Sobald wir mit dem Frühstück fertig waren, schlug sie vor, für den Tag aus dem Haus zu gehen, vielleicht zu ihr zu fahren und dann einen Spaziergang zu unternehmen. Leo freute sich – offenbar hatte er Freunde in der geschlossenen Wohnanlage, in der sie lebte –, aber ich wollte das Haus *absolut* nicht verlassen. Ich war noch immer dabei, alles zu verdauen, was ich in diesem futuristischen Supermarkt erlebt hatte, und ich brauchte etwas Zeit, um mich zu beruhigen und das alles zu verarbeiten.

Aufgrund meiner Ahnungslosigkeit fühlte ich mich bloßgestellt, verletzlich, als sollte ich alles über die Welt wissen, was ich aber nicht tat, sodass ich dumm dastand. Ich fragte mich, ob es der erwachsenen Naomi genauso ging oder ob nur ich so fühlte. Daher täuschte ich starke Kopfschmerzen vor und sagte Simone, ich wolle mich den Tag über ausruhen. Außerdem hatte ich noch immer die ganzen Zeitungen und Zeitschriften durchzuarbeiten und musste mehr über die Welt erfahren, bevor ich mich wieder in sie hinauswagte. Simone und Leo fuhren los, und ich legte mich wieder ins Bett und rollte mich unter der Decke zusammen, um in meiner Papierwelt zu schwelgen.

Die Zeitschriften waren faszinierend und erschreckend zugleich. Ich war *Just Seventeen* und *Smash Hits* gewohnt, wo es Bilder von Take That und NKOTB gab, die Mädchentests über Jungen – was sie denken, wie man einen kriegt und wie man einen hält, wenn man einen hat – und Tipps von Supermodels wie Naomi Campbell oder Linda Evangelista dazu, wie man vollere Lippen bekommt. Wenn meine Freundinnen und ich ein Hochglanz-Klatschmagazin wollten, kauften wir *More* und setzten uns im Französischunterricht in die letzte Reihe, wellten uns gegenseitig die Wimpern und machten uns über den »Position der Woche«-Teil lustig. Siebzehn Jahre später, und *More* schien einfach nur … noch mehr zu haben. Mehr Männer, mehr Make-up, mehr Mode, mehr Sex, mehr, mehr, mehr.

Es folgte *Cosmo*, ebenso wie *Vogue* und *Marie Claire*. Ich blätterte Seite für Seite um, las schockierende, wahre Geschichten über Frauen weltweit, die an unvorstellbarer Unterdrückung und Armut litten, nur um auf der nächsten Seite ein Model zu sehen, das sich um eine Gucci-Tasche wickelte. Werbeanzeigen für Autos, die wahre Benzinfresser waren, standen neben Artikeln über schmelzende Polkappen, schwere Unwetterkatastrophen und die Rettung der Eisbären. Ich flippte fast aus. Diese Magazine waren widersprüchliche, schizophrene, masochistische Publikationen, die einerseits extremen Wohlstand zur Schau stellten und andererseits mit der Armut Profit machten.

Die Mode war so seltsam wie die Ugly-Stiefel. Verschönerung! Alles wurde »verschönert«: Taschen, Schuhe, Jacken, alles wurde mit metallenen Gold- und Silberknöpfen verziert. Das Kleid der Saison hieß »Bandage«? Wie bitte? Brauchte man so was nicht eher, wenn man sich verletzt hatte?

Aber worüber ich mich am meisten aufregte, das war die Tatsache, dass ich Seite für Seite nur perfekt aussehende Leute sah. Ich meine, ich bitte Sie, wo waren die Sommersprossen, Pickel, Flecken? Was war aus den echten Körpern geworden? Und was hatte es mit dieser Größe Null auf sich?

War das hier echt? Wollten die Leute wirklich, na ja, KEINE GRÖSSE haben? Ich meine, ÜBERHAUPT KEINE? Das gibt's doch nicht! »So sieht doch niemand in Wirklichkeit aus«, sagte ich laut. Das ist doch bescheuert! WAS IN ALLER WELT IST DA PASSIERT?

Das war mehr als absurd. Mein Gehirn flippte völlig aus! Ich warf die Zeitschriften angewidert hin. Ich fühlte mich von oben herab behandelt und auf einmal sehr unzulänglich, so wie damals, als Mr. Benson, unser Schulleiter, mich dafür zusammenstauchte, dass ich meiner Schreibmaschinenlehrerin gesagt hatte, sie solle ihren Schlüpfer in die Luft werfen und sehen, wie die Zeit im Flug vergeht, während ich aus meiner Prüfung spazierte. Dieses Gefühl hätte eigentlich mit der Schule aufhören sollen, aber irgendetwas sagte mir, dass die erwachsene Naomi und die Hälfte der weiblichen Bevölkerung auf dem Planeten sich daran gewöhnt hatten. Das war unvermeidlich, wenn sie diese Art Zeitschriften lasen. Wie könnte irgendjemand dem gerecht werden, was man auf diesen Seiten sah? Die makellose Haut, die mageren Körper, die exklusive »Verschulde-dich-für-die-Mode«-Kundenkarte, die Promi-Diät – und dann die fetttriefenden Rezepte auf der nächsten Seite. Diese ganze Geschichte, dass Wein ungesund ist und Schokolade gesund, nein, Wein ist voller Antioxidantien (hä?) und Schokolade ungesund; Sport sollte man zweimal, nein, dreimal, nein, viermal die Woche treiben, und zwar für zehn Minuten, nein, zwanzig, nein, mindestens dreißig; essen Sie Beeren und nehmen Sie ab (na klar), nein, essen Sie Burger und nehmen Sie ab *(na klar)*.

Beziehungen – was er denkt; wen kümmert es, was er denkt? Aber Sie sind eine unabhängige Frau, und Sie brauchen keinen Mann; trotzdem, Sie können den Einen finden, bevor Sie dreißig sind. Sex ist gut, aber er kann Sie umbringen (?). Sex ist schlecht, und Sie werden in die Hölle kommen oder einem Kult beitreten und Ihr Leben dem Propheten widmen.

Das ganze Lifestyle-Getue dieses »Sie sind nicht gut genug, egal was Sie tun«-Schwachsinns.

Ich meine, mein fünfzehnjähriger Verstand wusste, dass es sinnlos war, etwas nachzujagen, was niemals passieren würde, daher war ich auch aus dieser Prüfung spaziert (und überhaupt, wer will denn schon Tippse werden? Wir waren schließlich nicht mehr in den Fünfzigerjahren). Und doch hatte ich so eine unheimliche Ahnung, dass ich mit diesem seltsamen Gefühl von Unzulänglichkeit, das mich nach der Lektüre dieser Zeitschriften beschlich, nicht allein war. Es war ungefähr so, wie ich mich nach unserem Ausflug zum Supermarkt fühlte.

Etwas fehlte.

Ungefähr so wie dieses Gefühl, wenn dir jemand einen Witz erzählt, aber deine Reaktion verzögert sich um fünf Sekunden, bevor du die Pointe kapierst? Ungefähr so.

Ich wandte mich den Zeitungen zu, begann mit den Boulevardblättern. Das Aprilwetter würde bewölkt und regnerisch sein. Es gab noch immer ein Seite-drei-Mädchen, das stolz seine Titten zeigte, kein Bleistifttäschchen in Sicht. Die Leute starben noch immer auf die abscheulichsten Arten, und ein junger afroamerikanischer Senator bewarb sich um die amerikanische Präsidentschaft und lag in den Umfragen vorn.

Augenblick! Hatte ich richtig gelesen? Ich blätterte eine Seite weiter, um zu sehen, ob es die Idee irgendeines beschissenen Journalisten für den »Witz des Monats« war, fand aber nichts dergleichen. Im Ernst, ein Schwarzer hoffte ins Weiße Haus einzuziehen. Und die Leute waren sich sogar sicher, dass er eine Chance auf den Sieg hatte.

Ich nahm mir das Handy, konzentrierte mich und erinnerte mich an Simones Demonstration, wie ich sie anrufen könnte.

»Hi, Süße«, meldete sie sich fröhlich. »Geht's dir gut?«

»Was? Oh ja, total, ja, alles bestens. Aber, Schwesterherz, stimmt es wirklich, ich meine, dass, äh, na ja, dass ein Schwarzer Präsident von Amerika werden wird?«

»Was? Äh, ja, na ja, davon geht man aus, wenn Obama gewinnt.«

»Das gibt's doch nicht! Nie im Leben!« Ich war völlig perplex.

»Im Ernst, das ist eine Riesensache, und nach dem letzten Präsidenten braucht Amerika Hoffnung; der ganze verdammte Planet braucht Hoffnung.«

»Warum, was ist passiert?«, wollte ich wissen.

»Warum googelst du es nicht?«

Sie rief mir in Erinnerung, dass Leo mir am Abend zuvor gezeigt hatte, wie man den Computer benutzte. Abgesehen von einem gelegentlichen seltsamen Blick und der Frage »Erinnerst du dich nicht?« hatte er die Ausrede offenbar akzeptiert, dass ich ihm half, für die Senior School zu üben. Darauf entgegnete er, das hieße jetzt »Highschool«, und verdrehte die Augen. Ich streckte ihm die Zunge heraus, aber dann erinnerte ich mich, dass ich eine Mum sein sollte, und setzte eine ernste Miene auf.

Warum musste in England alles amerikanisiert werden? Erst dieses Abklatschen, dann begannen alle, das Wort »lahm« zu verwenden, dann die Supersize-Essensportionen, und jetzt haben die Schulen »Klassenstufen«, keine Jahrgänge mehr. *Ist es das, was passiert, wenn man global aktiv wird?*, fragte ich mich.

Ich beendete das Gespräch mit meiner Schwester und folgte den Schritten, um zu Google zu gelangen. Fasziniert von seiner Fähigkeit, mit einem Tastendruck endlose Informationen aufzurufen, kam ich zu dem Schluss, dass, wer immer das Internet erfunden hatte, ein absolutes Genie war. Ich wollte mich auf das unbekannte Terrain des Cyberspace vorwagen.

Ich wusste nicht viel über Politik, und meine Schwester hatte mir gesagt, ich solle drei Wörter googeln: George Bush junior. Ich tat genau das, und ich war absolut und völlig entsetzt, als ich von den Grauen des 11. September und des 7. Juli las. Ich benötigte fast den ganzen Tag dafür, und ich musste zwischendurch mehrere Pausen einlegen, aber ich verbrachte Stunden damit, einen Artikel nach dem anderen über den Krieg gegen den Terror zu lesen.

Tränen strömten mir übers Gesicht, während ich von den

Menschen las, die bei den Angriffen getötet, und den Familien, die zerstört worden waren. Viele Leute protestierten weltweit gegen den Krieg, von Oscar-prämierten Filmstars bis hin zu ganz normalen Durchschnittsbürgern, und wurden zum Schweigen gebracht oder geächtet.

Die Webseiten führten mich zu anderen Webseiten, wo ich über den Völkermord in Darfur las, die gesetzlosen Zustände und den Bürgerkrieg in Somalia, die AIDS-Epidemie, die eine ganze Generation von Afrikanern auslöschte. Der Hurrikan Katrina, Fluten in England, extreme Wetterbedingungen, die die extreme Armut in der Dritten Welt verschärften, und die Hungersnot in Äthiopien, die sich seit dem ersten Live Aid im Jahr 1988 verschlimmert hatte.

Ich knallte den Laptop zu; ich konnte nicht noch mehr verkraften. War das alles wirklich wahr? Die Situation dieses Planeten hatte sich so verschlimmert, nicht verbessert, wie ich mir vorgestellt hatte, und ich fühlte mich so hilflos. Das einzig Positive war, dass es keinen Atomkrieg gegeben hatte, aber nach dem, was ich gelesen hatte, schien es, als ob die Welt kurz davorstand. *Diese ganzen Friedensmärsche haben also nichts gebracht*, dachte ich.

Ich wischte meine Tränen fort und nahm mir eine der seriösen Zeitungen vor. Auf der Titelseite war von neuen Regelungen zum Klonen menschlicher DNA die Rede. Ich holte einmal tief Luft und schlug den Mittelteil auf. »HUNGER. ÜBERFÄLLE. UNRUHEN. ERNÄHRUNGSKRISE VERSCHÄRFT SICH« stand in großen und schwarzen Fettbuchstaben dort, umgeben von Bildern von Leuten aus der ganzen Welt, die sich um Zuteilungen von Hilfsflugzeugen drängelten und vor Geschäften Schlange standen, um ihre Lebensmittel in Großpackungen zu kaufen, da sie nicht wussten, wann die nächste Lieferung kommen würde.

Fotos von langen Autokolonnen, die an Tankstellen darauf warteten, ihre Tanks zu füllen, waren neben Bildern leerer Supermarktregale zu sehen. Ich schluckte die heftige Welle von Angst hinunter, die mich zu verschlingen drohte, während ich gegen die Tränen ankämpfte. Es war sinnlos. Ich konnte nicht noch mehr verkraften. Ich warf die Zeitung hin, zog mir die Decke über den Kopf und stieß einen langen Schrei aus. Ich lag eine gefühlte Ewigkeit so da und schrie und schrie und schrie, bis meine Stimme heiser wurde.

Was konnte ich schon tun, ich, einer von sechseinhalb Milliarden Menschen? Wie sollte ich die Welt retten? Ich lag auf dem Bett, die Decke über den Kopf gezogen, und schluchzte und weinte um den Planeten und all seiner offenbar unlösbaren Probleme willen. Ich war in einem Albtraum Orwellscher Ausmaße aus *Blade Runner, Soylent Green* und *Flucht ins 23. Jahrhundert* aufgewacht, und ich war wie gelähmt. Ich wollte nach Hause.

Wenn die erwachsene Naomi all diese Dinge über die Welt wusste, warum war sie dann so egoistisch gewesen, ein Kind in diese Welt zu setzen? Ich spürte, wie Groll in die bitteren Tränen sickerte, die mir aus den Augen quollen. Auf einmal hasste ich die erwachsene Naomi dafür, dass sie ein Opfer von Gier, Ausschweifung und Konsum geworden war. War das der Grund für ihr beschissenes Leben und der Grund, weshalb sie sich aus dem Staub gemacht und es mir überlassen hatte, die Scherben dieses erbärmlichen, bescheuerten Lebens, das sie sich geschaffen hatte, einzusammeln? Nun ja, ich entschied hier und jetzt, dass ich nicht so enden würde wie sie; ich würde mir über dieses Zeug klar werden und alles tun, was in meiner Macht stand, um die Lage zu verbessern, bevor ich ging.

Ich presste die Augen fest zusammen, um mein Gehirn zu

zwingen, zu vergessen, alles zu vergessen, was es gelesen oder gesehen hatte. Es passierte nicht; stattdessen sah ich eine Szene aus *Zurück in die Zukunft*, wo Doc Brown Marty im Jahr 1959 sagt, er solle das Haus nicht verlassen, da es ernste Konsequenzen für die Zukunft haben könnte. Ich schlug die Augen auf. Hatte ich im Jahr 1992 irgendetwas falsch gemacht? Hatte ich damals eine Entscheidung getroffen, die entsetzliche Konsequenzen für meine Zukunft hatte, sodass ich jetzt gezwungen war, den Albtraum einer fremdartigen Welt voller seltsamer Technologien und bescheuerter Ideen zu durchleben?

Ich fühlte mich wie eine dieser zerfledderten Botschaften, die in einer Flasche auf einer endlosen Welle treiben, verloren. Würde ich das Jahr 2008 je verlassen, und was würde mit mir passieren, wenn ich es nicht konnte? Die vielen Fragen, die mir durch den Kopf wirbelten, verhallten schließlich zu einem schwachen Summen in dem leeren Raum, der einst die Erinnerungen der erwachsenen Naomi beherbergt hatte.

Erschöpft streckte ich mich aus und schloss meine schmerzenden Augen.

Stunden später wachte ich auf. Noch immer in der Zukunft und noch immer fünfzehn. Ich fühlte mich absolut traurig. Das Zimmer war dunkel. Ich lag in dem großen Bett und starrte auf die grauen Wände. Bilder der Welt liefen rückwärts in meinem Kopf ab, von dem letzten Zeitungsartikel bis hin zu den beiden Flugzeugen, die in hohe Glasgebäude rasten. Angst begann sich in meiner Magengegend zu regen, aber der schrille Ton des Handys schreckte mein Herz auf in einen Zustand adrenalinbefeuerter Wachsamkeit. Das blinkende Display verriet mir, dass es Simone war.

»Hi, Süße. Wie geht es dir? Was macht dein Kopf?« Sie klang entspannt, ruhig. Ihre Stimme besänftigte prompt meine Panik.

»Es geht mir gut«, sagte ich, noch immer ein bisschen verängstigt.

»So klingst du aber nicht, *chica*.«

»Wusstest du, dass dem Planeten die Nahrungsmittel ausgehen?« Ich begann wieder zu weinen; ich hatte keine verdammte Ahnung, woher die ganzen Tränen kamen.

»Was?«

»Ja, ich habe es in der Zeitung gelesen, und auch dieses ganze andere Zeug, als hätte Mum recht gehabt mit diesem Nostradamus. Sim, die Welt geht unter«, schluchzte ich.

»Was? Oh, Nay, im Ernst, glaub nicht alles, was du in der Zeitung liest; du weißt doch, das ist oft nur Angstmacherei.«

»Weiß ich das?« Ich war verwirrt.

»Ja, du bist doch, irgendwie, einer dieser Leute, die keine Zeitungen lesen und keine Nachrichten sehen. Du sagst, die Hälfte davon sind aufgeblähte Halbwahrheiten, und dass niemand je von den guten Dingen berichtet, die die Leute tun, und du glaubst, dass eine größere Verschwörung im Gange ist, um dafür zu sorgen, dass alle verängstigt und unwissend bleiben. Du glaubst, dass das alles eine einzige große Inszenierung ist.«

»Ist das dein Ernst?«, fragte ich sie. Erst dieses Veganerzeug, und jetzt eine Verschwörungstheoretikerin. Offenbar war die erwachsene Naomi doch ein Hippie.

»Ja, Süße. Nay, leg die Zeitungen hin und halt dich fern von der Propaganda. Glaub dem Hype nicht. Erinnerst du dich?«

Diese vier Worte, *glaub dem Hype nicht*, erinnerten mich an einen Public-Enemy-Rapsong, der eine solche Sensationspresse und Angstmacherei verurteilte und meine Generation aufforderte, eigenständig zu denken.

»Ich muss ein bisschen Teen Spirit schnupfen.« Ich lächelte und begann dann zu lachen.

»Genau«, gab mir Simone recht.

»Danke, Schwesterherz«, sagte ich, froh, dass sie angerufen hatte.

»Hör zu, wir waren den ganzen Tag draußen unterwegs und sind patschnass. Leo will bei mir übernachten. Ist das okay?«

Es war eine Erleichterung, das zu hören. Ich wollte nicht, dass er mich in diesem Zustand sah, aber ich nahm an, ich würde meine wahren Gefühle nicht vor ihm verbergen können. Ich wollte etwas Raum für mich, um meinen Kopf zu klären und meine Gedanken zu ordnen.

»Oh, okay, geht klar. Sim, du bist echt prima.«

»Kein Problem, und morgen koche ich und bringe euch das Essen vorbei, wenn ich ihn nach Hause bringe.«

»Supertoll.«

»Und, Nay?«

»Ja?«

»Entspann dich einfach und hör auf, dir Sorgen zu machen. Nichts ist je so schlimm, wie es scheint«, sagte sie.

»Okay.« Ich wollte ihr gern glauben, aber mein apokalyptischer Zynismus sagte mir etwas anderes.

»Iss ein bisschen Hüttenkäse und sieh dir einen Film an.«

Was für eine gute Idee. Ich hatte seit heute Morgen nichts mehr gegessen und brauchte eine Pause von der mentalen Attacke, die mein Gehirn eben durchgemacht hatte.

Ich legte auf und ging, noch immer in meine Decke gewickelt, in die Küche hinunter. Dort butterte ich mir zwei Scheiben Vollkornbrot, häufte einen dicken Klacks Hüttenkäse auf eine davon und schenkte mir ein Glas Orangensaft ein. Ich setzte mich aufs Sofa und schaltete den Fernseher ein. Ich mied die Nachrichten und die seltsamen Reality-Shows, bis ich UKTV Gold fand. Dort gab es einen Marathon alter Folgen einer Comedy namens *Absolutely Fabulous.* Ich hatte sie nie gesehen, aber als riesiger French & Saunders-Fan war ich neugierig. Und während ich diesen beiden selbstsüchtigen Frauen, die nur Mode, Alkohol und andere Drogen interessierten, zusah, wie sie versuchten, einer entnervten, sittenstrengen Tochter aus dem Weg zu gehen, ging ich dem Leben der erwachsenen Naomi ungefähr auf dieselbe Weise aus dem Weg. Ich mied die Fragen, auf die ich die Antworten nicht hören wollte. Meine düstere Stimmung hob sich. Ich machte es mir für den Abend bequem, und während ich mir die Serie ansah und über die witzigen Sprüche lachte, begann ich mich zu entspannen und für eine kleine Weile zu vergessen, wie es sich anfühlte, *global aktiv* zu sein.

6. Das geheime Tagebuch der Naomi Jacobs

Die Bewegung des Ozeans
ist genau wie Gefühle:
Du musst sie fließen lassen
und das in dein Tagebuch schreiben.
C. B.

Ich saß in dem kalten Zimmer und starrte auf die Wände, während der Arzt in die Tasten seines Computers tippte. Es fühlte sich absolut seltsam an. In seinem dunkelblauen Anzug und der dazu passenden Krawatte erinnerte er mich an Mr. Jervis, meinen Mathematiklehrer, eine Kreuzung aus Albert Einstein und Homer Simpson. Ich konnte Jumpin' Jack Jervis und seinen Drachenatem nicht ausstehen, seine schlechte Laune, seine wilden Haare und seine Haut mit diesem irgendwie seltsam gelblichen Teint. Und dieser Arzt hier war nicht viel besser.

»Und wie lange leiden Sie schon an diesem, äh, ›Gedächtnisverlust‹?« Der Arzt sah mich über seine silbern umrandete Brille hinweg an. Sein Tonfall verriet mir, dass er mir kein Wort von dem, was ich gesagt hatte, glaubte.

»Seit Donnerstag.«

»Und Sie können sich an überhaupt nichts erinnern?«

Ich schüttelte den Kopf, dann nickte ich. »Nein … ich meine, ja … ich meine, nein … an manche Dinge kann ich mich nicht erinnern, und an andere Dinge kann ich mich erinnern.« Ich begann mir zu wünschen, ich hätte meine Schwester mit ins Behandlungszimmer gebracht.

»Na ja, woran *können* Sie sich denn erinnern?«, fragte er.

»Ähm, Nummern, zum Beispiel Telefonnummern, und ich weiß meine Kontonummer, und ich glaube, ich kann mich erinnern, wie man Auto fährt; ich kann mich irgendwie an meinen Sohn erinnern. Na ja, ich habe das Gefühl, dass ich es kann.«

»Sie haben das *Gefühl*, dass Sie es können?« Er seufzte schwer.

Ich nickte. Die Worte, die mir über die Lippen kamen, klangen irgendwie verrückt, daher zückte ich ein Blatt Papier und las die Worte, die ich mir am Abend zuvor aufgeschrieben hatte. »Ich glaube, ich habe mein episodisches Gedächtnis verloren.« Ich holte einmal tief Luft. »Aber mein semantisches Gedächtnis ist in Ordnung.«

»Wie bitte?« Es war, als hätte ich eben in einer unverständlichen Sprache aus einem abgelegenen Dorf im Himalaya gesprochen. Die Sprache, die ich tatsächlich sprach, hieß »neurologische Psychologie«, und ich war auf einem völlig anderen Stern.

»Ich glaube, ich könnte etwas haben, was transiente globale Amnesie heißt.«

Er versuchte sein Lachen unter einem lauten Hüsteln zu verbergen. »Transiente globale Amnesie«, wiederholte er. »Und wieso glauben Sie das?«

Ich erklärte es, so gut ich konnte, angefangen damit, dass ich in der Zukunft aufgewacht war, und damit endend, dass ich wie wild über Amnesie recherchierte. Angesichts der traumatischen Ereignisse hatte ich nicht länger warten können. Ich war erneut von noch mehr schlechten Träumen aufgewacht, schweißgebadet, in meiner eigenen verdammten Verzweiflung gefangen. Entnervt von meiner Angst vor einer Welt, die ich nicht verstand, und besorgt wegen eines Hirnschadens beschloss ich, die Sache in die eigene Hand zu nehmen und zu versuchen, selbst herauszufinden, was mit mir nicht stimmte. Tief in mir hatte ich vielleicht gespürt, dass der Arzt mich auslachen und wegschicken würde, es sei denn, ich konnte ihm eine Erklärung dafür liefern, weshalb ich wieder fünfzehn war.

Meine Recherchen über Amnesie blieben zunächst erfolglos, da die meisten Erklärungen für einen Gedächtnisverlust um Autounfälle und Lobotomien kreisten, was beides auf mich nicht zutraf. Die Worte »dauerhafter Hirnschaden« hatten sich mir eingebrannt und klangen mir in den Ohren, als ich den Laptop schließlich entnervt zuknallte. Aber während ich im Haus auf und ab ging und mir mein möglicherweise geschädigtes Gehirn zermarterte, kam ich auf den Gedanken, dass es, wenn es nichts Physisches war, vielleicht etwas Geistiges oder, genauer gesagt, Psychologisches sein könnte.

Und das war der Punkt, an dem mir die erwachsene Naomi zu Hilfe kam. Zum ersten Mal war ich ihr tatsächlich dankbar für ihre Entscheidung, Psychologie zu studieren. Als ich mir ihre Universitätsbücher ansah, schien es, als besäße sie jedes erhältliche Buch über das Gehirn und seinen Einfluss auf das Verhalten. Es war keine leichte Kost – da stand dieses ganze Zeug über neurologische und psychologische Theorien, das ich absolut nicht kapierte. Angefangen bei der Frage, wie Leute ihre Partner auswählen, bis hin zu der Überlegung, warum manche Leute drogensüchtig werden und andere nicht. Trotzdem, so wenig ich es auch kapierte, musste ich es doch wissen. Daher nahm ich mir den ganzen Sonntag, während Leo noch bei Simone war, und die halbe Nacht, als er schlief und Simone zu Bett gegangen war, um den Berg von Büchern durchzugehen, den die erwachsene Naomi zurückgelassen hatte. Ich hatte schon fast aufgegeben, als ich auf ein kleines Lehrbuch stieß, das ein Kapitel mit der Überschrift »Verlust des episodischen Gedächtnisses bei retrograder Amnesie« enthielt. Es beschrieb etwas namens »psychogene Amnesie«, bei der im Allgemeinen schon früher einmal ein »transienter organischer Gedächtnisverlust« aufgetreten war. Ich musste in einem Lexikon nachschlagen, um diese ganzen Wörter zu verstehen, aber als ich es tat, fragte ich mich unwillkürlich, ob das der erwachsenen Naomi früher einmal passiert war. In dem Buch stand auch, dass diese psychogene Amnesie situationsspezifisch sein konnte – ausgelöst durch einen Autounfall oder sexuellen Missbrauch in der Kindheit – und dass es in diesen Fällen für diese Episode kurze Gedächtnislücken gab. Alternativ, hieß es, könnte die psychogene Amnesie auch »global« sein und die gesamte Vergangenheit einer Person umfassen und in sogenannten »Fugue«-Episoden aufreten.

Der Autor skizzierte drei bekannte Fallstudien, bei denen eine transiente globale Amnesie länger als vierundzwanzig bis achtundvierzig Stunden angehalten hatte. Ich las gebannt. Die Geschichte, die mich am meisten beeindruckte, war die eines Teenagers, eines neunzehnjährigen Hochschulstudenten, der in einem Stadtpark aufgefunden wurde, wenige Tage bevor seine Prüfungen beginnen sollten. Zusätzlich zu seinem Prüfungsstress hatte er auch noch seine Großmutter verloren, der er sehr nahestand. Die Ärzte nahmen Zeugenberichte der Leute auf, die von Anfang an bei ihm gewesen waren. Er hatte sein autobiografisches Gedächtnis und sein Gedächtnis für Weltereignisse verloren. Die Erholung seiner Gedächtnisfunktion wurde überwacht, und es dauerte vier Wochen, bis die retrograde Amnesie endete.

Bei den anderen beiden bekannten Fällen ging es ebenfalls um Männer; einer litt acht Monate an einer transienten globalen Amnesie, der andere ein paar Tage. Was mir auffiel, war, dass sie alle irgendeinen schweren Verlust in ihrem Leben erlitten hatten und lange und intensive Phasen von etwas namens »Stress« durchlebten, bevor sie ihr Gedächtnis verloren.

Meine Erleichterung, nachdem ich diese Geschichten zu Ende gelesen hatte, war übergroß, als würde ich von einer großen Boa constrictor losgelassen werden, bevor ich von ihr erwürgt wurde. Ich empfand tiefe Dankbarkeit. Ich verstand noch immer nicht, wieso ich mich an meine Kontonummer oder Katies Telefonnummer erinnern konnte, aber im weiteren Verlauf des Kapitels stieß ich auf etwas namens »semantisches Gedächtnis« – wo alle automatischen Erinnerungen einer Person gespeichert sind, die durch wiederholten Gebrauch entstanden sind, wie zum Beispiel die Erinnerungen an Telefonnummern oder daran, wie man Auto fährt oder jeden Morgen dieselbe Busverbindung nimmt – und etwas namens »episodisches Gedächtnis«, das mit allen größeren Ereignissen im Leben zusammenhängt, wie zum Beispiel Geburten, Todesfällen, Eheschließungen oder wichtigen Beziehungen, aber auch den lebensverändernden Ereignissen, die Leute erleben und die sie auf einer tieferen Ebene beeinflussen.

Es war nicht leicht, das alles zu verarbeiten, aber schließlich begriff ich, dass diese unterschiedlichen Arten von Gedächtnis beide im Unterbewusstsein verborgen waren und eingesetzt wurden, wenn und wann sie gebraucht wurden. Natürlich verblassen Erinnerungen, während wir älter werden, und Details gehen verloren, aber wir erinnern uns an die besonderen Ereignisse in unserem Leben durch ein Geräusch (ein Hochzeitslied), eine Berührung (die Umarmung eines Kindes), einen Geruch (Mums Bratkartoffeln), einen Anblick (ein verblasstes Polaroidfoto) oder einen Geschmack (Großvaters Eierflip). Woran wir uns erinnern, was unser Gehirn zu bewahren entscheidet, ist das, was jeden Menschen einzigartig macht. Der Autor erklärte, wir könnten alle unterschiedliche Erinnerungen an dieselben Ereignisse haben, da unsere Perspektiven immer unterschiedlich sein werden. Ob es durch einen unserer fünf Sinne, unsere Träume oder sogar eine tiefere Intuition geschieht, wir Menschen erinnern uns an das, was wir zum Überleben brauchen, und legen das ab, was wir nicht brauchen.

Mein Gehirn hatte keine emotionalen Erinnerungen an die letzten siebzehn Jahre. Bis ich dieses Buch zu Ende gelesen hatte, war ich mir in dem Punkt ganz sicher. Jetzt, hier in dieser Praxis, musste ich nur noch den Arzt davon überzeugen und es untersuchen lassen.

Der Arzt hatte geduldig zugehört. »Nur damit ich Sie recht verstehe«, sagte er jetzt, »Sie können sich an nichts aus den letzten siebzehn Jahren erinnern, aber Sie haben sich erinnert, wie Sie hierherkommen und wie Sie Geld am Geldautomaten abheben konnten?«

»Na ja, meine Schwester hat mich hergebracht«, erwiderte ich.

»Verstehe.« Er wandte sich wieder seinem Computer zu und tippte weiter in die Tasten.

Ich biss mir auf die Lippe. Dieser Termin verlief nicht so, wie ich es mir vorgestellt hatte. »Ich … ich weiß, wie es klingt, aber ich glaube wirklich, ich habe Amnesie«, stammelte ich, während mir die Tränen in die Augen traten.

»Oh, ach wirklich, das glauben Sie?« Sein bärtiges Gesicht konnte sein Grinsen nicht verbergen.

»Ja, ich glaube, ich war sehr gestresst, und dann bin ich

aufgewacht und bin fünfzehn. Ich kann mich nicht erinnern, wie ich hierhergekommen bin.«

»Aber Sie sagten doch, Ihre Schwester hätte Sie hergebracht.«

Ich sah ihn an, während ich mich fragte, warum er sich wie ein absoluter Vollidiot benahm. Ich war kurz davor, auszurasten.

»Nein, ich meine hier, Manchester, dieses Leben …«, sagte ich. »Ich glaube nicht, dass ich einen Gehirntumor oder einen Hirnschaden habe, denn ich hatte, na ja, Sie wissen schon, keinen Unfall oder so, aber meinen Sie, ich sollte vielleicht zu einem Spezialisten gehen? In ein Krankenhaus …?«

Diesmal lachte er tatsächlich. »Ein Gehirntumor? Das glaube ich auch nicht. Ehrlich gesagt, Ms. Jacobs, glaube ich, Sie bilden sich das alles nur ein, und ich glaube, Sie sollten nach Hause gehen, eine schöne Tasse Tee trinken und sich ein bisschen ausruhen.«

Meinte dieser Typ das wirklich ernst? Ich starrte ihn an. Dass ich aufgewacht und noch immer fünfzehn Jahre alt war, obwohl ich es eindeutig nicht war, bildete ich mir nach den Worten dieses bescheuerten Arztes einfach nur ein, und ich brauchte nur eine Tasse Tee, damit alles wieder in Ordnung war? Ich saß da und starrte ihn an, bis meine Augen vor Tränen schwammen und sein gelbliches Gesicht verzerrten. Er starrte herausfordernd zu mir zurück.

Ich blinzelte die Tränen weg. »Aber ich kann mich an die letzten siebzehn Jahre nicht erinnern. Ich … ich weiß nicht, wie ich hierhergekommen bin.«

»Na ja, Sie sagten doch, Sie seien neulich morgens hier aufgewacht.«

»Ja.« Ich sah ihn trotzig an, mit völlig ernster Miene, aber ich wollte am liebsten von hier verschwinden.

»Das heißt, Sie sind die ganze Zeit hier gewesen.«

»Ja, DAS weiß ich! Aber ich kann mich nicht erinnern, hier zu *sein*. Das versuche ich Ihnen doch zu erklären!«

»Na ja, nun, wie ich bereits sagte …« Er seufzte und rieb sich seine riesige Tefal-Wissenschaftler-Homer-Simpson-Stirn. »Sie müssen einfach nach Hause gehen und sich ausruhen, und ich bin sicher, es wird bald alles wieder normal sein. Brauchen Sie noch mehr Schlaftabletten?«

»Was?« Mein Gesicht begann zu brennen.

»Ich sehe in Ihren Unterlagen, dass Sie Schlaftabletten nehmen.«

Ich wollte am liebsten aus meinem Stuhl über den Schreibtisch springen, seinen großen Glatzkopf packen und ihn in die Wirklichkeit dieser lebendigen Hölle schütteln, die ich durchmachte.

»Das tue ich nicht, nein, das tue ich nicht.«

»Na ja, hier steht, dass Ihr letztes Rezept für Schlaftabletten war.« Er drückte eine Taste auf seinem Computer, und der graue Drucker neben seinem Schreibtisch begann zu surren.

»Sie müssen eine Nacht gut durchschlafen und sich etwas ausruhen.«

Der Drucker spuckte ein grünes Rezept aus, das er rasch unterzeichnete und mir herüberreichte. Ich starrte ihn noch einen Moment länger an. Ich wusste nicht, was ich tun sollte. Er hielt mir das Papier noch näher hin, forderte mich mit einer Handbewegung auf, es ihm abzunehmen.

Ich riss ihm das Rezept aus der Hand und stand auf. »Das ist so armselig«, murmelte ich.

»Gern geschehen.« Er schenkte mir ein falsches Lächeln.

Ich stürmte hinaus ins Wartezimmer und marschierte an den Empfang. Simone stand auf, und ihr Lächeln schwand rasch, als sie meine empörte Miene sah.

»Kann ich Ihnen helfen?«, fragte mich die blonde Frau hinter der Glastrennwand.

»Ja, ich wollte fragen, ob Sie mir sagen könnten, zu welchem Arzt ich normalerweise gehe?«

Sie seufzte, schüttelte den Kopf und wandte sich zu ihrem Computer um.

»Wie ist Ihr Name?«

Ich nannte ihn ihr. Sie las ein paar Sekunden auf dem Bildschirm und wandte sich dann zu mir um.

»Sie gehen normalerweise zu Dr. Rahman, aber er ist in seinem Jahresurlaub.«

»Wann kommt er zurück?«, fragte ich sie.

Simone legte mir eine Hand auf den Rücken und rieb ihn sanft.

»In zwei Wochen«, antwortete sie, bevor sie meine nächste Frage vorwegnahm: »Aber Sie können keinen Termin bei ihm vereinbaren, bevor er wieder da ist.«

»Na schön, danke.« Ich wandte mich von dem Tresen ab und verließ schnurstracks das Gebäude.

Simone folgte mir auf den Parkplatz hinaus. »Alles in Ordnung, Süße?«

Ich schüttelte den Kopf. Sobald mir die kalte Luft entgegenschlug, brodelte ein riesiges Fass Scham in meinem Magen, vermischte sie mit Angst und erzeugte Wut.

»Er hat gesagt, ich würde mir das alles nur einbilden, und ich müsste nur eine Nacht gut durchschlafen.«

»Was zum …« Sie beschleunigte ihre Schritte und holte mich ein. »Was sollen wir denn jetzt tun, Süße?« Sie blickte verängstigt.

Ich brach in Tränen aus. »Ich will nicht ins Krankenhaus, Sim.«

Sie legte mir einen Arm um die Schultern und führte

mich zum Wagen. »Ich weiß, *chica*, ich weiß. Wir können noch einmal hineingehen und eine Antwort verlangen.«

»Nein, er ist nicht mein Arzt. Er ist total bescheuert, ein absoluter Schwachkopf. Was weiß er denn schon?«

Wir standen vor dem Wagen, und ich holte einmal tief Luft. »Ist mir das schon mal passiert, Sim?«

»Was? Nein, ich glaube nicht, aber, Nay, du hast manchmal schon ein paar schwere Phasen durchgemacht, Situationen, die dich richtig gestresst haben.«

Ich wischte mir über die Augen und öffnete die Wagentür. »Na ja, egal, ob dieser Schwachkopf mir glaubt oder nicht, ich weiß, was ich zu tun habe.«

»Was denn?«

»Erst einmal aufhören, mich zu stressen. Ich brauche einfach etwas Zeit. Zwei Wochen, bis mein Arzt wieder da ist. Ich will zuerst zu ihm gehen, und wenn dann alles immer noch unverändert ist, werde ich ihn bitten, mich gleich ins Krankenhaus zu schicken, gleich zu einem Gehirndoktor.«

»Okay, Süße. Und – was immer du brauchst, Nay, ich bin für dich da, okay?« Sie lächelte und umarmte mich. »Wir stehen das gemeinsam durch.«

Ich schluchzte ein letztes Mal hicksend in ihre Arme und schluckte die Angst hinunter.

Ich hatte gehofft, der Arzttermin würde dieses Amnesieproblem lösen und meinen Erinnerungen irgendwie helfen, zurückzukehren, wie es bei dem Studenten mit der transienten globalen Amnesie der Fall gewesen war. Aber das passierte nicht. Dieser Termin machte alles eher noch zehnmal schlimmer. Vielleicht hatte der Arzt doch recht. Vielleicht bildete ich es mir nur ein. Vielleicht würde ich einfach einschlafen und im Jahr 1992 wieder aufwachen, wie ich ursprünglich gedacht hatte. Oder vielleicht war ich einfach dabei, verrückt zu werden – das zweiunddreißigjährige Ich hatte den Verstand verloren, und mein fünfzehnjähriges Selbst war an seine Stelle getreten. Oder vielleicht hatte ich irgendeine psychische Erkrankung. Vielleicht war ich schizophren. Mir war schlecht. Was immer passierte, ich wollte nicht, dass irgendjemand im Leben der erwachsenen Naomi davon erfuhr, schon gar nicht meine Eltern. Bis jetzt hatte ich es geschafft, sie da nicht hineinzuziehen, aber wenn ich ins Krankenhaus ging, dann würden sie es erfahren müssen.

Simone war für mich da. Ich wusste, dass sie absolut alles tun würde, worum ich sie bat. Aber ich fühlte mich völlig allein und unter Druck, diese ganze Geschichte zu klären. Ich wusste, dass ich mir das Problem nicht einbildete, aber ich nahm an, wenn mein Gehirn an allem schuld war, dann hing das auch mit meinem Verstand zusammen. Mein Gehirn konnte ich nicht ändern, aber an meinem Verstand konnte ich arbeiten.

Auf dem Weg zurück zu diesem kleinen Haus in dieser baumgesäumten Straße wusste ich, dass es Zeit war. Zeit für mich – die fünfzehnjährige Nay –, wirklich einen Weg in das Haus der erwachsenen Naomi zu finden. Das Haus, das ich an jenem Abend vor meinem geistigen Auge gesehen hatte, kurz bevor ich einschlief. Das Haus, an das ich so ungefähr jedes Mal dachte, wenn ich nach einer Erinnerung suchte. Vielleicht konnte ich die erwachsene Naomi finden, und sie konnte mir helfen. Ich wusste, dass die Erinnerungen irgendwo in mir verborgen waren, und wenn ich mutig genug war, dann konnte ich sie vielleicht irgendwie finden, und alles würde besser werden. Ich konnte richten, was kaputt war, und alles ändern. Das, so hoffte ich, würde der Treibstoff sein, den ich brauchte, um meinen auf Zeitreise befindlichen

Arsch zurück ins Jahr 1992 zu befördern und den Platz zu schaffen, den die erwachsene Naomi brauchte, um zurückzukehren.

Ich rang die ganze Nacht mit meinem Gewissen. Die Verantwortung, die ich dafür empfand, die erwachsene Naomi zu finden, wuchs mit jeder Stunde, die verstrich. Jedes Mal, wenn ich die Augen schloss, wandte ich mich unwillkürlich zu dem Haus um und starrte es so angestrengt an, wie ich nur konnte. Ich hatte das Gefühl, jetzt dort hineingelangen zu müssen, aber ich wusste, dass die Tür verschlossen war, und ich hatte Angst. Was, wenn ich niemals dort hineingelangen konnte? Was, wenn ich es tat und sie nicht dort war? Mein drängendes Bedürfnis, Zugang zu bekommen, wurde mit jedem Mal stärker, aber dann sträubte ich mich wieder unwillkürlich gegen mein Beharren, es zu wissen, und sagte mir, es ginge mich nichts an, und alles würde bald wieder normal sein.

Aber wohin sollte ich gehen? Ich konnte mich an nichts erinnern, und ich wusste, dass ich mit dem automatischen Gedächtnis allein nicht überleben konnte. Niemand würde mir helfen. Es gab keine Zauberpille und keinen Zaubertrank, den ich nehmen konnte, um mich so klein zu schrumpfen, dass ich durch ein Fenster einsteigen und so Zugang zu dem Haus bekommen konnte.

Aber es musste einen Weg hinein geben.

Schließlich rollte ich mich auf die Seite, und während ich einschlief, entschied ich, aufzugeben und am nächsten Tag ins Krankenhaus zu gehen.

In jener Nacht träumte ich von Schmetterlingen – na ja, von einem bestimmten Schmetterling. Ich konnte nicht sagen, was für eine Art Schmetterling es war, aber er kam mir bekannt vor. Er lag vor mir, während ich mit jemandem spazieren ging, einer gesichtslosen Person, aber jemandem, den ich zu kennen glaubte. Wir waren an einem einsamen Strand. Der Schmetterling war verletzt; kleine Wasserlachen und Blutstropfen umgaben ihn, und ich dachte immer wieder: *Wenn ich ihm nicht helfe, wird er ertrinken.* Ich konnte nicht sagen, ob er verletzt war. Ich wusste nur, dass ich ihn nach Hause bringen und säubern musste, daher hob ich ihn auf und steckte ihn in meine Jackentasche. Die Person, die bei mir war, sagte mir, ich solle ihn nicht dort hineinstecken, da er vielleicht keine Luft bekam, aber ich wusste, dass er bei mir gut aufgehoben sein würde. Und dann schlug eine gewaltige Welle vom Meer hoch und spülte über alles hinweg und riss uns mit sich mit.

Als ich am nächsten Morgen aufwachte, fasste ich neuen Mut. *Ich kenne das Problem, und ich werde es lösen; ich bin nicht irgendein dummes Kind. Ich meine, als ich neun war, sagte meine Lehrerin zu meiner Mum, ich sei mit meiner Lesefähigkeit meinem Alter drei Jahre voraus, und jedes Mal, wenn wir bei uns zu Hause irgendetwas in Ordnung bringen müssen, sagen alle immer: »Unsere Nay macht das schon«; das heißt, ja, ich werde diese Sache schon noch in Ordnung bringen.*

Mit diesem seltsamen Gefühl, dass es irgendwie meine Verantwortung war, der erwachsenen Naomi zu helfen, entschied ich, dass ich die Erinnerungen zurückholen würde. Ich würde damit beginnen, all die Tagebücher zu lesen, die sie zurückgelassen hatte, Tagebücher aus zwanzig Jahren, um genau zu sein. Simone würde bei mir bleiben, bis sie überzeugt war, dass ich mit Leo und der Hausarbeit allein zurechtkam. Ich wusste, dass das nicht schwer sein würde; das Haus war klein und sauber, und ich hatte auf andere Kinder aufgepasst, seit ich zwölf war, daher war ich es gewohnt, und Leo war für mich wie der kleine Bruder, den ich nie hatte.

Obwohl ich den Bruder, den ich tatsächlich hatte, JJ, unbedingt treffen wollte, entschieden wir, dass Simone die Kommunikation mit der Außenwelt für mich übernehmen würde, während ich mir die Zeit nahm, die erwachsene Naomi zu finden. Wie schwer konnte das schon sein? Ich hatte keinen Job, ich wollte nicht mit dem Auto herumfahren, auch wenn ich mich erinnern konnte, wie das ging. Und die Prüfungen waren erst in mehreren Wochen, und bis dahin würde sie zurück sein und sich darum kümmern können. In der Zwischenzeit, bis ich zu ihrem richtigen Arzt gehen oder im Jahr 1992 wieder aufwachen konnte, würde ich die zukünftige Welt vergessen und stattdessen, mithilfe ihrer Tagebücher, in die Welt der erwachsenen Naomi eintauchen.

Meine Schwester war zur Arbeit gefahren und Leo in der Schule. Jetzt wollte ich unbedingt herausfinden, was mit der erwachsenen Naomi und der jungen, also mit mir, was mit uns bloß passiert war.

Ich begann mit dem letzten Tagebucheintrag, verfasst in der Nacht, bevor ich in der Zukunft aufgewacht war, um zu sehen, was er mir sagen könnte.

Ich holte einmal tief Luft.

1.37 Uhr. 17. April 2008

Heute bin ich joggen gegangen, nur bis zum Eckladen, aber ich bin joggen gegangen, und es war schön. Auf der Straße zu joggen ist anders als im Fitnessstudio. Man hat das Gefühl, irgendwohin zu kommen. Morgen werde ich es vielleicht mit dem Park versuchen. Ich will wieder anfangen zu laufen; ich nehme an, ich kann nicht von hier weglaufen, ich kann nicht vor der Vergangenheit weglaufen, aber Joggen ist keine schlechte Alternative; außerdem wird es mir helfen, mit dem Grasrauchen

aufzuhören, mich fit zu halten und einen klaren Kopf für meine Prüfungen zu behalten. Vielleicht werde ich mich in den Schlaf laufen ☺. Es war ein emotionaler Tag. Ich bin erschöpft. Vielleicht bin ich einfach noch nicht bereit, loszulassen. Ich weiß, dass ich das tun muss, und das werde ich – das will ich –, aber ich habe das Gefühl, dass diese Prüfungen, das Schreiben dieser ganzen Prüfungen, ein Teil des Prozesses sind. Ein Teil des Prozesses, die Vergangenheit endlich loszulassen, aufzuhören, über die Vergangenheit zu schreiben, in der Vergangenheit zu leben. Und vielleicht kann ich anfangen, in der Gegenwart zu leben, in die Zukunft zu blicken. Ich brauche einen Neuanfang. Ja, vielleicht wird es mein Neuanfang sein, mir ein Leben aufzubauen, in dem die Vergangenheit keine Rolle spielt! Die Macht des Gestern, hey? Nur dass ich weiß, wie Tolle sagt, dass die Macht des Jetzt noch stärker ist. Ich wünschte nur, ich würde das verstehen. Trotzdem, ich bin froh, dass ich zu schätzen wusste, wie ich mich heute gefühlt habe, und dass ich aufrichtig zu Katie war. Ich musste nur loslassen und alles herausweinen, okay?
Ich bin irgendwie ausgeflippt, als mir klar wurde, dass ich eine ganze Woche lang für niemanden (außer für Leo) irgendetwas getan hatte. Es fühlte sich richtig egoistisch an. Ich wollte nichts sagen, da ich Angst davor hatte, schlecht dazustehen, Angst davor, was Caroline von mir halten würde. Warum? Ist es nicht an der Zeit? Sie, mit ihrem Glauben an Selbstbefähigung, würde das gutheißen. Sie war es doch, die mir vor dem ganzen Kurs gesagt hat, ich müsse lernen, NEIN zu sagen! Ist das hier nicht ein Neuanfang für mich? Ein frischer Start. Ich werde meinen Körper von der Vergangenheit reinigen, ich werde …

Wie bescheuert war das denn? Was in aller Welt war Selbstbefähigung? Und warum musste sie an einem Kurs teilnehmen? Und warum konnte sie zu anderen Leuten nicht Nein sagen? Ich konnte nicht glauben, dass sie Angst davor hatte, was andere Leute von ihr hielten. Wenigstens trieb sie Sport und hatte sich geschworen, mit den Drogen aufzuhören – und solange ich die Kontrolle über den Körper der erwachsenen Naomi hatte, würde sie nicht wieder damit anfangen.

Ich las den Rest des Eintrags, während ich jedes geschriebene Wort hinterfragte.

Ich weiß, dass Henri ein Teil meines Loslassens ist. Okay, das habe ich getan. Ich habe mir uns beide in unserer jeweiligen Zukunft vorgestellt, und das habe ich nie zuvor getan, aber jetzt weiß ich wenigstens, dass ich das kann. Ich kann mit einem Mann zusammen sein und eine Zukunft planen. Ich denke immer wieder an den Traum, den ich von diesem hinreißenden, großen Mann hatte, den ich im Urlaub kennenlernte. Aber dieser Mann war nicht Henri, worüber ich immer noch enttäuscht bin. Aber vielleicht war Henri meine Vorbereitung, mein Sprungbrett. Und wie es so schön heißt: All meine Fehler sind Sprungbretter zu meinem Erfolg. Ich meine, ich weiß, dass es mir bestimmt war, ihm zu begegnen, und jetzt weiß ich, dass ich von einem Mann gerettet werden musste, der so aussah und rauchte wie mein Dad, was einfach so freudianisch ist. Schließlich bekam ich, was ich wollte, seit ich ein Kind war. Bekam, worauf ich gewartet hatte. Ich bekam, was ich wollte, den Mann, der kam, um mich zu retten und die Verletzung zu küssen und den Schmerz zu vertreiben, und weißt du was, er hat es getan, und die Verletzung war immer noch da. Ich glaube, ich bin die Einzige, die es gesund küssen kann. Ich, ich und immer wieder ich, denke ich. Kann ich das wirklich? Jedenfalls, ich habe auf mein inneres Kind gehört und seinen Rat befolgt und mir P.S. Ich liebe dich angesehen – absolut witzig (auch wenn Gerald Butlers irischer Akzent grauenhaft ist und man das ei-

nem der sexysten Akzente, die es auf dieser Welt gibt, einfach nicht antun darf). Ich lachte, ich weinte, und letztendlich … küsste ich meine Verletzung …

Okay, stopp. Was zum Teufel war das für eine Verletzung? Und wer war dieses innere Kind? Ich legte das Tagebuch beiseite, und es lag aufgeschlagen und schweigend auf dem Bett. Keine Antwort auf meine Fragen bis auf: *Wenn du es wissen willst, Nay, lies noch ein bisschen weiter.* Zögerlich nahm ich das Tagebuch wieder in die Hand und starrte das schwarze Gekritzel auf den Seiten an. Ich sagte mir, dass ich das schaffen würde. Es war nicht mein Leben, und damit konnte ich umgehen.

Ich war *absolut* nicht darauf vorbereitet, was als Nächstes kam.

Mir ist bewusst, dass dieser Traum bedeutet, dass ich mein Bestes tue, um Henri (Dad 1) abzustoßen, und nach einer sicheren Bindung zu einem künftigen möglichen Freund (Dad 2) suche. Es sei denn, ich bin wieder einmal zum Ausgangspunkt und der Erkenntnis zurückgekehrt, dass ich meine beiden Dads in ein und demselben Mann treffen kann und werde!

Okay, dachte ich. *Also, erstens einmal, was ist das für ein bescheuerter amerikanischer Sitcom-Schwachsinn à la Ein Vater zu viel? Und zweitens, warum zum Teufel sollte ich mit einem Mann enden wollen, der so ist wie meine beiden Dads? Ich meine, sie sind cool und alles, aber ich weiß irgendwie, dass ich aus verschiedenen Gründen nicht mit einem Mann zusammen sein werde, der auch nur wie einer der beiden ist. PUNKTUM! Wenn ich meine Künftiger-Ehemann-Checkliste lese …*

Oh Gott!

… verkörpere ich die meisten dieser Eigenschaften, Dinge wie sensibel und liebevoll, guter Zuhörer, und man hat mir gesagt, dass ich stark bin, und ich weiß, wenn er all die Kästchen ankreuzt oder die meisten, wenn auch nicht alle dieser Eigenschaften annähernd verkörpert, dann ist er der Richtige für mich.

Aber warum?

Lass sie mich kurz durchgehen … Henri erreichte neunzehn von dreißig. Ich gab ihm »hat hübsche Haare«, weil er auf seinen älteren Fotos tatsächlich hübsche Haare hatte und ich seinen kahlen Kopf sehr gern berührte.

Großer Gott. Ich atmete einmal tief ein. *Ich glaube, mir wird gleich schlecht!*

Er hat zehn von Dad 1 und neun von Dad 2. Na ja, ich nehme an, was stimmt, ist, dass einer geblieben und einer abgehauen ist.

Was? Augenblick! Was? Mein Stiefdad ist abgehauen?

Ich legte das Tagebuch beiseite und griff zum Telefon. Simone nahm beim zweiten Klingeln ab. »Was gibt's, Schwesterherz? Alles in Ordnung?«

»Ja, ich wollte nur … Sim, ist Joe abgehauen?« Ich war immer davon ausgegangen, dass Joe (Joseph), mein Stiefvater, noch immer irgendwo da war, vielleicht sogar in London, wo offenbar Evelyn (meine Mum) lebte.

»Nay, ich kann jetzt eigentlich nicht reden. Ich bin in der Arbeit.« Sie klang angespannt.

»Ich weiß … du musst mir nicht erzählen, was passiert ist. Sag einfach Ja oder Nein.«

»Ja.«

»Wow! Das heißt, er ist irgendwie noch immer in unserem Leben, oder? Besucht er uns, oder fahren wir zu ihm?«

»Nay, im Ernst, wir können darüber reden, wenn ich nach der Arbeit zu dir komme.«

Warum tat sie so geheimnisvoll? Es war eine schlichte Frage, die eine schlichte Ja-oder-Nein-Antwort erforderte. »Sim, sag es mir einfach schnell.«

Sie flüsterte ins Telefon. »Du hast ihn nicht mehr gesehen, seit du achtzehn warst. Er ist vor fast fünfzehn Jahren verschwunden, und seitdem hat ihn niemand gesehen. Manche Leute glauben, dass er tot ist; andere behaupten, dass er seinen eigenen Tod vorgetäuscht, Millionen gestohlen und seine Identität geändert hat. Vielleicht war es nicht nur Gras, was er verkauft hat, und er ist letztendlich in den Sog dieser echten Drogenwelt geraten und darin umgekommen? Wer weiß, Schwesterherz? Unterm Strich ist es so, dass er gegangen ist.«

Ich lachte. Simone nicht.

»Ich muss Schluss machen; wir reden darüber, wenn ich zu dir komme.« Mit diesen Worten legte sie auf. Ich stand da, mit offenem Mund, wie ein Fisch auf dem Trockenen. Die Worte *Du hast ihn nicht mehr gesehen, seit du achtzehn warst* klangen mir in den Ohren. Ich schüttelte sie aus meinem Kopf und schnappte nach Luft. Sie wurden prompt ersetzt durch *vor fast fünfzehn Jahren verschwunden. Warum?*, schrie mein Verstand, *und wo zum Teufel ist er?*

Schockiert setzte ich mich wieder aufs Bett und betrachtete die verschiedenen Tagebücher, die auf dem Boden verstreut lagen. Sie würden es mir sagen, und ich wusste, wenn ich weiterlas, dann würde ich endlich die Antworten auf all meine Fragen finden. Daher legte ich das Telefon auf den Nachttisch, nahm das Tagebuch in die Hand und streckte mich auf dem Bett aus.

Ich glaube, ich bin eben darauf gekommen, warum mein inneres Kind so an Henri hing. Muss ich wirklich eine Entscheidung treffen und an ihr festhalten? Joseph oder Art? Wenn ich ein kleines Mädchen wäre und mich entscheiden müsste, dann wäre ich zu meinem Dad gerannt, keine Frage. Wenn ich ein Teenager wäre und die Wahl hätte, dann wäre ich zu Joseph gerannt, und das habe ich getan …

Habe ich das?

… Ja, okay, es war wegen des Geldes! Aber ich habe mich trotzdem ihm zugewandt. Aber letztendlich, als ich ein Teenager war, bin ich zurück zu meinem Dad gerannt; wenn ich das nicht getan hätte, dann hätte ich all das, was passiert ist, nicht überlebt, und ich wäre heute nicht hier und, na ja, als ich in diesem Wohnheim war …

Ich war in einem Wohnheim?

Ich rannte wieder zu meinem Dad, und dieses Weihnachten mit ihm und JJ und Leo war wunderschön, auch wenn ich nicht mit Simone redete; es war dringend nötig! Aber warum habe ich dann von diesem großen Typen geträumt, wenn ich so verliebt in Henri bin, und warum habe ich wieder angefangen zu koksen?

Augenblick, warte, Moment, noch mal von vorn. Ich habe was getan? Habe ich richtig gelesen? Hat sie richtig geschrieben? Sie hat wieder angefangen zu koksen? Soll heißen: Kokain? Soll heißen: Schnee? Soll heißen: Pulver? Soll heißen: dieser Scheiß, den sich Danniella Westbrook aus den *Eastenders* durch die Nase gezogen hat, bis sie zusammenklappte?! Ich war entsetzt, beschämt, enttäuscht und völlig perplex, ein einziges riesiges Bündel der Fassungslosigkeit.

Ja, vielleicht, weil ich erkannt habe, dass mein Dad mir nicht geben konnte, was ich emotional brauchte. Nein, vielleicht habe ich erkannt oder gespürt, dass ich die Universität als Obdachlose sowieso nicht schaffen würde! Aber dort zu sein gab mir im Wesentlichen etwas, was ich brauchte, denn ich habe meine Diplomarbeit geschafft, trotz Kokain und allem! Also zurück zu der ursprünglichen Frage: Muss ich mich wirklich entscheiden, welcher von beiden der bessere Dad war, und hoffen, dass er die meisten Eigenschaften dieses Dads verkörpert oder, wie es in dem Beziehungsratgeber heißt, die Eigenschaften des einen, der geblieben ist, des einen, der verlässlich war, des einen, der vertrauenswürdig war? Was natürlich Art war. Na ja, egal, wie die Antwort lautet, Kreativität hatten sie beide, ob es Musik war oder Malerei; Henri hat keine Kreativität – ich meine, natürlich hat er sie, jeder hat sie; er hat sie nur noch nicht gefunden – und das ist die wichtigste Eigenschaft, die er besitzen muss. Ich meine, die er sich zu eigen machen muss. Kreativität! Ja. Aber bin ich kreativ? Ach, wer weiß!

Ich legte das Tagebuch beiseite. Mir schwirrte der Kopf, und mir war schlecht – bei dem Versuch, das Gelesene zu verdauen. Widerwillig würgte ich den säuerlichen Geschmack in meinem Mund hinunter und sprach die Worte laut aus.

»Sie war obdachlos, während sie auf der Universität war, und sie hat gekokst, während sie ihre Diplomarbeit geschrieben hat, und sie hat sich von ihrem Freund getrennt und war besessen von ihren Beziehungen zu meinen Dads und …« Ich brach ab. Ich fühlte mich richtig verlegen. Das hier war nicht mein Leben; das hier konnte nicht die Frau sein, zu der ich geworden war.

Ich ging auf dem Boden auf und ab, zermarterte mir das Gehirn, suchte nach irgendeiner Erinnerung. Irgendetwas, was erklären könnte, was ich eben gelesen hatte. Aber alles, was ich denken konnte, war: *Wer zum Teufel ist die erwachsene Naomi?*

Wie Partygänger, denen der Eintritt zu einem Nachtclub von einem Türsteher verwehrt wird, wurden meine Fragen immer wieder ohne Antwort abgewiesen. Ich bekam allmählich Kopfschmerzen, aber ich musste bei der Stange bleiben. Ich entschied, den letzten Tagebucheintrag als Ausgangspunkt zu nehmen und mich rückwärts durchzuarbeiten.

Ich schlug das Tagebuch wahllos auf und las einen Eintrag.

2. Oktober 2007

Es ist 3.20 Uhr morgens, und ich habe mich mit einem Joint und meiner Schlaflosigkeit zusammengerollt! Meine Nase ist verstopft, vermutlich von dem beschissenen Koks, das ich am Wochenende genommen habe. Von dem verdammten Ajax habe ich die Kolumbianische Grippe gekriegt. Leicht amüsiert über mich, dass ich es überhaupt genommen habe, und zugleich nicht, denn weißt du was? Ich habe versucht, etwas in dieses Buch hier zu schreiben, während ich unter Drogeneinfluss stand, und es sah alles so seltsam aus, meine Handschrift und alles! Das zu sehen, hat mir klargemacht, was das Kokain mit mei-

nem Gehirn anstellt. Jedenfalls, ich höre auf die Melodien, die meinen Verstand hoffentlich zu einem anderen Ort bringen und mich aus diesem Leben hier holen und mich irgendwo in der nahen Zukunft absetzen werden.
Ich lese ein Buch, eine elende Lebenserinnerung, während ich mich noch immer frage, warum ich es mir überhaupt gekauft habe, da es nur dazu geführt hat, dass ich mich noch elender fühle. Warum erzählen sie dir alles, was ihnen passiert ist, und sagen dir, dass sie darüber hinweggekommen sind, sagen dir aber nie, wie genau? Sagen nie wirklich, wie es im Kopf dieses Menschen aussieht, wie er mit diesem ganzen Mist umgegangen ist und wie er geheilt wurde? Man wacht nicht einfach eines Tages auf, und alles ist wieder in Ordnung – so läuft das Leben nicht. Trotzdem, es zu lesen hat mir vielleicht den Anstoß gegeben, den ich brauchte, um mit der schmerzlichen Energie umzugehen, die sich als mein inneres Kind offenbart hat. Es half beim Versuch, alles zu einem Ganzen verheilen zu lassen. Wird es mir je gelingen?
Es hängt in der Luft wie ein schlechter Geruch – die Manipulationen und Einschüchterungen, die eine große Rolle in meinem Leben gespielt haben –, und jeden Tag kämpfe ich darum, den Tag mit dem Gefühl zu beschließen, dass ich ganz, geliebt und im Reinen mit mir bin. Wird je ein Tag kommen, an dem ich das empfinde? Und, na ja, offen gestanden, seit ich in dieses Haus gezogen bin, scheint es noch schwerer geworden zu sein; der Übergang, wieder in dieser Stadt sesshaft zu werden, war alles andere als leicht, zusammen mit dem plötzlichen Verlust zweier Cousins, wobei der zweite so weit entfernt von meinem Leben war, dass ich erst den Nachrichtenbericht darüber, dass Sean ermordet wurde, suchen musste, um zu sehen, ob es in mein Bewusstsein dringen würde, dass er tot war. Getötet, verschwunden, ermordet, und wie erstaunlich das alles doch ist.

Ist erstaunlich das richtige Wort? Vielleicht verwirrend! Nein, schockierend! Ja, schockierend.
Evelyn besucht dieses Wochenende Simone, und ich bin zu dem Schluss gekommen, dass ich nicht weglaufe, indem ich mit Rhonda nach Bradford fahre, um ihre Cousinen zu besuchen. Ich bewahre mein inneres Kind vor Schaden. Ich erkenne meine Verletzlichkeit, denn ich habe keinen Job, ich bin in meinem Zuhause oder meiner Lebensweise nicht gefestigt, nicht im Reinen mit mir und mit Sicherheit nicht stark oder mutig genug, um mich mit ihr auseinanderzusetzen. Und weißt du was? Das ist schon okay. Es ist okay, zuzugeben, dass man manchmal einfach nicht den Mumm hat, etwas zu tun, so sehr man es auch will. Verdammt, ich bin eben keine Superfrau, und so gern ich Simone auch sehen würde, habe ich einfach nicht die Energie, den beiden ins Gesicht zu lächeln und so zu tun, als wäre in meinem Leben alles in bester Ordnung. Ich würde vermutlich völlig durchdrehen. Es würde alles richtig dramatisch enden und … oh, ich will gar nicht darüber nachdenken, aber die Tatsache, dass ich nicht dort bin, sagt im Moment, was ich sagen muss, nämlich, ich bin noch nicht bereit für dich. Mir ist noch immer schwindlig von dem letzten Wirbelsturm, den du verursacht hast, als du dich wie der Tasmanische Teufel aufgeführt und mich mit höllischen Kopfschmerzen und den Trümmern meines Lebens zurückgelassen hast. Nein, ich brauche mehr Zeit. Das hier ist Evelyns und Simones Ding, nicht meines.
Über Charlies Tod hatte ich keine Kontrolle. Er starb eines natürlichen Todes. Ich hatte die Wahl, bei der Beerdigung dabei zu sein und mich mit den »Schwestern« auseinanderzusetzen; dafür entschied ich mich. Ich habe die Wahl, hier zu sein, wenn Eve hier ist; ich entscheide mich, es nicht zu sein.

Ich konnte es nicht glauben. Auch wenn sein Dad und meiner seit Jahren kein Wort miteinander gewechselt hatten, obwohl sie Brüder waren, lernte ich Sean einmal kennen, als er klein war; aber ermordet, Gott, seine arme Mum. Und mein Cousin Charlie war gestorben. Ich war mit Charlie aufgewachsen, weil seine Mum Eves Schwester war. War er wegen seiner Epilepsie gestorben?

Mein Herz hämmerte in einem unregelmäßigen Rhythmus in meiner Brust; ich schluckte, schloss das Tagebuch und begann zu weinen.

Ich konnte nicht mehr weiterlesen. Die Hälfte der Dinge, die die erwachsene Naomi geschrieben hatte, verstand ich nicht, und ich musste mit jemandem darüber reden, bevor ich mich mit Fragen völlig verrückt machte. In der Zwischenzeit musste ich darauf warten, dass Simone von der Arbeit kam, und mich zusammenreißen, da Leo auf dem Weg nach Hause von der Schule war. Ich musste so tun, als sei alles in bester Ordnung.

Augenblicke später kam Leo zur Tür herein, so fröhlich, wie ein Zehnjähriger nur sein konnte. Er warf seine Tasche hin und ging schnurstracks zum Kühlschrank, wo er sich eine Saftpackung schnappte. Ich stand in der Küche und beobachtete die Art, wie er sich bewegte. Bei seinen Eigenheiten und seiner Mimik flippte ich völlig aus, aber auf eine irgendwie richtig gute Art.

»Alles okay, Mum?« Er blickte ängstlich.

»Was? Ja, alles klar, null Problemo.« Ich lächelte, hob die Daumen und nahm mir ebenfalls etwas zu trinken. Ich durfte ihn nicht denken lassen, dass irgendetwas nicht stimmte.

»Ähm, okay.« Er lachte.

Ich lachte mit ihm. Ich rief mir in Erinnerung, dass das,

was für mich völlig normal klang, ihm total durchgeknallt erscheinen musste. Schließlich war ich eine zweiunddreißigjährige Mutter, auch wenn ich mich eher wie eine fünfzehnjährige, babysittende große Schwester fühlte. Ich glaube, er wusste, dass irgendetwas nicht stimmte. Zur Antwort schlug er vor, ein Spiel zu spielen.

»Wollen wir an die Wii gehen?«

Ich spuckte meinen Saft über dem ganzen Küchenboden aus. Leo fand das zum Schreien komisch.

»Die was? Was zum Kuckuck ist denn eine Wii?«

»Zum Kuckuck!« Er kicherte. »Die Nintendo Wii, Mum.« Und mit diesen Worten verließ er die Küche und rannte nach oben.

Ich schnappte mir einen Lappen und wischte den Apfelsaft vom Boden auf. Ich wusste, was Nintendo war – ein kleiner grauer Kasten mit zwei Joypads, die mit ihm verbunden waren; man war niemand, bevor man nicht in Super Mario Bros. in den Klempner-Overall geschlüpft war und Donkey Kong in den Arsch getreten hatte. Aber was war das für ein Wii-Teil?

Leo kam mit einem leuchtend weißen Kasten wieder, der überhaupt nicht wie eine Nintendo-Konsole aussah. Er hatte keine Knöpfe und offenbar auch keinen briefkastenähnlichen Schlitz, in den man sein Spiel steckte. Ich sah zu, wie er ihn an die Rückseite des Fernsehers anschloss. Er stellte den Kasten auf den Boden und drückte einen Knopf auf einer weißen, witzig geformten Fernbedienung. Eine Schublade öffnete sich; er legte eine Scheibe hinein, und sie wurde verschluckt. Die Worte *Wii Sport* erschienen auf dem überdimensionalen Fernsehbildschirm, und er reichte mir eine Fernbedienung.

»Was willst du zuerst spielen?« Er lächelte mich an.

»Ähm.« Ich war sprachlos. Ich wusste nicht einmal, wie man den Gegenstand bediente, den er mir in die Hand gedrückt hatte.

»Dann lass uns Tennis spielen.« Er machte ein paar Gesten und drückte mit dem Daumen auf die Fernbedienung, und diese witzig aussehenden kleinen Leute erschienen auf dem Bildschirm.

»Such dir deinen Avatar aus, Mum.«

»Mach du das, ich mag deinen lieber.« Ich drückte ihm die Fernbedienung in seine freie Hand.

»Okay.« Er schien diese Begründung zu akzeptieren und nahm mir die Fernbedienung ab. Den Blick auf den riesigen Bildschirm geheftet, sah ich zu, wie er Haare, Hautfarbe und die Kleider auswählte, die mich am besten darstellten. Dann nannte er es Nay. Ich musste so tun, als wüsste ich, was er da tat, aber ich wollte am liebsten schreien: *Oh mein Gott! Was zum Teufel ist das für ein futuristisches Kastenteil, wo die Spieler aussehen wie du und ich und es keine Knöpfe gibt?* Was er mir als Nächstes zeigte, haute mich fast um. Die Vorstellung, dass man in der Zukunft allen Ernstes vor einem Fernseher stehen, eine Fernbedienung als Tennisschläger benutzen und gegen einen Gegner spielen würde, als wäre man auf einem Tennisplatz – das war etwas, was ich vielleicht in einem verdammten George-Lucas-Film erwartet hätte, aber nicht im Wohnzimmer meines Hauses. Und mit Sicherheit nicht zu meinen Lebzeiten.

Ich folgte Leos Beispiel, und jedes Mal, wenn er mit der Fernbedienung in der Hand den Arm schwang, flog der Ball auf die andere Seite. Meine Seite. Ich verpatzte meinen Aufschlag mehrmals, während ich wie von Sinnen schrie und kreischte. Ich konnte diese verrückte Realität, dass ich mit dem Fernseher interagierte, einfach nicht begreifen. Ich rechnete jeden Augenblick damit, dass Arnold Schwarzenegger in einem Latex-Tennisanzug erscheinen und seinen künstlichen Kopf abnehmen würde, während er durch ein Labyrinth lief und schrie: *Das hier ist die Zukunft, Nay, und dein Sohn hat dich eben initiiert … Oh, und ich komme wieder.*

Wir spielten fast den ganzen Nachmittag. Leo wechselte vom Tennis zum Bowlen zum Golfspielen und schließlich zum Boxen. Ich lachte so laut, dass ich mir fast in die Hose machte (das hing offenbar damit zusammen, dass ich ein neun Pfund schweres Baby zur Welt gebracht hatte, erklärte mir Katie eines Abends). Leo war ein alter Hase bei den Spielen, daher verlor ich meistens, aber mein Kampfgeist war erwacht, und ich weigerte mich aufzugeben. Zum ersten Mal, seit ich in der Zukunft aufgewacht war, hatte ich tatsächlich Spaß. Als wir eine Pause einlegten und uns aufs Sofa fallen ließen, sah ich hinüber zu einem schwitzenden, kichernden Leo.

Eine Sache in ihrem Leben hatte die erwachsene Naomi richtiggemacht. Er war absolut schlau und witzig, und ich konnte sehen, warum alle so stolz auf ihn waren. Die Worte »Ich liebe dich« platzten mir über die Lippen, und ich umarmte ihn unbeholfen und drückte ihm einen Kuss auf die Wange. Seine Reaktion war es, mich wegzustoßen und sich angewidert die Wange abzuwischen, während er noch immer kicherte. Er sprang vom Sofa auf, sagte: »Ich ziehe besser meine Schuluniform aus« und verschwand aus dem Zimmer.

Oh Gott, ja, das hatte ich ganz vergessen. Mums sagen ihren Kindern, dass sie ihre Schuluniform ausziehen sollen, wenn sie von der Schule nach Hause kommen, richtig?

Leo steckte noch einmal den Kopf durch die Tür und sagte: »Ich liebe dich auch, Mum«, bevor er die Treppe wieder hochrannte.

Voll gut! Eins a! Echt spitze! Während ich dasaß und mich in diesem neuen rührseligen, kitschigen Gefühl aalte, wanderten meine Gedanken zu Eve, meiner eigenen Mutter, einer Frau, der ich den Spitznamen »Die böse Hexe der West Midlands« gegeben hatte. Ich versicherte jedem, der gewillt war zuzuhören, dass wir, auch wenn ich sie liebte (und als ihre Tochter hatte ich in dem Punkt kaum eine andere Wahl), wenn sie mich nicht geboren hätte, nicht befreundet wären und ich niemals jemanden in meinem Leben haben würde, der auch nur annähernd so war wie sie.

Warum waren wir beide nie so?, dachte ich. *War ich nicht so ein cooles Kind wie Leo?*

Ich habe meine Mum einfach nie verstanden. Ich habe ihre Liebe nie verstanden, und ich hatte Angst, da ich einfach nicht schlau aus ihr wurde. Ich hatte das Gefühl, dass es einmal eine Zeit gab, zu der sie mich liebte, aber das alles änderte sich, als ich fünf war, als wir Art und das Leben, das wir in Liverpool kannten, verließen und nach Wolverhampton zogen. Als ich älter wurde, wurde unsere Beziehung angespannter, aggressiver und erfüllt von so vielen sinnlosen Streitereien, dass ich überzeugt war, sie müsse mich hassen und sich wünschen, ich wäre nie geboren worden. Nachts lag ich oft wach und fragte mich, ob es ihr lieber wäre, wenn ich tot wäre.

Und dann ging es mir auf. Warum war Eve so weit entfernt von der erwachsenen Naomi? Warum war sie kein Teil des Lebens ihres Enkels? Meines und Simones Leben? Nein, meines Lebens? Was war passiert?

Ich folgte Leo nach oben, setzte mich ins Schlafzimmer und las noch einen Tagebucheintrag, während er sich umzog. Ich wünschte *absolut*, ich hätte es nicht getan, denn Augenblicke später tauchte er wieder auf, und ich musste die Traurigkeit hinunterschlucken, die ich empfand.

20. Oktober 2006

Meine erste Nacht an diesem grässlichen Ort, und ich habe nur eine einzige Frage. Werde ich bestraft? Habe ich irgendetwas so entsetzlich Falsches getan, dass ich das Leben verdient habe, das ich jetzt führe? Willst du, dass ich leide? Ich glaube, ich halte das nicht mehr aus. Ich tue mein Bestes, und doch ist es nie gut genug? Ich begehe immer wieder dieselben Fehler und entscheide mich für das, was einfach so absolut falsch für mich ist. Ich habe Leo enttäuscht; ich bin im Leben gescheitert; ich bin eine Versagerin. Ich muss ein paar schlimme Dinge getan haben, um so bestraft zu werden. Mein Karma muss so negativ sein, so voller Schmerz. Ich muss so viele Leute verletzt haben, denn ich leide genug für einhundert Seelen.

Tatsächlich war mein ganzes Leben in den letzten paar Jahren voller unzuverlässiger, nicht vertrauenswürdiger Leute, Familienangehöriger und Freunde, die ich bedingungslos geliebt habe; ich habe versucht, das ihnen gegenüber zum Ausdruck zu bringen, und doch werde ich in einem fort angegriffen, gedemütigt oder verspottet dafür, dass ich ich bin. Ich verstehe das einfach nicht! Warum? Warum bin ich hierher zurückgekommen? In diesen Irrsinn, diesen Wahn, in eine Stadt, die so grau und deprimierend ist? Um mit meinem Neunjährigen in einem Wohnheim zu leben und Almosen vom Staat zu erbetteln? Mein Zuhause, Griechenland, mein Unternehmen und mein Wagen – alles ist verschwunden. Ich vermisse mein Zuhause so sehr. Ich vermisse die Sicherheit und Geborgenheit meines Wohnzimmers, meines Sofas und meines Betts. Ich vermisse mein Zuhause.

All die Entscheidungen, die ich getroffen habe, all die Fehler, die ich begangen habe, und jetzt bin ich hier gelandet, an diesem Ort. Aller Wahrscheinlichkeit nach werden sie uns in irgendeine beschissene Wohnung in irgendeiner elenden Sozial-

bausiedlung schicken; dort werde ich dann sitzen und versuchen, auf Leo aufzupassen, neben seinem Dad, der sich einen Dreck um ihn schert (was gibt's Neues?), und meiner Kontrollfreak-Schwester (ich bin so verdammt wütend auf sie), die denkt, dass ich immer in einer Krise stecke, und unbedingt will, dass ich einen Plan fasse! Wenn ich denke, es kann nicht noch schlimmer kommen, und ich kann nicht noch tiefer sinken, dann kommt es noch schlimmer, und ich sinke noch tiefer. Ich werde bestraft, oder? Das hier ist ein grausamer Witz; das hier ist ein Albtraum, aus dem ich noch nicht aufgewacht bin. Das heißt, wenn ich bestraft werde, dann mach, dass es aufhört, bitte mach, dass es aufhört. Bitte nimm mich heute Nacht, bitte. Ich kann morgen nicht wieder aufwachen. Ich kann nicht noch einen Tag überstehen. Ich habe keine Kraft mehr. Ich halte das nicht mehr aus, ich kann einfach nicht mehr, ich kann wirklich nicht mehr.

Traurigkeit setzte sich in meiner Kehle fest wie ein Stück trockenes Brot und blieb dort stecken, bis Simone ins Haus kam. Ich freute mich, sie zu sehen, und sie freute sich, mich zu sehen. Sie machte uns Spaghetti Bolognese zum Abendessen, und wir setzten uns und aßen, während sie und Leo Geschichten von ihrem Tag erzählten. Ich hörte aufmerksam zu, während ich an die Tagebucheinträge dachte, die ich tagsüber gelesen hatte. Ich hatte so viele Fragen, und doch hatte ich Angst davor, die Antworten zu hören. Nach dem Abendessen und ein bisschen leichtem Fernsehen (ich gewöhnte mich langsam daran) nahm Leo sein abendliches Bad, und Simone und ich machten den Abwasch. Ich erzählte ihr von den Tagebucheinträgen, die ich gelesen hatte, und fragte sie nach den Drogen. Sie erklärte mir, die erwachsene Naomi hätte angefangen, Gras zu rauchen, als sie etwa sechzehn war, aber sie hätte, selbst wenn das Verlangen danach groß war, nie in Leos Nähe geraucht. Simone gefiel es nicht, wenn sie rauchte, da sie sah, wie das Leben der erwachsenen Naomi jedes Mal eine Wende zum Schlechteren nahm, wenn sie es tat. Dann schlief und aß sie nicht richtig und verfiel schließlich in tiefe Depressionen. Und dann, als sie in ihr großes Haus zog und Sasha und Noelle kennenlernte, fing sie an, Kokain zu nehmen. Ich wusste nicht, von wem sie redete, und fühlte nichts, als sie ihre Namen erwähnte.

»Nette Frauen, aber seicht«, stellte Simone fest.

»Seicht?« Was meinte sie damit?

»Ja, jede Menge Geld, große Autos, noch größere Häuser. Aber selbst noch so viel Geld oder Designerkleidung kann ein ausgefülltes Leben nicht ersetzen, Nay.«

»Ja, irgendwie ein Jammer. Selbst ich weiß das«, sagte ich.

Simone erklärte mir, die erwachsene Naomi hätte in diesem Haus viel durchgemacht. Als Leo drei war, hörte sie auf, für das Transportunternehmen zu arbeiten, und begann Chinesische Medizin zu studieren. Das gefiel ihr nicht, daher ging sie stattdessen auf ein College und machte einen Abschluss in Alternativtherapien. Als sie sechsundzwanzig war, gründete sie mit etwas Geld vom Princes Trust ihr eigenes Unternehmen und zog dann, als sie siebenundzwanzig war, in dieses »große Haus«. Die erwachsene Naomi verdiente gutes Geld und hing mit Freunden herum, die ebenfalls den Champagner-und-Kokain-Lebensstil pflegten. Dabei musste ich unwillkürlich an die Sitcom *Absolutely Fabulous* denken – nur, dass das hier alles andere als witzig war. Simone erzählte mir, die erwachsene Naomi sei eine sehr gefragte Heilerin und Lehrerin holistischer Therapien, und sie hätte außerdem ihre eigene Kosmetikserie entwickelt und verkauft. Und sie ging auf die Universität und studierte Psychologie.

Das heißt, sie versuchte *tatsächlich*, ein Imperium aufzubauen! Cool.

Aber dieser Lebensstil war offenbar ihr Ruin, daher zog sie nach Griechenland, um mit Marlene zusammenzuleben. Das klappte nicht, daher kam sie wieder nach Hause und landete obdachlos in einem Wohnheim, nahm noch immer Drogen und versuchte ihr Leben in den Griff zu bekommen.

Der Tagebucheintrag aus dem Jahr 2006, den ich gelesen hatte, wurde an dem Abend geschrieben, an dem sie in das Wohnheim zog. Der andere Eintrag stammte aus dem Tagebuch des Jahres 2007 und schilderte das allerletzte Mal, dass sie Kokain nahm. Simone berichtete mir, die erwachsene Naomi und Sasha hätten eines Abends jede Menge unverschnittenes kolumbianisches Kokain genommen, und sie hätte sich geschworen, nie wieder eine Linie Koks zu ziehen, es sei denn, sie war tatsächlich in Kolumbien.

Wie bitte?

Nach dem Tagebucheintrag von 2008 zu urteilen, hatte sie danach aufgehört, aber ich war noch immer absolut angewidert davon, dass sie überhaupt damit angefangen hatte. Simone sagte, die Tagebücher würden mehr erklären, und ich müsse sie lesen, um herauszufinden, warum sie die Entscheidungen traf, die sie traf. Ich trocknete schweigend das Geschirr ab, während ich zuhörte, wie Simone versuchte, die Lücken auszufüllen. Das war nicht einfach für sie, da es lange Phasen gab, in denen die erwachsene Naomi nicht mit ihr redete und sie nicht wusste, was in ihrem Leben los war.

»Ich weiß. Ich war manchmal irgendwie richtig wütend auf dich, im Ernst. Unsere Beziehung war ganz schön verkorkst, stimmt's, Sim?«

»Hmm.« Sie nickte und seufzte. »Manchmal ja, aber manchmal war sie auch toll, und wir haben es versucht, Nay.

Wir waren von jungen Jahren an auf uns selbst gestellt, weißt du.«

»Sim, wieso analysiere ich eigentlich ständig meine Probleme? Gott, das kann einen schon ein bisschen verrückt machen.«

Sie lachte und trocknete sich die Hände ab. »Bevor du dein Gedächtnis verloren hast, hast du an einem Selbstbefähigungskurs für Frauen teilgenommen. Du hast wirklich versucht, dein Leben wieder in den Griff zu bekommen. Ähm, und na ja, Mädchen, du hast schon immer gern und viel nachgedacht; das ist die Psychologin in dir, und das Gras.«

»Ja, aber selbst ich weiß, dass das irgendwie nur eine schlechte Kombination ist, weißt du?« Ich stellte das abgetrocknete Geschirr in den Schrank.

»Oh ja, manchmal war es eindeutig zu deinem eigenen Schaden.« Sie sah mich beunruhigt an. »Ich meine, du warst so gestresst, du hast dein Gedächtnis verloren, und du versuchst mit alledem allein fertigzuwerden.«

»Na ja, verdammt, das muss aufhören.« Ich warf das Geschirrtuch hin. »Neeeiiin, Mann, das ist doch irgendwie totaler WAHNSINN! Ich muss mit den Drogen und dem Rauchen aufhören, dieser Körper muss dringend Sport treiben und, weißt du, ein bisschen gesünder leben, und dieses ganze Analysieren ist einfach *soooooo* traurig, und auf Männer zu stehen, die wie Dad oder Joseph sind … igitt, der eklige Mr. Morose.« Ich steckte mir zum Spaß die Finger in den Hals, als wollte ich mich übergeben. »Ich meine, vergiss die Männer, Frau, krieg dein trauriges, bescheuertes Leben auf die Reihe!«

Simone kicherte. »Dieses Dad-Ding habe ich sowieso nie verstanden, aber es ist ein Plan, und Pläne mag ich!«

»Und ich werde ihr helfen, das zu klären, angefangen damit, dass ich diese verdammten Tagebücher durchgehe … das mit dem Wohnheim war so traurig.« Ich spürte wieder einen Kloß im Hals.

»Ich weiß, wir haben monatelang kein Wort miteinander gewechselt, als du dort gelebt hast, aber ich bin für dich da, wenn du irgendetwas brauchst, Schwesterherz, und ich bin wirklich stolz auf dich.« Simone umarmte mich fest und liebevoll.

Im Allgemeinen gingen wir nicht sehr herzlich miteinander um – sie hörte nicht auf, mein Haargel zu benutzen –, und mitunter grenzten unsere Auseinandersetzungen an Boxkämpfe einer Leichtgewichtsklasse. Aber hier und jetzt fühlte es sich gut an, als sie mich umarmte.

An diesem Abend sagte ich Simone, sie solle nach Hause fahren, als Leo sicher und behütet im Bett lag. Sie wollte nicht, aber ich versicherte ihr, ich würde zurechtkommen, bis sie am nächsten Tag wiederkam.

Ich hatte genug vom Fernsehen, daher setzte ich mich ins Schlafzimmer und zwang mich, mir ein weiteres Tagebuch vorzunehmen.

28. Mai 2006

Das Ende einer Ära. Na ja, jedenfalls erst einmal das Ende meines Lebens in diesem Haus. Umziehen ist schrecklich; aber hier hält mich nichts mehr. Ich muss gehen. Die Tränen, die schiere Traurigkeit, mich von meinen persönlichen Habseligkeiten zu verabschieden. Die materiellen Dinge loszulassen ist wirklich hart – wirklich hart; so viele Erinnerungen hängen an ihnen, Leute, Orte und Dinge. Zuzusehen, wie diese vertrauten Dinge, das Bett, das Sofa, selbst die Sky-Box, irgendwohin verfrachtet werden, war schwerer, als ich erwartet hatte. Mir war nicht bewusst, wie sehr ich an allem hänge, und einen Mo-

ment lang wollte ich den Möbelpacker anschreien, er solle alles wieder zurückstellen, ich hätte es mir anders überlegt. Aber ich kann nicht mehr zurück, ich weiß, dass ich das nicht kann; ich habe keine andere Wahl, keine Option. Ich muss nach vorn blicken. Aber ich darf traurig darüber sein. Jetzt muss ich nur warten, darauf warten, dass das Medikament wirkt und alles besser wird.

Das bestätigte, was Simone mir zuvor gesagt hatte. Die erwachsene Naomi hatte ihr letztes Haus freiwillig aufgegeben, aber das Gefühl gehabt, keine andere Wahl zu haben. Warum? Und was war das für ein Medikament, das sie nahm?

Ich blätterte zurück zu einem Eintrag, drei Monate, bevor sie das Haus verlassen hatte.

13. Februar 2006

Ich taste mich durch die Dunkelheit. Ich glaube, ich kann ein Licht am Ende des Tunnels sehen. Bin mir nicht sicher, ob ich ihm trauen kann, aber vielleicht habe ich letztendlich keine andere Wahl, als mich ihm zu ergeben. Nichts ergibt Sinn, und doch ergibt zugleich alles Sinn; ich lebe das Paradox, existiere irgendwo zwischen den beiden Wirklichkeiten. Schlichte Entscheidungen sind gewaltige Überlegungen, einfache Aufgaben werden zu komplizierten Rätseln, durch die ich meinen Weg finden muss, und traurige Lieder bringen mir Frieden und ein Gefühl von Ruhe, und dann weine ich. Wenn ich zu viel nachdenke, schaltet mein Gehirn um und denkt verrückte, manische Gedanken; ich stelle mir vor, dass ich die Welt retten kann, dass ich ein Gott bin, dass niemand die Muster, die Zeichen versteht, und dann werde ich high von dem Versuch, den Wasserfällen in meinem Verstand Einhalt zu gebieten. Kann nicht

verhindern, dass diese Gedanken hinunterstürzen, -krachen, -klatschen, in mein Gehirn knallen. Klatsch, klatsch, klatsch! Noch immer kein Schlaf, noch immer nur Weinen; jeden Tag muss ich weinen, weinen, weinen; es fühlt sich an, als ob es niemals aufhören wird. Weint man, wenn man stirbt?
Und das ist alles, was ich im Moment weiß, oder? Der Tod. Werde ich so sein wie die Raupe und mich in einen Schmetterling verwandeln? Oder wird meine Larve, ohne ihre Vorsehung, vertrocknen und sterben?
Werde ich nur noch eine Hülle der Schönheit sein, die ich einmal war? Ohne das Funkeln leben? Licht? Wärme? Geborgenheit? Nur sein? Aber war ich je? Oder ist das nur ein Traum? Oder ist es schon immer so gewesen? So schmerzlich, so verwirrend, so beängstigend, ohne Liebe.
Liebe? Die Bedeutung dieses Wortes entzieht sich meinem Verständnis.
Heute hatte ich einen Gedanken, während ich Auto fuhr: Es ist nicht so, dass ich mich hasse; ich habe nur noch keinen Grund gefunden, mich zu lieben. Ich bin sicher, dass es einmal eine Zeit gab, als ich mich zumindest dafür mochte, dass ich anders war, dass ich nicht so war wie alle anderen. Und dann habe ich versucht, so zu sein wie alle anderen, und war letztendlich sehr unglücklich, und nachdem ich eine Weile mit diesen Leuten herumgehangen hatte, denen ich zu ähneln versuchte, erkannte ich, dass sie selbst zutiefst unglücklich waren. Und sie hatten nicht die Antworten, die ich suchte. Sie haben es einfach als ihr Schicksal akzeptiert. Akzeptiere ich es jetzt als mein Schicksal? Die Vorstellung, mich selbst zu mögen, ging im Nebel verloren, und offenbar kann ich sie nicht mehr finden. Weit weg und doch so nah. Ich weiß, irgendwo tief in mir kann ich sie finden, aber da ist diese gewaltige Angst; ich muss gehen, ich weiß, dass ich gehen muss. Ich muss geduldig sein, ich muss tapfer sein und

beten, dass es diese Woche besser und nicht schlimmer werden wird, nur besser; besser in dem Sinn, dass alles wieder Sinn ergeben wird, und weißt du was, ich glaube, das wird es.

N xxx

Offenbar wurde es absolut nicht besser. Ich blätterte eine Woche zurück.

? Februar 2006 (habe das Datum vergessen, glaube, es ist der fünfte oder sechste, aber wen kümmert das schon)
Ich stecke fest, richtig tief fest, und rühre mich nicht von der Stelle. Angst bewirkt Lähmung, und im Augenblick fühle ich mich angenehm betäubt und sage mir, dass ich mich beim besten Willen nicht bewegen kann. Ich fühle mich müde, geschafft, bekifft und hundeelend. Ich will über alles und nichts weinen, aber hauptsächlich über die Tatsache, dass ich feststecke. Draußen schneit es, alles sieht weiß und harmlos aus, nur, dass es in Wirklichkeit so klirrend kalt ist, dass es einen umbringen kann. Ich habe genug von dem Schnee. Ich habe genug von diesem Leben. ICH BIN MÜDE!! Und so voller Hass und Wut; sie weiß nicht, wohin, außer zurück zur Verzweiflung, und dann bin ich wieder wie betäubt. Ich esse Trostessen, als würde es bald aus der Mode kommen; selbst high zu werden nervt mich nur, weil ich nicht weiß, ob ich es bin oder nicht!? Die Uni ist gelaufen; ich bin mit meiner Arbeit so weit zurückgefallen, und zu alledem wurde bei mir auch noch eine bipolare Störung diagnostiziert! Na toll! Ist das das Ergebnis der Liebe meiner Mutter?
Wohin bin ich gegangen?
Wohin ist meine Kraft gegangen?
WAR ICH JE HIER?

WAR SIE JE HIER?
Meine Entschlossenheit, mein Wille zu leben, das Leben voll auszukosten, ist trügerisch.
Ich glaube noch immer, dass ich irgendwo irgendetwas so entsetzlich Falsches getan habe, dass ich das hier verdient habe, dass ich es verdient habe, mich so zu fühlen. Ich will mich nur noch verstecken. Mich verstecken und nie wieder herauskommen. Es tut zu sehr weh. Es ist zu schmerzlich.

Augenblick. Warte! Was zum Teufel ist eine bipolare Störung?

Ich legte die Tagebücher beiseite und rief Katie an. Sie nahm beim zweiten Klingeln ab.

»Hi, Süße. Wie geht's dir?«

»Weißt du, was bipolar heißt?«

»Was?«

»Sag mir, dass es irgendetwas mit den Polkappen, Schnee und chaotischen Bären zu tun hat.«

Sie lachte. »Was? Nein, warum willst du das denn wissen, Liebes?«

»Schon gut, es geht mir gut. Ich habe die Tagebücher gelesen.«

»Oh, okay.« Katie holte einmal tief Luft. »Du hast eine schlimme Zeit durchgemacht, Nay, und letztendlich hattest du einen Zusammenbruch.«

»Einen Zusammenbruch?«

»Ja, Süße. Du hast viel Schlimmes durchgemacht, und damals kamst du damit nicht klar. Daher bist du irgendwann zu einem Psychiater gegangen, und man hat bei dir eine bipolare Störung diagnostiziert.«

»Aber was ist das? Was ist mit mir passiert?«

»Früher nannte man es manisch-depressiv, zum Beispiel, wenn Leute unter starken Stimmungsschwankungen leiden.

Manchmal warst du tagelang high; du hast nicht geschlafen und nichts gegessen, und du hattest jede Menge Energie. Und dann ging es dir plötzlich schlecht, richtig schlecht, und du hast Tage oder Wochen lang deprimiert im Bett gelegen und nur noch geweint.«

»Wow.«

»Ja, eine Zeit lang war es richtig schlimm, aber du hast dich wieder in den Griff bekommen; es wurde besser, du hast Medikamente genommen, du bist nach Griechenland gezogen, du hast ein anderes Leben versucht.«

»Ja, und zum Schluss war ich obdachlos.« Ich erwähnte nichts von den Drogen; ich schämte mich zu sehr.

»Oh nein, Süße, das war etwas, was du nicht unter Kontrolle hattest. Du wusstest nicht, was passieren würde, als du nach Griechenland gingst.«

Ich schwieg. Ich wollte es nicht wissen.

»Und wodurch wird es dann ausgelöst? Warum habe ich es bekommen?«

»Ich bin mir nicht sicher, Liebes. Manche Leute sagen, dass es genetisch bedingt ist; andere meinen, dass es am Drogenkonsum liegt oder an irgendwelchem Zeug aus deiner Kindheit, das sich einen Ausweg sucht. Ich glaube, bei dir waren es viele Dinge, die alle auf einmal passierten.«

»Oh, okay.« Auf einmal dämmerte es mir – *die Verletzung*; war das Bipolare die Verletzung?

»Und was ist dann passiert? Hat sie … ich meine, habe ich es noch immer? Sollte ich jetzt Medikamente nehmen?« Ich dachte an Dr. Davies, der so eifrig bemüht war, mir die Schlaftabletten zu geben. Versuchte er nur, das Bipolare zu unterdrücken?

»Was? Nein«, beharrte Katie. »Absolut nicht. Du lebst jetzt schon lange ohne die Medikamente. Du wolltest nicht davon abhängig werden; du hast angefangen, alternative Mittel zu nehmen, erinnerst du dich?«

Ich erinnerte mich nicht, aber ich fühlte mich ein bisschen besser, als ich hörte, dass die erwachsene Naomi versuchte, es irgendwie unter Kontrolle zu bekommen.

»Du bist sehr stark gewesen, Nay, wirklich. Du hattest viel Stress, aber du bist noch immer hier.«

Nur dass sie das nicht war. Die erwachsene Naomi hatte sich aus dem verdammten Staub gemacht und es mir überlassen, herauszufinden, dass sie, bevor sie ging, in einem absolut durchgeknallten psychischen Zustand war. Zuerst schämte ich mich dafür, als wäre das alles einfach nur widerlich, und dann wurde ich wütend auf sie. Wie konnte sie es so weit kommen lassen, dass sie einen Psychiater aufsuchen musste? Bipolare Störung! Aber da war es wieder, genau wie bei der transienten globalen Amnesie, dieses verdammte Wort: STRESS!

Allmählich drehte sich mir der Kopf. Ich war im Begriff, ein Terrain zu betreten, das ich nicht verstand, und ich hatte keine Ahnung, wie ich mich darin zurechtfinden sollte, aber ich wollte weiterkommen. Ich musste diesem Stress auf den Grund gehen. Ein seltsames Gefühl beschlich mich, legte nahe, dass das alles irgendwie damit zusammenhing, warum ich ausgerechnet zu genau diesem Zeitpunkt in ihrem Leben aufgetaucht war. Ich seufzte einmal tief auf.

»Geht es dir gut, Nay? Soll ich auf eine Tasse Tee vorbeikommen? Ich kann in fünf Minuten da sein.«

In diesem Augenblick klang Katies warme, lächelnde, beruhigende Energie tröstlich, aber ich wollte weiterkommen. Ich musste mehr herausfinden.

»Nein, im Augenblick geht es mir gut; vielleicht morgen«, flüsterte ich, um einen möglichst dankbaren Ton bemüht.

»Okay, Liebes, aber eines darfst du nicht vergessen, Nay. Du bist wirklich stark und mutig, und alles, was du im Leben getan hast, hast du getan, weil du für dich und Leo ein besseres Leben wolltest.«

»Okay.« Ich war nicht überzeugt; für mich waren Drogen kein Weg, um ein besseres Leben zu führen. »Ich mache jetzt Schluss, nehme ein Bad und gehe ins Bett.«

»Gut. Ruf mich an, wenn du mich brauchst.«

»Mache ich. Danke, Katie.«

»Gern geschehen, Liebes, ciao-ciao«, trällerte sie.

»Tschüs.« Ich lächelte und legte auf.

Ich nahm das Tagebuch und las weiter.

7. Denk an mich

Vergiss mich nicht
meine Blume.
Vergiss mich nicht
mein Schatz.
Vergiss mich nicht
meine Liebe.
R. W.

7. Januar 2006

Ich kann den Gestank des Todes riechen, der mich lockt.
Gibt es Frieden im Chaos?
Frieden im Tod?
Tod.
Vielleicht sollte ich mich ihm hingeben, vielleicht ist das der einzige Ausweg. Ich betrachte die Rasierklingen jedes Mal, wenn ich ins Bad gehe; ein Schnitt, und es ist vorbei.
Ja.
Tod.

Ich stieß einen Schrei aus. Tod? Warum war alles so düster, und warum war ihr einziger Ausweg der Selbstmord? Was war mit Leo? Was war mit Simone? Waren sie ihr egal? Was konnte nur mit ihr passiert sein, dass sie an diesem Ort der Verzweiflung gelandet war? Mit jedem Eintrag, den ich las, schien es nur noch schlimmer zu werden; sie taumelte immer tiefer in eine Depression, ein heilloses Durcheinander absolut trostloser Verzweiflung.

Ich ließ das Tagebuch in meinen Händen sinken. Mir blieb

keine andere Wahl, als mich dem Sog des tiefen Schmerzes hinzugeben, ihn herauszulassen. Der erwachsenen Naomi ging es richtig dreckig, sie war so hoffnungslos, dass selbst der Gedanke, Leo zu verlassen, eine bessere Option schien, als zu bleiben und ihn ihrer Angst und ihrem Schmerz auszusetzen.

Unter der Flut von Tränen, die mir aus den Augen strömten, konnte ich nicht weiterlesen und klappte das Tagebuch zu. Ich musste um sie weinen. Ich legte den Kopf aufs Kissen. Vielleicht, dachte ich, fühlte sie sich tief in sich noch immer genauso, vielleicht war das der Grund, weshalb sie noch immer Kokain nahm und Gras rauchte, vielleicht war das der Grund, weshalb sie ihr Schlafzimmer nie renoviert hatte, und vielleicht war das auch der Grund, weshalb ich aufgetaucht war. Vielleicht.

Ich rollte mich auf die Seite und weinte, bis ich einschlief. Ich hatte schreckliches Mitleid mit der erwachsenen Naomi. So hätte ihr Leben nicht laufen sollen. Diese Zukunft war nicht gut.

Am nächsten Tag wachte ich von dem Geräusch auf, wie Leo die Toilette spülte. Die Gedanken an ihn und sein lächelndes Gesicht gaben mir die Kraft, aufzustehen. Ich warf einen Blick in den Spiegel und erinnerte mich an das, was ich am Abend zuvor gelesen hatte. Mein Gesicht war geschwollen, meine Augen verquollen. Ich lächelte trotzdem, denn ich wollte, dass Leo sah – nein, spürte –, dass alles in Ordnung war. Ich rief ihm »Guten Morgen« zu und machte mich auf den Weg nach unten. Ich hielt einen Augenblick inne, um noch einmal die Fotos an der Wand zu betrachten. Sie waren voller strahlend lächelnder Gesichter. Die erwachsene Naomi sah so glücklich aus; sie musste es früher einmal gewesen sein. Leo sah so zufrieden aus. Warum war ihr Lächeln verschwunden? Ich hatte noch so viel herauszufinden.

Ich machte Leo sein Frühstück, und während wir aßen, erzählte er mir von einem Jungen, der früher einmal sein Freund war, es aber jetzt, seit er mit dem Skateboardfahren angefangen hatte, nicht mehr war.

»Er hat gesagt, ich würde mir einbilden, dass ich beim Skateboardfahren der Beste bin, und er hat gesagt, dass ich das nicht bin, aber das denke ich gar nicht, Mum. Ich übe nur mehr als er«, protestierte er.

»Na ja, was hast du denn zu ihm gesagt?«, entgegnete ich, während ich mich fragte, ob es richtig war, einem zehnjährigen Jungen zu sagen, wie er andere Kinder seines Alters behandeln sollte.

»Ich habe ihm gesagt, er soll eine Brücke bauen und sie überschreiten.« Er biss in seinen Pfannkuchen.

Ich lachte schallend auf und verschüttete fast meinen Kräutertee. Leo lachte ebenfalls.

»Du bist einfach einmalig, Leo Jacobs.« Ich klopfte ihm auf den Rücken und folgte ihm dann, während er sich seine Jacke und seine Tasche schnappte und zur Haustür hinaus verschwand.

Ich war froh, dass die erwachsene Naomi an ihm und ihrem Leben festgehalten hatte. Dieser kleine Junge hatte das Beste verdient, was das Leben zu bieten hatte, einschließlich einer liebevollen Mutter. Was er, nach seiner supertollen Persönlichkeit und seinem witzigen Wesen zu urteilen, sein kleines Leben hindurch gehabt hatte.

Nachdem er gegangen war, dachte ich über das nach, was er gesagt hatte: *eine Brücke bauen und sie überschreiten.* Vielleicht war es das, was ich tun musste, eine Art geistige Brücke von mir zu der erwachsenen Naomi bauen und sie überschreiten. Irgendwie auf die andere Seite gelangen. Vielleicht konnte ich dann in das Haus in meinem Verstand kommen und sie finden.

Ich ließ mir ein Bad ein, und während ich darauf wartete, dass die Wanne volllief, schlug ich das Tagebuch wahllos auf einer Seite auf. Es war sieben Monate, bevor sich die »düstere, deprimierende Dunkelheit« gesenkt hatte.

16. Juni 2005

Okay, es gibt jetzt viel mehr Ausgeglichenheit in meinem Leben, und es fühlt sich buena an! Habe etwas Schönes zum Abendessen gekocht – noch etwas Gutes an mir, ich bin eine tolle Köchin! Jeder hat aufgegessen; und jetzt sind alle in den Park gegangen, und das Haus ist still. Ich liege auf meinem Bett und schreibe diese Zeilen. Karl ist eben gegangen. Ich hatte ihm etwas von dem Essen aufgehoben, und er hat alles aufgegessen, während er mich mit leichter Konversation und Witzen unterhalten hat. Ich fühle mich sehr friedlich. Ich bin froh, dass er mein Angebot angenommen hat, zum Essen zu kommen; es war nett, und ich befinde mich jetzt in einer viel besseren Situation bezüglich unserer Beziehung. Ich bin glücklich und zufrieden damit, mit ihm nur befreundet zu sein. Ist das Zufriedenheit? Für meine Familie und meine Freunde zu kochen? Wenn ja, dann werde ich es auf jeden Fall öfter tun. Ich bin so froh, dass ich mir über bestimmte Dinge klar werde. Drei Dinge, die ich heute an mir mag: Ich bin eine gute Freundin, eine gute Mum und eine gute Köchin. Ich habe tolle Freunde in meinem Leben, die Arbeit läuft gut – ich habe so viel zu tun wie noch nie –, und, na ja, ich glaube, ich werde auch meine Prüfungen gut schaffen. Denke, ich werde eine Weile mein Buch lesen.

Naomi x

Also ging es der erwachsenen Naomi manchmal gut. Ich verstand nicht, warum sie Dinge finden musste, die sie an sich mochte; sie wusste doch sicher schon, dass sie ein guter Mensch war. Sie war mit ihrem Ex befreundet. Sie war umgeben von ihrer Familie und kochte gern.

Meine Neugier, was in der Zeit dazwischen – zwischen den guten Zeiten und den traumatischen Zeiten – passiert war, bewegte sich auf einem schmalen Grat, wie eine Fotografie, die langsam entwickelt wurde, aber jetzt wollte ich mehr über ihre Kumpel wissen. Wo zum Teufel waren sie, als das alles passierte? Warum schien es nur Simone und Katie zu geben? Wo waren Eve und Art? Und wo zum Teufel war Leos Vater bei alledem?

Ich spürte, dass ich mich immer verzweifelter nach Antworten sehnte.

Ich verbrachte den Rest des Tages damit, noch mehr Tagebucheinträge zu lesen, hauptsächlich aus der Zeit, nachdem die erwachsene Naomi gesagt bekam, dass sie bipolar war und das Haus verloren hatte, das sie so liebte. Von 2006 bis 2008 lieferte mir ihr Geschriebens etwas bessere Einsicht.

Offenbar war es für sie die beste Option gewesen, ihr Studium abzubrechen und, da sie Schulden hatte, bei Simone einzuziehen, während sie die Medikamente nahm, und abzuwarten, bis Leo sein erstes Schuljahr beendet hatte. Das bot ihr eine gewisse Stabilität und Normalität. Im Sommer 2006 zog sie nach Griechenland, um bei Stiefmum Marlene (Arts Exfreundin) und ihrem griechischen Ehemann zu leben. Offenbar kam die erwachsene Naomi dort vom Regen in die mediterrane Traufe. Marlene war eine starke Trinkerin, und als die erwachsene Naomi sie deswegen zur Rede stellte, hatten sie einen Riesenkrach, und sie und Leo zogen aus, obdachlos gestrandet in Griechenland.

Am Ende dieses Sommers zog sie zurück nach England und versuchte, bei Simone zu leben – es klappte nicht, da sie einen Riesenkrach hatten *(Willst du mich verarschen?)* –, und dann, im Herbst, brachte sie sich und Leo in einem Wohnheim unter, während sie versuchte, ihr letztes Jahr an der Uni abzuschließen. Sieben Monate später, im Jahr 2007, wurde ihr ein Haus angeboten, dieses Haus hier.

Ein Jahr später, im April 2008, tauchte ich auf.

Damit war ich auf dem aktuellen Stand, aber was ich jetzt wissen musste, war, was in dem Jahr zwischen ihrer Zeit als »tolle Köchin« und der bipolaren Phase passiert war.

Die restlichen Einträge zu lesen nahm fast den ganzen Tag in Anspruch. Ich wurde neugierig auf die Leute im Leben der erwachsenen Naomi, und als Simone – mit Pizza – von der Arbeit nach Hause kam, erzählte ich ihr von meinen Plänen, irgendwann die Freunde der erwachsenen Naomi zu besuchen. Sie hielt es für eine gute Idee. Vielleicht würde es mir helfen, mich zu erinnern.

In eine schützende Seifenblase gehüllt, die Simone und Katie schufen, lebte ich zurückgezogen in dem kleinen Dreizimmerhaus und verbrachte meine Tage damit, mich in der Welt einer Erwachsenen zu verlieren, die ich nicht wirklich verstand, für die ich aber dennoch tiefes Mitleid empfand. Ich packte das Tagebuch, dem ich den Spitznamen »3Ds« – düstere, deprimierende Dunkelheit – gegeben hatte, weg, noch nicht bereit, wieder in diese Welt einzutauchen, zumindest nicht, bevor ich die Freunde der erwachsenen Naomi kennengelernt hatte.

Ich fand in eine angenehme Routine, die so aussah, dass ich Leo zur Schule verabschiedete, mich auf dem Sofa zusammenrollte und die Tagebucheinträge vor den »3Ds« las. Ihre riesige DVD-Sammlung lockerte den Tag auf, da mein Gehirn das normale Fernsehen – es sei denn, es liefen Filme aus den Neunzigerjahren – nicht verkraften konnte; es erschien mir alles noch immer so künstlich, so unwirklich. Ich überlebte mit weißen Bohnen auf Toast, Obst, Thunfischsandwiches und Ofenkartoffeln, in der Mikrowelle aufgewärmt und mit Hüttenkäse beladen.

Die Tagebücher waren chronologisch geordnet, daher arbeitete ich mich rückwärts von 2008 bis 1995 durch. Zwischen 1993 und 1994 war eine Lücke von zwei Jahren, in denen sie überhaupt nicht schrieb. Ich rechnete aus, dass das die Zeit war, als sie siebzehn, achtzehn und neunzehn war. Ich fragte Simone, was damals mit ihr passiert war. Sie sagte, es hätte viel mit LSD und Zauberpilzen zu tun gehabt. Ich hätte dieses Hippie-Drogenzeug viel zu weit getrieben.

Trotzdem, ich las weiter. Jedes Tagebuch enthielt zwischen achtzehn Monaten und zwei Jahren ihrer persönlichen Gedanken und innersten Geheimnisse. Und ich hoffte Seite um Seite, das Lesen würde ein paar Erinnerungen zurückbringen, oder ich würde ein Gefühl von *Einem Déjà-vu-Erlebnis* bekommen, aber nichts dergleichen geschah. Es war, als würde ich das Buch einer Fremden lesen.

Abends versorgten Simone und Katie mich und Leo mit Abendessen und Ablenkung. Leo war völlig ahnungslos, was ich cool fand; es musste heißen, dass er sich bei mir geborgen fühlte. Seine Hausaufgaben in der sechsten Klasse waren ein Kinderspiel.

Außerdem spielten wir oft mit seiner supertollen Xbox oder an der Wii, wenn Simone bis spätabends arbeiten musste oder er nicht aus dem Haus gehen wollte, weil es draußen regnete.

Jeder Tag war wie irgendeine seltsame Folge von *Zurück*

in die Vergangenheit. Ich wollte mich so unbedingt erinnern und mir über ein paar Dinge klar werden, während ich die ganze Zeit Angst davor hatte, was ich finden würde.

Aus den Tagebüchern der erwachsenen Naomi erfuhr ich, wie sie Leos Vater kennengelernt hatte und was sie, nachdem sie sich geschworen hatte, niemals Kinder zu haben, dazu gebracht hatte, mit einundzwanzig doch Mutter zu werden. Früher hatte sie dieses irgendwie erbärmliche, verzweifelte Bedürfnis, von ihm geliebt zu werden, und er benahm sich ihr gegenüber wie ein kleiner Idiot. Genauer gesagt, nein, manchmal wie ein absoluter, bescheuerter Schwachkopf. Sie fand heraus, dass er sie betrogen hatte, als sie im achten Monat schwanger war, und trennte sich von ihm. Außerdem schien es ein ständiger Kampf zu sein, ihn zu bewegen, Leo ein richtiger Vater zu sein. Er schien zu glauben, dass sechs Stunden jeden zweiten Sonntag und zwanzig Pfund Unterhalt pro Woche ausreichten. Und als Leo vier Jahre alt war, erklärte er ihr, er wolle nie Zeit mit Leo allein verbringen, da er dann ein schlechtes Gewissen gegenüber seinen anderen drei Kindern hätte.

Trotzdem, selbst ich, mit meinen fünfzehn Jahren, wusste, dass das völliger und absoluter Schwachsinn war. Das war keine Entschuldigung; er wollte einfach keine Beziehung zu Leo aufbauen und keine Verantwortung übernehmen. Das Verrückte bei alledem war, dass die erwachsene Naomi das nicht erkennen konnte. In einem ihrer Tagebucheinträge schrieb sie: »Ich weiß, dass ich in der Vergangenheit versucht habe, ihn zu zwingen, ihn zu bestechen, ihn zu überreden, ihn zu lieben und zu hassen, damit er Leo ein richtiger Vater ist, und nichts hat geklappt – und vielleicht wird ja nichts je klappen –, aber ich werde nicht aufhören, es zu versuchen.«

Er besaß sogar die absolute Frechheit, jedes Mal ihren Verstand in den Dreck zu ziehen, wenn sie ihn bei einer Lüge ertappte, und nannte sie verrückt und durchgeknallt. Ich spürte, wie ich einfach immer wütender wurde, je mehr ich über ihn las, und kam zu dem Schluss, dass er meine Zeit oder Energie nicht wert war. Bislang hatte ich ihn noch nicht kennengelernt, seit ich in der Zukunft aufgewacht war, und nach dem, was ich gelesen hatte, wollte ich es *absolut* nicht. Und dann entwickelte er sich wirklich zu dem allerletzten Riesenarschloch, als ich las, wie sie sich stritten, während sie in dem Wohnheim war. Das war an dem Abend, nachdem sie ihm anvertraut hatte, dass sie an diesem verrückten »Bipolarbär«-Zeug litt und ihr Zuhause verloren hatte. Er war ins Fitnessstudio gegangen, anstatt Leo abzuholen. Warum hatte er ihr und Leo keine Bleibe angeboten?

Aber nachdem ich mich beruhigt hatte, begriff ich, dass es, auch wenn ihre Wahl eines Kindsvaters ein schwerer Fehler war, kein Fehler war und nie einer sein würde, Leo zu bekommen. Er war ein absolut wunderbares Kind, das man nie bereuen könnte, und außerdem hatte die erwachsene Naomi das mit ihm auch ohne seinen Vater offenbar ziemlich gut hingekriegt.

Ich las weiter.

Ich las von den Freunden, die sie im Laufe der Jahre gefunden hatte; ein paar waren längst aus ihrem Leben verschwunden, andere waren noch immer da. Offenbar konnte sie verzeihen, aber nicht vergessen, und war den Leuten, die sie liebte, wirklich treu. Selbst wenn diese sogenannten Kumpel sie belogen, benutzten und total hintergingen.

Sie schien es sich selbst schwer zu machen und versprach sich immer wieder, dass sie aus jeder Erfahrung und jedem Fehler ihre Lektion lernen würde, um sie nicht zu wiederholen. *Wie bitte?*, dachte ich. *Selbst ich weiß, dass es nicht allein deine Schuld ist, wenn sich jemand wie ein absolutes Arschloch benimmt und du es nicht kommen siehst! Warum solltest du dir selbst die Schuld an den durchgeknallten Problemen anderer Leute geben?*

Die erwachsene Naomi hatte ihre Erfahrungen immer wieder analysiert und seziert und auseinandergenommen, hatte ein Selbsthilfebuch nach dem anderen gelesen, Selbstbefähigungskurse, Workshops und Therapiesitzungen besucht. Es war erschöpfend, auch nur darüber zu lesen. Sie hatte irgendwie dieses verzweifelte Bedürfnis, sich über ihre »Motive« klar zu werden, sich »zu wandeln«, sich ständig zu zwingen, sich »zu verändern und zu wachsen«. Sie war ständig besorgt wegen der Auswirkungen, die die Vergangenheit auf sie hatte, und wie sie ihre Zukunft beeinflussen würde.

Meiner Meinung nach war nicht zu übersehen, dass sie richtig schwere Probleme mit sich hatte. Was dazu führte, dass sie Trost in stimmungsverändernden Drogen, Therapien, Filmen und Büchern suchte. Außerdem schien sie leicht abhängig von Schmerzmitteln zu sein, und hin und wieder hörte sie für eine Weile mit dem Gras auf, nur um sich selbst zu überzeugen, dass sie nicht süchtig war. Es schien, als wäre die Sucht nach etwas die einzige Art, wie die erwachsene Naomi glaubte, Zeug kontrollieren zu können, das ihren Verstand ernsthaft ruiniert hatte.

Simone und sie standen sich sehr nahe, aber sie lebte am anderen Ende der Stadt, da sie sich letztendlich meistens, wie sie es nannte, »co-abhängig« nah waren. Sie sagte, sie hätten »Abgrenzungsprobleme«.

Nachdem sie durchgebrannt war und den Postboten *(im Ernst?)* geheiratet hatte, kam meine Mum, Eve, einmal im

Jahr zu Besuch. Sie lebte in London, und ihr Trinken schien irgendwie alles zu ruinieren. Die erwachsene Naomi drückte es so aus: »Eve zu sehen ist, als würde man einen Spiegel vor alles Dysfunktionale halten, was es in unserer Kindheit gab.« Und so hatte die erwachsene Naomi, als sie zweiunddreißig war, seit vier Jahren nicht mehr richtig mit Eve gesprochen. Ich war nicht wirklich überrascht, aber ich musste wissen, was passiert war. Vielleicht würden Gespräche mit ihren Freunden mir weiterhelfen.

Dean. Er war der Erste von Naomis Freunden, den ich kontaktierte.

In dem Tagebuch von 1995 hatte ich gelesen, dass sie, als sie neunzehn war, nach Manchester zog, um mit der Tochter einer schottisch-jüdischen Familie namens Goldfein zusammenzuleben. In dem Tagebuch stand nichts darüber, warum sie nach Manchester gezogen war und aus welchem Grund es diese Tochter im Leben der erwachsenen Naomi nicht mehr gab (das passierte offenbar mit vielen ihrer Freunde), aber Dean, den sie zur selben Zeit kennenlernte, gab es noch immer.

Ihre Tagebucheinträge verrieten mir, dass ihre Beziehung zu ihm sehr wichtig war und sie ihn wie einen sehr guten Freund oder einen großen Bruder liebte.

Während ich die Tagebucheinträge las, verspürte ich jedes Mal, wenn er erwähnt wurde, ein angenehmes *Déjà-vu*, und er schien sie immer zum Lachen zu bringen und ihr richtig verrückte Witze zu erzählen, die sie zum Schreien komisch fand. Wenn sie mit Dean zusammen war, lachte sie, bis ihr der Bauch wehtat, daher mochte ich, wie er sich anhörte.

Er schien ein entspannter, prima Typ zu sein, und nachdem ich die Tagebucheinträge über ihn zu Ende gelesen hatte, stellte ich ihn mir vor, wie er auf einem dieser schmalen Boote lag, einen Fuß im kalten Wasser, und flussabwärts trieb, während er auf einem Strohhalm kaute, den Sonnenschein auf seinem lächelnden Gesicht, nicht wusste, wohin es ging, einfach nur zufrieden. Als sie ihm von ihren Problemen erzählte, war er absolut aufrichtig zu ihr, redete Klartext mit ihr und ließ sie mit etwas zurück, was sie einen »Deanismus« nannte.

Als ich seine letzten Worte an sie las, bevor sie sich aus dem Staub machte, wusste ich, dass ich mit ihm reden wollte. Diese Worte lauteten: »Schwesterherz, das ist nur ein kleiner Hügel, und du wirst darüber hinwegkommen.«

An jenem Abend fand ich seine Nummer und rief ihn an, während Simone Leo bei seinen Hausaufgaben half.

Da sie sich seit ein paar Wochen nicht mehr gesprochen hatten, freute er sich, von mir zu hören. Er wurde still, als ich ihm erklären musste, warum.

»Wow, Schwesterherz, das ist ja ein echter Hammer.« Er hatte einen starken Manchester-Akzent.

»Ich weiß … ich meine, ich weiß, dass ich dich kenne … aber ich kann mich nicht an dich erinnern.«

»Ist ja irre. Total abgefahren. Was für ein Trip«, sagte er und konnte sich kaum beruhigen.

»Ich weiß, aber Sim kümmert sich um mich, und Leo ist *soooooo* cool.«

»Wow, das ist aber schon so selten wie Schaukelpferd-Scheiße.« Er schwieg einen Moment, und seine Stimme stieg um eine Oktave. *»Nimm das braune Acid nicht«*, sagte er mit einem scherzhaften, seltsam amerikanischen Akzent.

Ich hatte keine Ahnung, wovon er redete, aber sein Lachen brachte mich dazu, ebenfalls lachen zu wollen.

»Ich weiß«, sagte ich und kicherte.

Zum ersten Mal konnte ich vom Standpunkt eines anderen aus sehen, dass vielleicht sogar etwas Witziges dabei sein konnte, wenn man sein Gedächtnis verlor. Es *war* total abgefahren; es *war* das Zeug, aus dem Science-Fiction-Filme und Woodstock-Erfahrungen mit schlechtem Acid sind. Es war faszinierend, irre und auf eine unheimliche Weise witzig. Ich meine, wem passiert so etwas schon? Wer wird so gestresst, dass er allen Ernstes sein Gedächtnis verliert?

»Verdammt, Schwesterherz, im Ernst, du musst echt chillen«, sagte Dean. »Weißt du was? Scheiß auf die Welt und tu einfach das, was du wirklich tun willst. Es ist an der Zeit, dass Naomi sich um Naomi kümmert. Du darfst dich nicht länger so stressen lassen.«

Ich gab ihm ja so recht. Die erwachsene Naomi hatte sich selbst zu lange viel zu ernst genommen und sich dann wegen des bescheuerten Verhaltens anderer Leute ständig selbst gegeißelt. Ich meine, sie hatte nie irgendjemandem absichtlich geschadet; niemand war gestorben, warum hatte sie sich dann in einer Welt, die einfach so beschissen und verwirrend war, das Leben noch schwerer gemacht, indem sie diesen Megahaufen Schuldgefühle auf sich lud? Kein Wunder, dass sie jemanden wie Dean in ihrem Leben hatte; sie brauchte ihn.

Wir redeten noch fünf Minuten weiter, aber ich musste das Gespräch beenden, als ich Kopfschmerzen bekam, weil ich zu angestrengt versuchte, mich an ihn zu erinnern.

Aber er war ein prima Typ und sehr witzig, und als ich mich von ihm verabschiedete, war mein Sinn für Humor wiederhergestellt. Ich wusste, wenn die erwachsene Naomi nicht wiederkam, würde ich ihn auf jeden Fall in meinem Leben behalten.

Eine andere enge Freundin von ihr war auf einem Kreuzfahrtschiff irgendwo mitten auf dem Pazifischen Ozean und von der Außenwelt abgeschnitten. Ihr Name war Georgina, und ich mochte, wie sie sich in den Tagebüchern anhörte, und wollte sie gern kennenlernen, wenn sie wieder zurück nach England kam. Aber dasselbe konnte man von ihren anderen Kumpeln nicht behaupten. Ich verstand diese Freundschaften nicht recht. Aber wenn ich Antworten wollte, musste ich sie kennenlernen.

Ein paar Samstage später, an einem strahlenden warmen Tag – Leo übernachtete bei Simone –, entschied ich, dass es für mich an der Zeit war, mich in die Außenwelt hinauszuwagen und den Weg zu den anderen Freunden der erwachsenen Naomi zu finden.

Ich konnte mich noch immer erinnern, wie man Auto fuhr, aber ich fühlte mich nicht sicher genug, um mein fünfzehnjähriges Selbst hinter ein Lenkrad zu setzen. Simone hatte mir die Wegbeschreibung und die Nummern der Busse und Straßenbahnen gegeben, die ich nehmen musste. Ich fiel fast rückwärts durch die Türen des futuristischen Busses, als der Fahrer mir sagte, wie viel es kostete, ins Stadtzentrum zu fahren. Ich war noch nie mit einer Straßenbahn gefahren, daher war es eine ganz neue Erfahrung für mich, als ich in die Stadt kam. Sie ruckelte und zuckelte und warf mich ein bisschen herum, aber sie half mir, ein bisschen mehr von Manchester zu sehen.

Manchester. Ich war nur ein einziges Mal in Manchester gewesen. Mein Dad war einmal mit mir dorthin gefahren, als ich dreizehn war und mein Onkel Jack seine neue Frau heiratete, und ich erinnerte mich, wie meine Tanten die ganze Zeit kicherten und flüsterten, sein neuer Schwiegervater würde wie Onkel Fester aus der Addams Family aussehen.

Jetzt sah die Stadt so anders aus. Es gab viele Fabriken und Baumwollspinnereien, die in Wohnungen umgewandelt worden waren, neben alten Tälern, die dicht bewachsen mit Bäumen und Frühjahrsblumen waren. Der Kanal war von Bars, Clubs und Geschäften gesäumt. Brandneue Apartment- und Bürogebäude und ein riesiges Einkaufszentrum ragten über den Hunderten von Leuten auf, die kamen und gingen.

Ich saß in der Straßenbahn und sah zu, wie die Welt der erwachsenen Naomi vorbeizog, bis ein Mann, der mir gegenübersaß, lächelte. »Ich wusste, dass du es bist«, sagte er. *Redet er mit mir?*, dachte ich. *Ach du Scheiße, kennt er etwa die erwachsene Naomi?* Ich wandte mich um, um mich zu vergewissern, dass er nicht mit irgendjemandem hinter mir redete. Er hatte einen seltsam glasigen, starren Blick, daher schenkte ich ihm ein halbes Lächeln. »Es tut mir leid, ich … ich kann mich nicht erinnern«, stammelte ich.

»Ich weiß«, erwiderte er. »Ich hatte so viel Arbeit. Es ist zu lange her; wir sollten unbedingt etwas zusammen trinken gehen, Darling.« Er verlagerte seine Haltung, sah in die andere Richtung und redete dann weiter.

Eine Verzögerung von fünf Sekunden trat ein, und dann begriff ich, dass er gar nicht mit mir redete; er sprach in seine Kopfhörer, die mit seinem verborgenen Handy verbunden sein mussten.

Ich hatte das gesehen, als ich in Simones Wagen durch die Straßen des Dorfes fuhr. Als ich zum ersten Mal sah, wie Leute auf der Straße gingen und mit sich selbst redeten und lachten, dachte ich, sie wären übergeschnappt. Wie Loopy Larry, unser »Verrückter« der Stadt, der unrasiert und mit müden gelben Augen und grauen Haaren herumlief und jedes Mal, wenn er einen sah, fragte: »Haben Sie einen Penny für mich, Missus?« Als Kinder zogen wir ihn immer auf und rannten dann lachend vor ihm weg. Aber eines Tages erzählte mir Eve, warum er verrückt geworden war. Er war hochintelligent und hatte einen Abschluss in Psychologie, aber als sein Bruder starb, erlitt er einen schweren Nervenzusammenbruch, von dem er sich nie wieder erholte. Ich lachte ihn nie wieder aus … Simone sagte mir, die erwachsene Naomi sei nicht wirklich in eine Stadt voller Larrys gezogen, und erklärte mir das mit den Freisprecheinrichtungen der Mobilfunktechnologie.

Das erklärte auch, warum niemand in der Straßenbahn mit der Wimper zuckte, wenn irgendein Fremder anfing, Selbstgespräche zu führen. Aber im Ernst, wie soll man in der Welt von Bluetooth die geistig Gesunden von den Verrückten unterscheiden können, wenn auf der Straße alle Selbstgespräche führen? Und was hatte es mit diesen ganzen Kopfhörern auf sich? Offenbar hatte jeder Zweite ein Paar in den Ohren stecken und flüchtete sich in eine Welt heruntergeladener Musik, jeder in seine eigene Welt, als würde dieses neue Soziale-Netzwerk-Zeug die Leute schwer asozial machen.

Aber eine Sache, die mir auffiel, war, dass alte Leute noch immer offen für die Welt um sie herum waren. Wenn ich mit einer älteren Person im Bus oder in der Straßenbahn Blickkontakt aufnahm, lächelte sie mich an, machte eine Bemerkung, knüpfte sogar ein Gespräch übers Wetter an. Die Älteren hatten keine Angst davor, mit mir zu reden. Ich meine, selbst ich wusste, dass es manchmal guttat, mit irgendeinem Fremden zu reden – solange man nicht allein war und der Fremde kein Mann mit einer roten Mütze war. Eine Sekunde lang fragte ich mich, warum ich mir immer vorstellte, dass verrückte Serienkiller rote Mützen trugen, und dann, als ich eine weißhaarige Frau in den Sechzigern bemerkte, die zusah, wie die Welt an ihr vorbeizog, hoffte ich irgendwie, alle alten Leute auf dieser Welt würden hier noch ein bisschen länger herumhängen, nur damit die Jüngeren nicht vergaßen, wie man miteinander redete.

Im Stadtzentrum war die Hölle los, und als ich aus der Straßenbahn stieg, wurde ich von einem Meer von Menschen fast hinweggeschwemmt. Es war überwältigend, und ich bekam Kopfschmerzen, sobald ich zu überlegen versuchte, wohin ich gehen musste, daher setzte ich mich an der Haltestelle erst einmal auf eine Metallbank und versuchte, meine Gedanken zu sammeln. Junge Mütter schoben seltsam aussehende, winzige Kinderwagen mit drei riesigen Rädern an Leuten vorbei, die mit Einkaufstüten beladen waren. Ich wusste nicht, ob es überhaupt möglich war, aber die Goths, die vor einem Rockmusik-Laden standen, schienen noch ernster zu blicken und noch gekrümmter dazustehen. Ich meine, Schwarz kennt eigentlich keine Steigerung, aber ich schwöre, ihre Kleider sahen noch schwärzer, ihre Eyeliner noch dicker und ihre Haare noch fettiger aus. Ich fragte mich, ob das die Emos waren, die neuen Goths, von denen Simone mir erzählt hatte? Sie hatte mir auch erzählt, dass die Typen, die Farrah-Hosen und V-Ausschnitt-Pullover trugen (im Allgemeinen ohne Hemd und mit einem Goldkettchen über der unbehaarten Brust) durch Prolls mit Burberry-Kappen und Trainingsanzügen und Silberkettchen um den Hals ersetzt worden waren.

Ich studierte die Schaufenster; sie waren voll mit diesen bizarren »verschönerten« Taschen, Schuhen und Jacken, die alle mit metallenen Gold- und Silberknöpfen verziert waren, wie ich es in den Zeitschriften gesehen hatte. Die Schaufensterpuppen hatten keine Gesichter und trugen wieder diese seltsam bunte Mode, die ich schon im Kleiderschrank der erwachsenen Naomi gesehen hatte. Primark, AllSaints, H&M, Zara, Mango, American Apparel; Bandagenstil, Boheme, rockig, mädchenhaft, Landhausschick. So viele verschiedene Geschäfte, so viele verschiedene Stile und so viel Auswahl; woher wusste man da, wohin man gehen sollte? Es musste verwirrend sein, welchen Stil man wählen sollte und in welchen Geschäften man einkaufen sollte, welcher Look der eigene war. Wie hielt man da mit? Wo war C&A?

Nachdem ich die Leute und die Geschäfte eine Weile beobachtet hatte, schien sich mein Gehirn zu einem leisen Summen zu beruhigen. Das war der Moment, als ich die Coffeeshops bemerkte, vier davon in meinem 360-Grad-Blickfeld, alle fußläufig voneinander entfernt. Costa, Starbucks (war das nicht eine Figur aus *Kampfstern Galactica?*), Nero und Coffee Hut! Warum gab es so eine große Nachfrage nach Kaffee? Wann war England eine Nation von Kaffeeliebhabern geworden? Was war aus dem Tee von Mr. Tetley geworden?

Ich war neugierig – vielleicht war das ja der Grund, weshalb die erwachsene Naomi so auf Kaffee stand –, daher ging ich zu dem nächstgelegenen Coffeeshop. Dort war die Hölle los. Ich stand in der Schlange, völlig fasziniert von den ganzen Kuchen, den Sandwiches, den Frühstücksbrötchen, die es im Angebot gab. Als ich zu den Tafeln hinter dem Tresen hochsah, klappte mir der Kiefer fast bis zum Boden herunter. Die Liste mit Kaffees war ungefähr so lang wie der Achtzehn-Meter-Bus, mit dem ich eben gefahren war. Ich stand irgendwie vor einer Art Kaffee-Denksportaufgabe. Schon wieder diese ganze Auswahl.

Schließlich sah ich die etwas vertrautere heiße Schokolade und entschied mich dafür. Während ich wartete, bediente die Frau hinter der Kasse den Mann, der vor mir stand.

»Was darf es sein, Sir?«, fragte sie.

»Ich nehme einen mittelgroßen, fettfreien, doppelten koffeinfreien Latte, einen mittelgroßen Sojamilch-Mocha mit Zimt und einen Grande Americano mit Vanille zum Mitnehmen.«

Ich sah zu, wie die Frau den Bildschirm berührte. Es war genau wie bei dem Telefon – wieder keine Knöpfe. Sie wiederholte seine Bestellung. Sie sagte ihm nicht einmal, wie viel es kostete; er steckte einfach seine Bankkarte in das kleine Gerät und tippte ein paar Zahlen ein. Sie wechselten kein weiteres Wort.

»Was darf es sein?« Sie sah mich genau an.

»Ähm.« Ich wandte mich zu ihr um und sah dann zu der Tafel hoch. »Äh, eine heiße Schokolade, bitte.«

»Eine heiße Schokolade; hier trinken oder zum Mitnehmen?«

»Äh … hier?«, fragte ich sie.

»Sonst noch einen Wunsch?«

»Äh … nein.« Ich war erleichtert zu hören, dass wenigstens dieses Getränk noch immer dasselbe war.

»Wollen Sie Vollmilch, entrahmte Milch, fettfreie Milch oder Sojamilch?«

»Vollmilch?«, versuchte ich es auf gut Glück.

Sie berührte wieder den Bildschirm, ohne ein Wort zu sagen. »Wollen Sie Schlagsahne und Marshmallows?«

»Oh ja.« Ich lächelte.

Sie wiederholte meine Bestellung. Ich bezahlte in bar und fiel dann fast mit dem Gesicht voran in die Biskotte, als sie mir sagte, dass mein Getränk fast einen Fünfer kostete! *FÜNF PFUND!* Für eine heiße Schokolade! *Nehmen Sie mich auf den Arm?*, wollte ich sie fragen. *Soll das ein Witz sein?* Erst die Zeitschriften, dann das Busgeld und jetzt das hier?

Aber ihr ungeduldiger Blick verriet mir, dass sie keinen Witz machte. Ich warf ihr einen gehässigen Blick zu (als ob die Inflation ihre Schuld wäre), aber sie bemerkte ihn gar nicht, nahm mein Geld entgegen und rief: »Nächster!« Ich fasste das als mein Stichwort auf, weiterzugehen; kein Small Talk, kein freundliches Geplauder. Wieder war es dasselbe seltsame, distanzierte Gefühl, das ich schon in diesem Supermarkt hatte. Eine heiße Schokolade zu kaufen schien auf einmal eine sehr einsame Angelegenheit zu sein. Aber ich ließ mich davon nicht abhalten. Ich dachte an die alten Leute im Bus.

»Wie eine Weihnachtswunschliste«, witzelte ich gegenüber dem Typen an der Kaffeemaschine. »Ich habe noch nie so viel Kaffee an einem Ort gesehen.« Ich zeigte mit einem Nicken auf die Liste an der Wand.

Er blickte verwirrt, warf mir ein halbes Lächeln zu und begann dann laut mit diesem Metallteil zu scheppern. Niemand achtete darauf, daher ging ich davon aus, dass dieses Scheppern ganz normal war und er mir nicht wirklich damit drohte, mich mit seinen Instrumenten zur Kaffeezubereitung kaltzumachen.

Er goss mein Getränk in ein Glas (ein Glas!), spritzte Sahne darauf und bestreute es mit winzigen rosa und weißen Marshmallows.

Ich setzte mich an einen kleinen Tisch am Fenster und starrte auf mein Getränk, als wäre es ein teures Kunstwerk. Ich hatte das Gefühl, das tun zu müssen – schließlich hatte es mich einen verdammten Fünfer gekostet!

Während ich langsam meine Schokolade schlürfte, beobachtete ich die Leute in dem Coffeeshop. Eine muslimische Familie kam herüber und setzte sich an den Nebentisch. Während die junge Frau ihr Baby aus dem Kinderwagen nahm, lächelte sie mich an. Ich lächelte zurück, und das kleine Mädchen sah zu mir herüber und kicherte. Sie war absolut süß, mit lockigen Haaren und großen braunen Augen. Ich kicherte zum Spaß zurück, und sie vergrub das Gesicht an der Brust ihrer Mutter. Der Mann schenkte mir ein freundliches Lächeln, und ich wandte mich wieder meiner Schokolade zu, aber erst nachdem ich einen Mann und eine Frau auf der anderen Seite der Familie bemerkt hatte, die mit ihren Stühlen ein wenig abrückten und die Familie misstrauisch beäugten. *Soll das ein Witz sein?*, dachte ich. *Wie, denken die Leute etwa, dass alle Moslems böse sind, als ob diese freundliche Familie Massenvernichtungswaffen in einer Babywindel schmuggeln würde? Großer Gott!*

Froh, dass es auf dieser Welt noch immer ein paar freundliche Leute gab, trotz der Ignoranz anderer Leute, trank ich meine künstlerisch angehauchte Schokolade aus. Es war Zeit, mich auf den Weg zu Maeves Haus zu machen.

Maeve schien nett zu sein. Sie war groß und schlank, mit glatten blonden Haaren und scharfen grünen Augen. Sie machte uns beiden ein heißes Getränk, dann setzte sie sich an den Küchentisch und drehte sich einen Joint. Ich brauchte fünf Minuten, um zu begreifen, dass diese Frau zutiefst unglücklich war. Sie erinnerte mich an eine Figur namens Trauerkloß aus der Zeichentrickserie *The Raggy Dolls*, Puppen, die niemand wollte und die in der Kiste mit ausrangierten Sachen lebten. Trauerkloß war ständig schlecht drauf und sah das Leben immer von der negativen Seite. Für ihn war das Leben zum Scheitern verdammt, und es hatte keinen Sinn, irgendetwas zu tun, da alle Mühe ohnehin vergebens war.

Je länger ich Maeves Gesicht musterte, desto klarer wurde

mir, dass sie älter aussah, als sie war, und in ihrem Leben viel zu viel durchgemacht hatte, unter anderem einen gewalttätigen Partner, der ein Alkoholproblem hatte und sie im Laufe der Jahre immer wieder geschlagen hatte. Sie hatte oft versucht, ihn zu verlassen, und ein paarmal sogar mit einem oder zwei blauen Augen vor Naomis Tür gestanden, aber letztendlich kehrte sie immer wieder zu ihm zurück. Das stand alles in den Tagebüchern, und einen Teil davon hatte mir auch Simone erzählt.

Es war schwer, diese Sache, dass ich fünfzehn Jahre alt war, vor Maeve zu verstecken, aber sie war zu bekifft, um zu sehen, dass irgendetwas anders war als sonst, und es gelang mir, ein paar Details darüber zu erfahren, was nach dem Tagebucheintrag vom Juni 2005, als alles in Ordnung schien, mit der erwachsenen Naomi passiert war. Maeve rauchte einen Joint nach dem anderen und eine Zigarette nach der anderen und trank einen Kaffee nach dem anderen, während sie mich an den Autounfall erinnerte, in den die erwachsene Naomi im Sommer 2005 verwickelt war und bei dem sie ein schweres Schleudertrauma erlitten hatte. Sie ignorierte die Warnungen ihres Arztes und ging wieder reiten, wurde von einem riesigen Pferd abgeworfen und brach sich zwei Rippen. Sie konnte über ein Jahr lang nicht arbeiten und begann Geld zu verlieren und sich zu verschulden. Vielleicht hatte sie so ihr Haus verloren.

Während Maeve noch immer weiterredete, hatte ich genug. Ich musste gehen, bevor die Rauchwolke, in der sie existierte, mich von diesem Planeten zu tilgen drohte. Ich nahm Reißaus.

Während ich mir ein Taxi zu Danielle, der anderen Freundin der erwachsenen Naomi, nahm, fragte ich mich, was eigentlich aus Katie geworden war, meiner echten besten Freundin aus der Schule. Ich hatte sie in den Tagebüchern – oder diesem zukünftigen Leben – noch nicht gefunden.

Danielle schien sich zu freuen, mich zu sehen. »Es ist viel zu lange her«, sagte sie, als sie mich umarmte.

Sie war etwa so groß wie ich und hatte dieselbe Gesichtsfarbe, aber sie war schlanker und hatte kürzere Haare. Ich mochte sie auf Anhieb, bis sie sich einen Joint drehte. Allmählich begann ich hier ein Muster zu sehen, und ich war nicht froh darüber. Sie hatte eine Tochter, die etwa in Leos Alter war, und die erwachsene Naomi kannte sie und ihre Familie, seit sie schwanger war. Aus den Tagebüchern wusste ich, dass Danielle wie eine eigene Familie für sie war und dass es viele schwere Zeiten gegeben hatte, in denen sie sich aufeinander verließen, da sie beide alleinerziehende Mütter mit unzuverlässigen Kindsvätern waren. Die erwachsene Naomi fand Danielle zum Schreien komisch, so witzig wie einen Stand-up-Comedian, vor allem, wenn sie etwas getrunken hatte. Aber wie eine normale Familie hatten auch sie ihre Probleme und Meinungsverschiedenheiten. Trotzdem, genau wie bei Dean hatte ich ein gutes Gefühl bei ihr, eine Art Entspanntheit, wie man sie nur verspürt, wenn man mit nahestehenden Menschen zusammen ist. Ich wusste, dass es okay war, wenn ich die Schuhe auszog und es mir mit der Tasse Kräutertee, die sie mir gemacht hatte, auf dem Sofa bequem machte. Es war so anders als bei Maeve. Die Stimmung war lockerer, weniger angespannt. Ich erzählte ihr von dem Stress, den die erwachsene Naomi, wie Katie und Simone mir gesagt hatten, vor ihrem Gedächtnisverlust durchgemacht hatte, aber ich hörte vor der Trennung von »dem Franzosen« auf. Zum Glück wusste sie nicht viel über ihn, aber wir sprachen über Männer im Allgemeinen, und ich freute mich zu hören, dass sie eine Beziehung beendet hatte, von der sie wusste, dass sie ihr nicht mehr guttat. Etwas, was ihr seit dem Tod »unserer Freundin« klar geworden war.

Ich versuchte, ihr möglichst viele Informationen über diese Freundin zu entlocken, als mir klar wurde, dass auch diese Geschichte wieder vor der »3Ds«-Tagebuchphase im Leben der erwachsenen Naomi lag. Es war, als würde ich ein Bilderpuzzle eines stillen Gewitters zusammensetzen, und als wären das hier die Eckteile, die Ränder der schwarzen Wolken.

»Die Schöne« (mein Spitzname für sie) war eine gemeinsame Freundin, die an Brustkrebs gestorben war. Der erwachsenen Naomi war sie während ihrer Behandlung sehr ans Herz gewachsen, und sie gingen oft zusammen powerwalken und beschlossen sogar, ein gemeinsames Unternehmen zu gründen, bevor sie zu krank dafür wurde. Aber dann starb sie und erschütterte alle, die sie kannten, und die zwei Kinder, die sie zurückließ. Sie hatte offensichtlich einen starken Einfluss auf das Leben der erwachsenen Naomi, denn sie war zu aufgelöst, um zu der Beerdigung zu gehen.

Danielle hörte mitten im Gespräch auf, über sie zu reden; ich konnte sehen, dass es noch immer zu schmerzlich für sie war, daher hakte ich nicht weiter nach. Stattdessen trank ich meinen Tee aus und bat sie, mir ein Taxi zu rufen.

Als ich ging, war ich traurig und ein bisschen verwirrt von Danielle. Sie und die erwachsene Naomi hatten offensichtlich eine gemeinsame Geschichte, aber abgesehen davon, dass sie beide alleinerziehend waren, Gras rauchten und hin und wieder etwas zusammen tranken, konnte ich nicht erkennen, was genau sie gemeinsam hatten und ob das, was sie hatten, genug war.

Als Nächstes wollte ich Rhonda treffen, die zweitengste Freundin im Leben der erwachsenen Naomi, die Frau, mit der sie nach Paris gefahren war, bevor die erwachsene Naomi verschwand, und deren Schilderung in ihren Tagebüchern mich leicht verwirrt zurückließ. Einerseits liebte die erwachsene Naomi sie über alles, sie brauchte Rhonda irgendwie, um sich gut zu fühlen. Andererseits war sie höllisch genervt von Rhonda wegen der Art, wie sie sie ständig zu kontrollieren versuchte, und wegen der Dinge, die sie zu ihr sagte, und die erwachsene Naomi wollte sie sich gern »vom Leib halten«.

Eine weitere Gemeinsamkeit zwischen ihnen schien die alkoholabhängige Mum zu sein.

Nach meinem Eindruck legte die erwachsene Naomi viel zu viel Wert auf Rhondas Meinung, und es schien ihr ernste Kopfschmerzen zu bereiten, wenn sie Rhondas »hohen Erwartungen« nicht gerecht wurde.

Je mehr ich in den Tagebüchern über diese »beste Freundschaft« las, desto klarer wurde mir, dass offenbar niemand im Leben der erwachsenen Naomi Rhonda besonders mochte. Manche (Familienangehörige) empfanden sogar große Abneigung gegen sie und hatten das Gefühl, dass sie keinen positiven Einfluss auf ihr Leben hatte.

Trotzdem, ich musste es für mich selbst wissen und wollte herausfinden, ob Rhonda tatsächlich die Thelma für die Louise der erwachsenen Naomi war.

Rhonda Simpson war kurvenreich, mit lockigen braunen Haaren und haselnussbraunen Augen. Als sie lächelte, strahlte ihr Gesicht eine ungewöhnliche Schönheit aus. Dabei wollte ich am liebsten auch lächeln, was ein bisschen seltsam war, da ich sie schließlich nicht kannte, aber ich entspannte mich prompt, genau wie bei Danielle.

Rhonda freute sich zunächst, mich zu sehen, und schalt

mich dann dafür, dass sie mich in den letzten Wochen nicht kontaktieren konnte. Ich log und sagte ihr, was ich glaubte, dass die erwachsene Naomi vielleicht sagen würde – dass ich etwas Zeit gebraucht hätte, um über »den Franzosen« hinwegzukommen. Sie wollte genau wissen, was zwischen uns passiert war, aber da ich mich nicht erinnern konnte, murmelte ich nur irgendetwas davon, dass es noch immer zu schmerzhaft sei, was sie zu akzeptieren schien.

Daher verbrachte Rhonda stattdessen so ziemlich den ganzen Abend damit, von ihrem neuen Freund zu reden, und ich hörte zu und nickte und versuchte meine Gedanken nicht abschweifen zu lassen. Ich wusste, dass sie ein Kind hatte, das heute Abend bei seiner Großmutter übernachtete, aber auch sie war eine alleinerziehende Mutter, und auch sie holte die Blättchen und einen Beutel Gras hervor und drehte sich einen Joint. Ich saß nur da und dachte: *Was geben ihr bloß die Freundschaften mit diesen ganzen kiffenden Frauen?*

Rhondas Geschichten von diesem Mann langweilten mich bald; er schien sie nicht gut zu behandeln, aber es ging mich schließlich nichts an, und irgendwann gab ich den Versuch auf, aus dieser Geschichte oder aus ihr schlau zu werden. Sie klang nur selbstbezogen und überhaupt nicht interessiert am Leben der erwachsenen Naomi, und sie schien anzudeuten, wenn das alles schiefgehen sollte, wäre es irgendwie die Schuld der erwachsenen Naomi. Ich verstand das *absolut* nicht, aber ich ignorierte sie und versuchte mich zu erinnern, warum ich sie überhaupt besuchen wollte. Ich brauchte mehrere Versuche, aber schließlich gelang es mir, das Gespräch auf die Zeit vor dem »3Ds«-Tagebuch zu lenken. Ich fragte sie nach ihrer Mum.

»Oh, es geht ihr gut, noch immer ganz die Alte.« Sie hielt

einen Augenblick inne. »Hast du schon mit deiner gesprochen?«

»Meiner Mum?«, fragte ich. »Oh nein, nicht seit ...« Ich wusste nicht, was ich sagen sollte.

»Ich weiß, so schlimm, was sie getan hat, so gemein.«

»Ich weiß.« Ich versuchte, nicht ahnungslos zu blicken. »Aber weißt du ...« Ich zögerte. »Ich muss einfach, du weißt schon, irgendwie, eine Brücke bauen und sie überschreiten.«

Rhonda blickte schockiert. »Nachdem sie dir gesagt hat, dass dein Dad nicht dein richtiger Dad ist?«

Ich ließ fast die Tasse fallen, die ich in der Hand hielt. »Was?«, rief ich. Machte sie Witze? »Was ... was hat sie sich eigentlich dabei gedacht, diese Verrückte?« Ich versuchte ein halbes Lachen und schüttelte den Kopf.

»Hmm.« Rhonda zog eine Augenbraue hoch. »Na ja, was immer sie sich gedacht hat, eine solche Lüge zu erzählen, ist einfach unverzeihlich.«

»Ja«, gab ich ihr recht. So verdammt Jekyll-und-Hyde-mäßig, einfach nur beleidigend, ein bescheuerter Schwachsinn und absolut, absolut unverzeihlich. Allmählich begann alles Sinn zu ergeben. Das war der Grund, weshalb sie nicht im Leben der erwachsenen Naomi war; das musste er sein. Aber warum? Warum hatte sie so etwas gesagt?

Auf einmal wollte ich gehen und bei Leo und Simone sein, daher trank ich meinen Tee aus, hörte zu, wie Rhonda noch ein bisschen mehr von ihrem neuen Freund erzählte, und rief mir dann ein Taxi und ging. Bis ich zurück zum Haus der erwachsenen Naomi kam, hatte ich entschieden, dass ich Simone oder Leo nicht anrufen und stören wollte und warten konnte, bis ich Simone sah, um sie noch ein bisschen mehr darüber auszufragen, was der erwachsenen Naomi in jenem Sommer passiert war.

Und so lag ich an jenem Abend stattdessen im Bett und dachte an ihre Freundinnen, an das, was sie in ihren Tagebüchern über sie geschrieben hatte und wie sie durch ihre Erfahrungen in ihrem Leben gelandet waren. Ich dachte an den Autounfall, den Maeve erwähnt hatte, und wie aufgelöst die erwachsene Naomi gewesen sein musste, als sie erfuhr, dass sie ihr Geschäft verlieren würde. Ich dachte an das, was Danielle über das Sterben der »Schönen« gesagt hatte, und konnte mir nicht vorstellen, wie das gewesen sein musste – mit einer Person befreundet zu sein, die man wirklich respektierte und bewunderte und der man schließlich nahestand, nur um sie ein Jahr später zu verlieren. Und zu alledem auch noch eine alkoholabhängige Mutter zu haben, die so viele ungelöste Probleme mit Art hatte, dass sie das Bedürfnis verspürte, es an der erwachsenen Naomi auszulassen. Mein Dad war nicht mein richtiger Dad! War das ihr Ernst?

Ich empfand tiefe Traurigkeit und aufrichtiges Mitleid mit der erwachsenen Naomi, und irgendwie auch Mitleid mit ihren Freundinnen. Aber nachdem ich etwas Zeit mit ihnen verbracht hatte, war für mich offensichtlich, dass Katie, Simone und Dean ihre wahren Freunde waren. Und die anderen? Na ja, war das vielleicht der Grund, weshalb sie sich so bekiffte, wenn sie mit ihnen zusammen war? Damit sie die offensichtliche Tatsache ignorieren konnte, dass sie im Grunde nichts gemeinsam hatten?

Sie waren wirklich anders als die Freundinnen, die ich zu Hause hatte – *sooooo* anders –, und die erwachsene Naomi passte wirklich nicht zu ihnen. Das konnte ich anhand der Tagebücher und der Dinge, die sie mit ihnen durchmachte, sehen, aber warum konnte sie das nicht? Es war alles so verwirrend.

Ich schloss die Augen und suchte in meinem Verstand

nach der vertrauten Dunkelheit des Hauses. Es war noch immer da, und das schwache Licht schien noch immer im Fenster. Schließlich konnte ich das ganze Fenster sehen, das Gesamtbild. Die erwachsene Naomi hatte sich aufgegeben.

Warum?

Ich wandte mich zum Haus um.

Die Tür stand offen.

8. Schmetterlinge und Hurrikane

Es ist, wie wenn du feststeckst, dich in der Falle fühlst
und keinen Ausweg siehst, und dann kommt ein Sturm
und schlägt dich nieder und schleudert dich wieder zu Boden.
Aber wenn er vorbei ist und du geschlagen dort liegst,
dann begreifst du, dass du losgekommen bist.
In all dem Chaos hat der Sturm dich aus der Falle befreit.
N.C.

Als ich aufwachte, fühlte ich mich megatraurig.

Nicht nur um der erwachsenen Naomi und all der Dinge willen, die sie in jenem Sommer durchgemacht hatte, sondern auch um ihrer Freundinnen willen. Was sie mir erzählt hatten, war nicht gut, und sie schienen alle selbst mit irgendwelchen Problemen zu kämpfen zu haben, und ihre einzige Lösung schien es zu sein, sich zu bekiffen und sich auf absolut bescheuerte Beziehungen einzulassen. Ging es vielen Frauen auf der Welt so? War es wirklich so schlimm? Lag es irgendwie an der Art, wie diese Zeitschriften waren? Oder an diesem Reality-TV, das *absolut* nicht der Realität entsprach? Es war irgendwie alles wie ein einziger großer Persönlichkeitswettstreit, und wer immer am härtesten demütigen und die heißesten Sex-Tapes drehen und am besten airbrushen konnte, gewann den größten Preis. Und alle sahen ihnen zu.

Ich empfand genau das Gegenteil; ich wollte, dass die Leute mich sahen, aber wenn sie es taten, wollte ich keine Verschönerung oder Bandage – nein, ich wollte auf dem Gipfel des höchsten Berges stehen und jedem, der gewillt war zuzuhören, zuschreien: *WACH AUF, WELT! DAS HIER IST ABSOLUT NICHT RICHTIG!*

Stattdessen tat ich, was ich glaubte, dass die meisten Leute taten. Ich zog mich in meine eigene Welt zurück.

Ich verbrachte Stunden über Stunden im Internet damit, mir Videos anzusehen, die Leute aus der ganzen Welt hochgeladen hatten. Klavier spielende Katzen, vom Zahnarzt noch betäubte Kinder, kleine Mädchen mit Tassen, kleine Jungen mit Gitarren, Erwachsene mit ihren Autos, Frauen, die zeigten, wie man mit Make-up »diesen Look hinbekam«. Teenager beim Skateboarden, Snowboarden und Sandboarden, auf der Suche nach einem Sponsorenvertrag. Möchtegern-Rapper und Mädchen mit Stimmen wie Mariah Carey in Talkshows, auf der Suche nach Plattenverträgen.

Was sollte das alles?

Dann gab es UFO-Sichtungen, Kornkreise, Verschwörungstheorien, Geheimbünde, korrupte Regierungen, Radioshows, Fernsehshows, Internetshows, Podcasts, Livefeeds, Echtzeit-Streamings … Downloads, Uploads und Massen über Massen von … Zeug!

Jeder hatte eine Meinung zu irgendetwas, und es gab eine Plattform für diese Meinung. Das Internet. Mir schien, als hätte irgendwie jeder dieses verzweifelte Bedürfnis, gehört zu werden; jeder sagte: *Seht mich an, könnt ihr mich hören, könnt ihr mich sehen? Bin ich hier? Bin ich echt? Bin ich wichtig?*

Andy Warhol hatte recht; sechseinhalb Milliarden Leute bekamen ihre fünfzehn Minuten Ruhm, und okay, da ich als Kind selbst den Ehrgeiz hatte, eine berühmte Schauspielerin zu werden, konnte ich es ein klein wenig verstehen. Aber jedermanns Bedürfnis, berühmt zu sein, hatte Ausmaße angenommen, die ich mir niemals hätte vorstellen können.

War es das, was der erwachsenen Naomi passiert war? War ihr Bedürfnis, gesehen zu werden, gehört zu werden, zur Kenntnis genommen zu werden, so groß, dass sie vor lauter Bemühen darum krank geworden war?

Meine einzige Antwort war es, den Laptop auszuschalten und mich wieder in ihre Tagebücher zu vertiefen.

Ich nahm das des Jahres 2005 in die Hand.

18. September 2005

Ich habe eine Weile nicht geschrieben, nicht mehr seit dem Abend vor dem Flashback. Ich kann sehen, wie er sich aufgebaut hat, und ich weiß, was ihn ausgelöst hat. Aber ich habe niemandem davon erzählt, und das werde ich auch nicht tun. Es dreht sich alles um Grenzen; ich habe immer das Gefühl, dass meine mit Füßen getreten werden. Der Streit mit Simone, der Streit mit Karl, der Streit mit Eve. Ich lasse Leute ständig an mich heran, und sie tun immer irgendetwas, sie überschreiten immer eine Grenze, und dann fühle ich mich wieder wie das kleine Mädchen, verloren, einsam und entwürdigt, während ich mich frage, was ich so falsch gemacht habe, um so attackiert zu werden. Und dann, in meiner Angst, mit diesem Ich-muss-mich-vor-euch-beschützen«-Gefühl, flippe ich aus und gehe auf Konfrontationskurs, und alles endet in Tränen. Es ist genau wieder wie bei Leos Geburtstag. Ausnahmsweise einmal bitte ich meine Freunde und Familienangehörigen um Unterstützung, weil Leos Dad ein solcher Mistkerl ist, und was tun sie? Sie betrinken sich in meinem Zuhause und fangen an, sich wütende Auseinandersetzungen zu liefern. Am Geburtstag meines Sohns! In meinem Haus! Und dann geben sie sich gegenseitig die Schuld und übernehmen nicht die Verantwortung für ihr Tun. Und wenn ich meine Verachtung dafür zum Ausdruck bringe, werde ich ausgelacht, aufgefordert, den Mund

zu halten, oder bekomme irgendwelchen Mist erzählt wie zum Beispiel, dass mein Dad nicht mein richtiger Dad ist.
Ich bin so müde. Ich weiß nicht, wem ich noch vertrauen kann. Ich weine, während ich diese Zeilen schreibe, weil ich das alles so leid bin. Ich wünschte, mein Körper würde nicht so schmerzen. Ich will, dass die Anspannung und die Schmerzen jetzt aufhören. Ich will nicht länger rückwärtsgehen. Keine schlimmen, düsteren, deprimierenden, suizidalen Orte mehr, keine grenzenlosen Gebiete mehr, keine Dinge mehr, die ich für andere Leute im Namen dessen tue, was ich für Liebe hielt und von dem ich jetzt weiß, dass es das nicht ist. Was hat das für einen Sinn?
Ich verliere das Geschäft – der Unfall hat mir solche Schmerzen zugefügt. Ich versuche alles zusammenzuhalten, aber die Schulden häufen sich auf.
Und dann, zu alledem, habe ich auch noch diesen gewaltigen Flashback, und, na ja …

Ich hörte auf zu lesen und blätterte die Seiten vor diesem Eintrag zurück. Flashback? Flashback wovon? Was war passiert? Da stand nichts, keine Erwähnung davon, nur ein einziger kleiner Eintrag, der Anfang eines Briefes.

13. August 2005

Liebe Naomi,
kleines Mädchen in dem rosa Kleid, es tut mir leid, dass ich dich ignoriert habe. Es tut mir leid, dass ich wollte, dass du vor mir und meinem Leben versteckt bleibst. Es tut mir leid, dass ich deinen Schmerz und dein Bedürfnis zu heilen ignoriert habe. Jetzt verstehe ich die Flashbacks, den auf der Treppe gestern und den, den ich heute hatte. Heute war es ein Geruch, ein schlichter Geruch, aber er hat mich zurück in diese Wohnung

versetzt, wo er lebte, und zu der Art, wie es dort immer roch. Nach abgestandenem Öl, moderig, aber ekelerregend süß. Es ist noch nicht ganz vorbei, oder? Und jetzt weiß ich, dass du dich, wenn ich dich verleugne, letztendlich vordrängen und mich auf die Verletzung aufmerksam machen wirst. Dass die Verletzung irgendwann heilen muss und dass ich die Einzige bin, die sie heilen kann.

Was zum Teufel ist da los?, dachte ich. *Flashbacks? Kleines Mädchen in dem rosa Kleid? Ist das das »innere Kind«, von dem ich in den anderen Tagebüchern gelesen habe? Bin das ich? Was ist passiert?*

Ich blätterte die Seiten wieder durch, auf der Suche nach Antworten. Nichts. Die erwachsene Naomi schrieb nicht wieder darüber. Was danach kam, war das »3Ds«-Tagebuch und dann der Teil, wie sie ihr Haus aufgab und nach Griechenland zog. Ich blätterte und blätterte, und dann fiel auf einmal ein loses Papier aus der Mitte des Tagebuchs. Es war ein maschinengeschriebener Brief, dünn und abgegriffen, als wäre er immer und immer wieder gelesen worden.

Er war von einer Mitarbeiterin des psychologischen Gesundheitsdienstes an eine Psychotherapeutin geschrieben worden und betraf die erwachsene Naomi.

Liebe Catherine,
danke für Ihre Überweisung dieser Frau, die mit Symptomen von Niedergeschlagenheit und niedrigem Selbstwertgefühl im Zusammenhang mit einer Missbrauchsgeschichte vorstellig wurde. Ich habe sie hier bei drei Terminen im Oktober und November gesehen, um eine erste Einschätzung vorzunehmen, mit dem Ergebnis, dass ihr Name auf unsere Warteliste für eine individuelle Psychotherapie gesetzt wurde.

Ms. Jacobs ist eine intelligente und hoch motivierte Frau, die viele Stärken hat und in vielen Bereichen ihres Lebens gut funktioniert. Jedoch ist ihr Selbstwertgefühl, wie auch ihr Selbstgefühl im Allgemeinen, sehr fragil, und in Phasen von starkem Stress hat sie eine gewisse Fragmentierung ihrer Persönlichkeit erfahren. Dies ist für sie besonders beängstigend aufgrund einer Vorgeschichte von Psychose und psychischen Erkrankungen in ihrer Familie.
Ihre Schwierigkeiten können aber auch als eine Folge nachteiliger früher Erfahrungen gesehen werden, die ihr Selbstwertgefühl beschädigt und ihre Fähigkeit, mit innerem Stress umzugehen, beeinträchtigt haben. Daher kann sich Ms. Jacobs völlig überwältigt von starken Emotionen fühlen, was sich chaotisch und beängstigend anfühlen kann. Darüber hinaus leidet sie an physischen Schmerzen, die offenbar mit inneren psychologischen Zuständen zusammenhängen.
Ich bin zuversichtlich, dass Ms. Jacobs in der Lage sein wird, ihre Schwierigkeiten im Rahmen einer geschützten therapeutischen Beziehung anzugehen, mit dem Ziel, ihre Fähigkeit, Leid zu bewältigen und in Grenzen zu halten, weiter auszubauen, ohne auf den Gebrauch von Cannabis, Drogen oder extrem starken Schmerzmitteln zurückzugreifen. Ihr ist bewusst, dass eine Therapie ihre Symptome von Angst und Depression verstärken kann und dass es wichtig sein wird, dies mit ihrem Therapeuten zu erörtern, damit er, zusammen mit Ms. Jacobs, die Risiko-Nutzen-Balance der Therapie im Auge behalten kann. Ms. Jacobs hat das Gefühl, dass ihr Suizidrisiko sehr gering ist, da sie sich der Auswirkungen bewusst ist, die dies auf ihren Sohn haben würde, und sie hat in den letzten Monaten adaptive Methoden gefunden, um mit Leid umzugehen, wie zum

Beispiel, Hilfe bei ihrer Schwester und/oder der Telefonseelsorge zu suchen.
Sollten Sie irgendwelche Fragen bezüglich meiner Einschätzung oder der vorgeschlagenen Behandlung haben, zögern Sie bitte nicht, mich zu kontaktieren.

Mit allen guten Wünschen und
freundlichen Grüßen
Ms. S. Libbert

Ich steckte den Brief wieder in das Tagebuch und legte es auf das Regal neben mir.

Um mein Gehirn davon abzuhalten, auch nur über das nachzudenken, was ich eben gelesen hatte, stieg ich aus dem Bett, ließ mir ein Bad ein und legte mich in die Wanne. Ich wusch meinen Körper, trocknete mich ab und schlüpfte in den *Miami-Vice*-Velours-Trainingsanzug, über den ich noch vor wenigen Wochen die Nase gerümpft hatte. Dann ging ich nach unten, und ich hatte mir eben eine Tasse Pfefferminztee gemacht, als das Telefon klingelte.

»Hi, Süße.« Es war Simone.

»Hi«, sagte ich leise.

»Was ist los, Nay?« Sie wusste sofort, dass irgendetwas nicht stimmte.

»Simone …« Ich holte einmal tief Luft und brach dann in Tränen aus. »Was zum Teufel ist mit mir passiert?«

»Was? Was ist denn los?«

Es platzte alles in einem einzigen großen Schwall aus mir heraus. »Die Tagebücher, die Geschichten, dass ich depressiv bin, an Selbstmord denke, bipolar bin. Ich meine, was zum …? Und das Kokain und das Gras und Mum und ihre Lügen im Alkoholrausch und dass ich mein Zuhause und mein Geschäft verloren habe. Warum? Und dann die Freunde und die Streitereien und die Flashbacks.« Ich schluchzte. »Niedriges Selbstwertgefühl, kein Selbstgefühl, was zum Teufel ist eine Fragmentierung der Persönlichkeit, und dann heißt es Missbrauch … Was für ein Missbrauch?«

»Nay.«

»Und dann ist die Rede von Psychotherapie und dass ich Hilfe brauche und niemanden habe, der mir hilft, und … STRESS! WIEDER DIESER VERDAMMTE STRESS!«

»Nay …«

»Und die Flashbacks? Flashbacks wovon?«

»Nay, hör mich an …«

»Flashbacks wovon?«, schrie ich.

»NAOMI JACOBS!«, brüllte Simone diesmal.

Ich hörte auf zu reden, aber die Tränen flossen lautlos weiter.

»Hör zu, Süße, hol jetzt tief Luft und beruhige dich. Nay, atme tief durch.«

Ich tat es und atmete einen stillen Schluchzer aus.

»Hör zu, Süße, ich bin in etwa einer Stunde bei dir. Ich wollte anrufen, um dir zu sagen, dass ich noch einkaufen gehen, einen Sonntagsbraten für uns alle machen und über Nacht bleiben werde.« Sie sprach leise.

»Okay«, flüsterte ich.

»Nay, das liegt alles in der Vergangenheit. Das ist Geschichte, vergiss das nicht. Ich weiß, für dich ist es das nicht. Ich weiß, für dich fühlt es sich wie die Zukunft an, aber das ist es nicht. Es ist bereits passiert, und du liest darüber, aber es muss dich *jetzt* überhaupt nicht negativ betreffen, okay?«

»Okay.« Ich verstand nicht. Ich *war* betroffen von dem, was ich gelesen hatte, richtig schwer betroffen.

»Was ich meine, Süße, ist, dass es ganz bei dir liegt. Es

liegt ganz bei dir, wie du damit umgehen willst. Wenn es zu viel ist, hör auf damit. So einfach ist das; leg die Tagebücher beiseite und hör auf zu lesen. Du hast dieses Wochenende viel geschafft; gönn dir eine Pause. Du musst nicht alles sofort wissen, okay?«

Ich dachte über das nach, was Katie gesagt hatte, über das Krankenhaus, aber nach dem, was ich eben gelesen hatte, sah ich Männer in weißen Kitteln, riesige Spritzen und Gummizellen vor mir.

Nie im Leben. Leo. Ich hatte ein Kind, um das ich mich kümmern musste. Ich musste mich zusammenreißen.

»Nein, es ist schon gut.«

»Bist du sicher?«, fragte sie.

»Ja, du hast recht; es ist nur alles ein bisschen viel. Ich werde die Finger von den Tagebüchern lassen.« Ich lachte gekünstelt. »Geht es Leo gut?«

»Oh, sehr gut, Nay. Wir hatten heute viel Spaß. Er hat mit seinen Freunden Masken aus Pappmaschee gemacht. Er hat eine für dich gemacht.«

Der Gedanke, dass Leo glücklich war, ließ die Tränen versiegen.

»Nay, bitte vergiss nicht, egal, was passiert ist, du hast bei ihm absolut fantastische Arbeit geleistet. Du solltest so stolz sein, denn du hast einen schönen, schlauen und witzigen Jungen großgezogen, und er macht dir alle Ehre, hörst du?«

»J… j… ja«, stammelte ich.

»Nein, im Ernst. Vergiss das nie«, beharrte sie.

»Okay, danke, Sim.«

»Na schön, wir sind bald da, und lass die Tagebücher in Ruhe, okay?«

»Okay.«

»Ich liebe dich.«

»Ich dich auch.«

Und ich meinte es ernst. Trotz dem, was ich in den Tagebüchern über unsere Streitereien im Laufe der Jahre gelesen hatte, und dass wir monatelang kein Wort miteinander gewechselt hatten, spürte ich hier und jetzt, dass ich, als das Universum die Schwestern austeilte, ganz vorn in der Reihe gestanden hatte und auf Gold gestoßen war. Aber wie es meine Art war, ignorierte ich ihre Bitten, die Tagebücher liegen zu lassen, und ging prompt wieder nach oben. Ich spürte, dass ich kurz davor war zu begreifen, warum ich hier war.

Ich brauchte eineinhalb Stunden, um die anderen Tagebücher durchzublättern und die Kartons mit Briefen und ausgedruckten E-Mails zu durchforsten, die die erwachsene Naomi unter ihrem Bett verstaut hatte. Ich suchte die mittleren Teile des Puzzles zusammen. Und dann fand ich ein paar Blätter Papier; es waren herausgerissene Seiten aus ihrem Tagebuch von 2002.

8. April 2002

Man hat mir gesagt, wenn ich es aufschreibe, wenn ich aufschreibe, wie es mein Leben beeinträchtigt hat, dann wird es mir vielleicht irgendwie helfen. Also, los geht's.

Ich bin noch immer auf vielfältige Weise davon beeinträchtigt; die Tatsache, dass ich mich nicht genau erinnern kann, was passiert ist, quält mich. Es kommt tröpfchenweise. Eine Erinnerung hier, ein Flashback da. Dadurch komme ich mir manchmal dumm vor und fange an, ernsthaft an mir zu zweifeln.

Ich weiß, dass ich ein niedriges Selbstwertgefühl habe. Es fällt mir schwer, meine Selbstachtung und mein Selbstbewusstsein zu wahren. Es fühlt sich nie echt an. Als ob es meines ist. Es fühlt sich an, als ob es nicht mir gehört.

Manchmal habe ich noch immer das Gefühl, schmutzig zu sein; das habe ich, seit ich ein Kind war, als ob ich, egal, was ich tue, einfach nie sauber werden kann. Aber es ist nicht mehr so schlimm wie früher. Vielleicht wird es besser, je mehr ich mich erinnere.
Ich mache Phasen durch, in denen ich mich leidenschaftlich hasse, und auch wenn es mir die meiste Zeit gar nicht bewusst ist, habe ich eine niedrige Meinung von mir selbst. Ich glaube nicht, dass ich Erfolg verdient habe oder meine Ziele erreichen kann. Meine Depression ist im Augenblick nicht so schlimm, aber ich rauche immer noch Gras, wenn ich panisch bin und das Gefühl habe, keine Kontrolle über die Dinge in meinem Leben zu haben. Ich denke, dass mein Leben gesegnet ist, aber ich mache dicht, wenn ich etwas Gutes tue; wenn Leute mich loben, glaube ich ihnen nicht, dass wirklich ich es bin, die das tut. Ich kann es nicht genießen, mich gut zu fühlen, und es fällt mir schwer, meiner Intuition zu vertrauen, mir selbst und anderen zu vertrauen. Ich strebe ständig nach Perfektion, aber oft führe ich die Dinge nicht zu Ende, die ich anfange, und dann fühle ich mich wie eine Versagerin. Meine Gefühle machen mir manchmal Angst, weil ich sie nicht verstehe. Ich verstehe nicht, woher sie kommen. Ich fühle mich sehr verbunden und dann sehr unverbunden. Ich kann gewalttätige Gedanken denken und so wütend auf mich werden. Ich habe oft an Selbstmord gedacht; selbst jetzt werde ich manchmal noch immer sehr verwirrt und panisch, wenn ich Entscheidungen treffen soll.

Auf der Rückseite stand:

Meine Mum ist Alkoholikerin, und ich kaufe ihr etwas zu trinken, wenn sie zu Besuch kommt. Ich weiß, dass ich das tue, um ihre Anerkennung zu bekommen, damit ich das Gefühl habe,

dass sie mich nur ein klein wenig mehr lieben wird. Damit sie sehen kann, dass ich sie verstehe.
Meine Schwester lebt noch immer bei mir, und ich weiß, dass wir uns voneinander lösen müssen, da wir uns zu sehr aufeinander verlassen, aber ich will nicht, dass sie geht. Was würde aus mir werden, wenn sie es tut? Was würde aus Leo werden? Bin ich genug Mutter und Vater für ihn?
Manchmal fühle ich mich sehr abgeschnitten von den Leuten und der Welt. Ich gehe tanzen, weil ich etwas fühlen muss, fühlen muss, dass ich sexy bin, weil ich mit meinem Körper oder seinem Aussehen nie glücklich war. Ich habe das Gefühl, dass mein Körper mich verraten hat, mich im Stich gelassen hat.
Ich denke noch immer, dass ich ein schlechter Mensch bin und die Liebe, die mir entgegengebracht wird, nicht verdient habe. Ich werde ängstlich und angespannt, wenn jemand zu nah bei mir sitzt, mich berührt etc. Im Allgemeinen werde ich vor, während oder nach dem Sex leise panisch und halte den Atem an. Ich rauche Gras, wenn ich traurig bin oder Schmerzen habe, und ich hatte schon immer diesen unerklärlichen Schmerz in meinem Körper, der, wie ich weiß, von meinem Verstand her kommt. Denn er fängt immer mit einem Gedanken an. Ich glaube, das hängt auf irgendeine Weise mit dem Missbrauch zusammen. Keine meiner Beziehungen hat lange gehalten, und ich glaube, dass ich keine echten Freunde finde, weil ich anderen Leuten nicht zeige, wer ich bin.

Ich fand noch eine herausgerissene Seite.

Manchmal schlafe ich, wenn ich zurechtkomme. Ich weiß, dass ich zurechtkomme, weil ich schlafe; das Träumen hilft mir zurechtzukommen. Aber das passiert nicht sehr oft. Ich glaube, ich

habe seit zwanzig Jahren keine Nacht mehr richtig durchgeschlafen.
Ich versuche zurechtzukommen, indem ich in die Welt meines Sohns eintauche, wieder ein Kind werde, mit ihm spiele, raufe, ihn kitzele, ihn zum Lachen bringe, ihm Geschichten vorlese, mit ihm male und Dinge baue, seine Lieblingsfilme mit ihm ansehe. Indem ich mir Geschichten ausdenke, in denen er immer der Held ist – das liebt er. Wir spielen zusammen Fußball, sogar im Regen; wir ziehen unsere Gummistiefel an und gehen hinaus und planschen in den Pfützen und spielen Poohsticks. Wir backen Kuchen und essen dann davon, bis wir pappsatt sind.
Ich komme zurecht, indem ich mir die Kindheit gebe, die ich wollte. Indem ich die Mutter bin, die ich immer brauchte.

Als ich las, wie sich die erwachsene Naomi mit sich selbst fühlte, flippte ich für einen Moment völlig aus; es war so viel negatives Zeug. Aber auf eine seltsame Weise kapierte ich es irgendwie. Ich verstand, warum sie sich, wenn sie Schmerzen hatte, nicht gut mit sich fühlte. Es begann auch zu erklären, warum sie drei Jahre später, im Jahr 2005, anfing, durchzudrehen. Ich meine, sich mit dem Elend aller anderen Leute herumschlagen zu müssen und sich dann auch noch so zu fühlen, wie sie es tat. Kein Wunder, dass sie nicht zurechtkam. Das mit den Drogen kapierte ich noch immer nicht, aber wenn sie keine sehr hohe Meinung von sich hatte, dann hatte sie vielleicht das Gefühl, in ihrem Leben nicht mehr als das verdient zu haben. Wenn man sich nicht gut *fühlen* kann, woher soll man dann *wissen*, was gut ist? Trotzdem, manchmal fand sie Möglichkeiten, zurechtzukommen, und das war doch etwas Gutes, oder?

Aber was war mit ihr passiert? Ich blätterte die Seite um.

Und was ich las, stellte alles in meiner fünfzehnjährigen Welt völlig auf den Kopf.

Du …

Du hast mein Vertrauen missbraucht und mir meine Unschuld geraubt. Du hast mir einen Teil von mir geraubt, den ich jetzt jeden Tag meines Lebens verzweifelt zurückzubekommen versuche. Ich hasse dich. Ich hasse den Missbrauch, den ich mir deinetwegen jetzt zufüge. Ich bin allein, und ich muss allein mit dieser Sache zurechtkommen, und ich habe Angst. Angst davor, früh zu Bett zu gehen, Angst davor, allein zu sein, Angst davor, was andere Leute über mich denken, Angst vor mir selbst. Ich habe diesen ganzen Schmerz viel zu lange vergraben. Es fühlt sich an, als ob er mich auf Arten verkorkst hat, die ich nicht beschreiben kann, und ich habe das Gefühl, dass du gewonnen hast. Manchmal wische ich dir eins aus, manchmal habe ich das Gefühl, dass ich gewinne und dass ich niemals zu diesem Ort zurückkehren kann, an den du mich gebracht hast, aber dann finde ich mich auf einmal dort wieder und stelle fest, dass du wieder gewonnen hast. Ich hasse dich. Es ist mir egal, wer dich verletzt oder missbraucht hat. Du hattest kein Recht, mir das anzutun; du hattest kein Recht, mich an Stellen zu berühren, die nur mir gehörten. Warum hast du mich vergewaltigt? Ich habe dir nichts getan. Der ganze Hass und die ganze Wut, die du mir entgegengeschleudert hast, die du mir aufgezwungen hast, und dann hast du mir gesagt, ich solle nicht weinen. Dass es meine Schuld sei, dass ich ein dreckiges kleines Biest sei. WIE KONNTEST DU ES WAGEN?

Es gibt hier keine Gesundheit; es gibt keine Gesundheit in meinem Verstand, in meinem Körper, in meinem Herzen. Du hast mir meine Gesundheit geraubt, und ich will sie wiederhaben; sie gehört dir nicht; es stand dir nicht zu, sie mir zu rauben, und doch hat irgendetwas dich genau das glauben lassen. Ich habe mir selbst die Schuld gegeben; ich dachte, ich wäre es, ich hätte das alles getan. Aber jetzt weiß ich, dass ich es nicht war. Du warst es.

Du warst es …

Du!

NEIN … nein … nein … nein … nein …

Ich durchwühlte wieder den Karton; das konnte nicht wahr sein.

Meine Unschuld geraubt?

NEIN.

Was war mit ihr passiert?

… mich an Stellen zu berühren, die nur mir gehörten?

NEIN!

Nicht sie, nicht ich, nicht das hier!

… mir aufgezwungen hast, und dann hast du mir gesagt, ich solle nicht weinen.

NEIN!

Ich nahm den Karton wieder in die Hand und schleuderte ihn gegen die Wand. Der Rest der Papiere flog heraus.

NEIN! Ich sank an der Wand hinunter und stieß einen lauten Schrei aus. »NEIN!«

Die einzigen Worte, die mir durch den Kopf gingen: *Es stand dir nicht zu, sie mir zu rauben.*

Eine kalte Dunkelheit schien sich über meinen Körper zu senken und ihre eisigen Hände um mich zu legen. Ich bekam keine Luft mehr. Ich schlang die Arme um meine Brust und rang um Atem. Schluchzer blieben mir in der Kehle stecken, und ich versuchte verzweifelt, sie hinauszudrücken, aber mein Körper schien gegen den Schmerz anzukämpfen, wollte ihn hinunterdrücken, tiefer in mich hineindrücken.

Ich lag auf dem Boden zwischen den Tagebüchern und losen Seiten und rollte mich zu einer Kugel zusammen. Es erinnerte mich an jenen Tag vor all diesen Wochen, als ich das erste Mal in der Zukunft aufwachte und auf dem Boden des Badezimmers lag und dachte, ich würde feststecken, gefangen wie eine Raupe im Kokon eines kompliziert gesponnenen Albtraums. Gefangen in einem bösen, schlimmen, entsetzlichen Traum, über den ich keine Kontrolle hatte. Das hier war noch zehnmal schlimmer.

Ich weinte, bis ich keine andere Wahl mehr hatte, als mich dem Schmerz hinzugeben; er fand seinen Weg hinaus. All die Angst, Frustration und Wut strömten aus mir hinaus, überfluteten mich, überfluteten die geistigen Bilder der Tagebuchseiten, schwemmten sie in eine bodenlose Abfallgrube.

Ist das der Grund, weshalb ich hier bin? Ist es das, was ich herausfinden sollte, als ich in der Zukunft aufwachte – dass ich als Kind missbraucht wurde?

NEIN! Das kann nicht sein; das kann nicht wahr sein. Die erwachsene Naomi …

Ich brauchte die erwachsene Naomi.

Ich setzte mich auf, das Gesicht von Tränen überströmt, der Körper schweißdurchnässt, und hob die Hand, um mir das Gesicht abzuwischen. Eine Seite klebte an meiner Hand. Das war der Augenblick, als ich noch drei Seiten sah, die unter dem Bett hervorschauten, mit der Handschrift der erwachsenen Naomi darauf. Da ich mich zu schwach fühlte, um aufrecht zu sitzen, lehnte ich mich an die Wand und begann die Seiten zu lesen.

16. September 2005

Ich sitze in meinem Wagen vor der Schule und warte darauf, dass Callie mit den Schlüsseln kommt. Es regnet. Ich bin früh dran, bin die Erste hier. Ich hatte Lust zu schreiben, aber ich habe mein Tagebuch nicht bei mir, daher verwende ich die Rückseite eines meiner Arbeitsblätter, um diese Zeilen zu schreiben. Ich sitze hier und denke über alles nach, was ich in diesem Sommer durchgemacht habe. Die Therapie mit Ben, er bringt mir bei, meinen Verstand als ein Haus zu sehen, um mir zu helfen, die verborgenen Teile zu finden. Die Teile, die ich so tief vergraben habe, vor so langer Zeit. Er hat gesagt, es könnte schlimmer werden, bevor es besser wird. Junge, mir war nicht bewusst, wie viel schlimmer es noch werden konnte. Auch wenn es, sobald man die Büchse der Pandora geöffnet hat, nahezu unmöglich ist, sie wieder zu schließen. Aber als Leo geboren wurde, da schwor ich mir, alle Schmerzen, die ich in mir hatte, zu heilen, ihm ein besseres Leben zu bieten, als ich es gehabt hatte. Alle Wunden zu heilen, die heilen mussten, egal, wie schlimm sie waren. Ich habe vier Jahre gebraucht, um den Mut aufzubringen, aber ich habe es getan. Das ist der Grund, weshalb ich diese Therapie angefangen habe: um mich zu erinnern. Ich wollte es wissen. Ich musste es wissen. Und, na ja, jetzt weiß ich es. Der Flashback im letzten Monat auf der Treppe hat es bestätigt. Jetzt ergibt es Sinn, warum ich nie Rosa tragen wollte. Ich trug ein rosa Kleid, als der sexuelle Übergriff passierte.

Ich habe über Vertrauen nachgedacht, während ich hier saß. Darüber, wie vertrauensvoll Kinder sind, wie vertrauensvoll ich selbst war. Er war kein Familienangehöriger oder auch nur ein Freund. Aber er war der Bruder eines Freundes, und ihm wurde vertraut. War es, weil er verheiratet und ein Mitglied der Kirche war? Hat ihn niemand verdächtigt? Es waren andere Zeiten damals; Eltern hatten, wenn sie ihre Kinder bei anderen Leuten ließen, nie den Verdacht, es könnte ihnen etwas zustoßen, und schon gar nicht etwas Sexuelles. Aber es ist mir zugestoßen, er hat mir etwas angetan, hat mich missbraucht, und während dieses Flashbacks habe ich gesehen, wie tief und schmerzhaft er es getan hat. So schmerzhaft, dass ich sah, wie sich mein Verstand zersplittert hat, als er mich vor all den Jahren vergewaltigte, und unter der schieren Wucht dieser Erinnerung fiel ich die Treppe hinunter, und bis ich unten angekommen war, war ich wieder sechs Jahre alt. Wie passiert so etwas? Ich verließ meinen Körper, meinen erwachsenen Körper, und ein sechs Jahre altes Ich kam aus der Vergangenheit zurück und hatte die volle Kontrolle. Ich konnte sehen, was mit mir passierte, während ich darüber schwebte. Aber ich konnte nicht wieder in meinen Körper zurückkehren.

Ich habe es niemandem erzählt, nicht einmal Ben. Ich verstehe einfach nicht, wie mir das passieren konnte, wie ich meinen Körper so verlassen konnte. Ich bin nur froh, dass es nicht lange angehalten hat und dass es das Foto von Leo an der Wand war, das mich in meinen Körper zurückgeholt hat, das erwachsene Ich in die Gegenwart zurückgeholt hat. Aber jetzt ist es hier, das kleine Mädchen in dem rosa Kleid, das sechsjährige Ich, bei mir, in mir, in dem Haus; sie nennt es die »Verletzung«, was er ihr angetan hat, was er mir angetan hat, und sie muss heilen. Ich muss heilen. Vielleicht ist das der Grund, weshalb meine Beziehung zu Eve und ihrem Trinken sich immer so chaotisch und missbräuchlich angefühlt hat, wegen dieser Sache, die ich als kleines Kind durchgemacht habe. Wie habe ich das nur überlebt? Ich war doch erst sechs. Aber jetzt kapiere ich es, es ergibt einfach Sinn; ich kapiere, warum ich die Farbe Rosa immer gehasst habe – ich verbinde sie mit Verletzlichkeit. Ich verstehe das mit den Drogen, dem Gras, der Depression. Der Flashback war fürchterlich – es war, als würde ich alles noch einmal durchmachen –, aber wenn ich ihn nicht gehabt hätte, na ja, dann würde ich es jetzt nicht verstehen. So vieles beginnt jetzt Sinn zu ergeben.

Ich habe mich auch noch an etwas anderes erinnert, an dem Tag neulich, als ich mit Callie zusammen war; wir haben über die Zeit geredet, als wir Kinder waren, und über unsere Lieblingsbücher. Ich dachte an Die Möwe Jonathan, und wie tief es mich beeindruckt hatte, und dann dachte ich darüber nach, wie es mich im Grunde irgendwie gerettet hatte. Ich erinnere mich, als ich zehn Jahre alt und wieder vertrauensvoll war, und wie dieses Vertrauen zweimal von einem anderen »Freund« der Familie erneut missbraucht wurde. Jemand völlig anderem, aber jemandem, der auch wieder dachte, er hätte das Recht, mein Vertrauen zu missbrauchen und die Erwachsener-Kind-Grenze zu überschreiten. Das Gefühl von Scham und Ekel, das ich empfand, als er mich küsste, mit seiner Zunge in meinen Mund eindrang, sorgte dafür, dass ich mich nach innen wandte, mich Büchern und Essen zuwandte. Aber es war dieses Buch, das mir sagte, dass es etwas im Leben gab, worauf ich mich freuen konnte. Dass ich eines Tages entkommen und mein Leben leben würde, wirklich leben, hoch oben segelnd wie Jonathan, und dass ich frei sein würde. Bin ich jetzt frei? Hat die Erinnerung an all das mich befreit? Ich fühle mich nicht frei. Ich verspüre zu viel Schmerz, um mich frei zu fühlen. Eines Tages werde ich es vielleicht tun.

Vielleicht.

Im Augenblick würde ich am liebsten weinen, aber ich kann nicht, ich muss einen Kurs unterrichten. Ich muss mich zusammenreißen. Weißt du, wenn ich darüber nachdenke, hatte ich eigentlich keine Chance; das hier waren meine Erfahrungen, bevor ich irgendetwas über Jungen wusste, und als ich schließlich einen Jungen kennenlernte, versuchte er letztendlich, mich zu töten – mein erster Freund versuchte das Leben aus mir zu würgen, während er unter Drogeneinfluss stand. Ich frage mich oft, was wohl passiert wäre, wenn sein bester Freund ihn nicht von mir weggezerrt hätte.

Na ja, dann wäre ich jetzt nicht hier, um diese Zeilen zu schreiben.

Und bei alledem war das Einzige, was ich je wollte, dass mein Dad kam und mich holte und mich von diesen bösen Männern wegbrachte. Nur dass das nie passierte, daher vergrub ich es stattdessen.

Ben sagt, dass ich vielleicht deshalb Männer suche, die mich an meinen Dad erinnern, weil ich das Gefühl habe, dass ich gerettet werden muss, dass das kleine Mädchen in mir noch immer gerettet werden muss. Und das stimmt, weißt du. Selbst Karl, die Trennungen und dann die Versöhnungen und die Auseinandersetzungen ... wir scheinen uns ständig im Kreis zu drehen. Ich bin das Opfer, er ist mein Retter, und dann ist alles für eine Weile gut. Bis es wieder von vorn anfängt. Aber mein Dad ist der einzige Mann, dem ich je vertraut habe, der einzige Mann, bei dem ich mich sicher fühle. Ich weiß nicht, was ich tun soll.

Und, na ja, das Schlimmste davon kam im letzten Monat auf der Treppe heraus. Das war anders, das war ein Flashback auf einer ganz anderen Ebene. Einer Ebene, die ich nicht verstehe. Warum hat sich mein Verstand so zersplittert?

Vielleicht muss ich es jemandem erzählen. Ich könnte es Georgie erzählen – sie studiert mit mir zusammen Psychologie; vielleicht kann sie herausfinden, was es war. Ich glaube, vielleicht ist das der eigentliche Grund, weshalb ich Psychologie studiere – damit ich irgendwann aufhören kann, mich auf

die Therapie zu verlassen, und meine eigene Therapeutin werden kann.
Vielleicht.
Callie ist eben in ihrem Wagen vorgefahren. Na ja, nächsten Monat fängt die Uni an. Dann werde ich mit Georgie reden, ein Neuanfang. Ich habe einen guten Job, ein Geschäft, das gut läuft, einen schönen Sohn und einen tollen Freund. Vielleicht wird ab jetzt alles nur besser werden.
Ja, es kann nur besser werden.
Vielleicht.

Aber das wurde es nicht.

Ich legte das Blatt Papier hin; die grauen Nachmittagswolken draußen ließen das Zimmer dunkel erscheinen. Es fühlte sich leer an, ohne Leben, betäubt, so wie ich. Die Tränen waren versiegt. Ich wischte mir das Gesicht ab und versuchte nachzudenken, aber mein Verstand hatte ausgesetzt. Ich wusste nicht, was ich tun sollte, und ich wusste nicht, wohin ich gehen sollte.

Draußen hörte ich das leise Geräusch, wie Simones Wagentür zuschlug, und Leo, der die Katze zu sich rief. Ich spritzte mir kaltes Wasser übers Gesicht. Als ich die Treppe hinuntereilte, sah ich, wie Leo sich an der Haustür die Schuhe auszog.

»Hi, Leo.« Ich hoffte, dass er meine verquollenen Augen nicht bemerkte. Er sah zu mir hoch, und das Lächeln in seinem Gesicht verscheuchte prompt alle traurigen Gedanken aus meinem Kopf. Er freute sich so, mich zu sehen.

»Oooh, ich habe dich vermisst.« Ich schlang die Arme um ihn und drückte ihn fest an mich.

»Ich habe dir eine Maske gemacht.« Er zog sie aus seinem Rucksack. Sie war bunt und sorgfältig verziert, mit grünem und blauem Glitter und Federn darauf, und sie sah aus wie etwas, was ich im Karneval tragen würde.

»Wow.« Ich sah ehrfürchtig erst die Maske und dann ihn an. »Du hast das gemacht? Nie im Leben.«

Er nickte stolz. »Doch, ich habe auch eine für mich gemacht, aber meine ist eher eine für Jungen. Sieh mal, sie hat die brasilianischen Farben.« Er holte eine gelb, blau und grün bemalte Maske aus seinem Rucksack und reichte sie mir.

»Oh mein Gott! Leo Jacobs, du bist ja, irgendwie, *sooooo* talentiert; du bist ja, irgendwie, ein megatoller Künstler. Wer hätte das gedacht? Hast du Geheimnisse vor mir versteckt?«, fragte ich ihn.

Er kicherte und schüttelte den Kopf. Wir gingen zusammen ins Wohnzimmer. Simone war bereits in der Küche und verstaute die Einkäufe.

»Ja, weißt du, ich bin gut in Kunst, Mum, genau wie Granddad und JJ und Simone«, sagte er nüchtern.

»Ich weiß, aber die hier sind, irgendwie, auf einem ganz anderen Niveau, einfach supertoll.« Ich starrte strahlend auf die Masken.

»Und wir sind Skateboard gefahren, und ich habe einen 180-Grad-Kickflip gemacht«, berichtete er stolz.

»Das gibt's doch nicht! Wirklich?« Ich hatte keine Ahnung, wovon er redete. »Was haben deine Kumpel dazu gesagt?«

»Oh, sie wissen, dass ich gut skaten kann, da ist gar nichts dabei. Nächstes Mal werde ich einen Heelflip versuchen.« Er lachte und ging in die Küche.

»Spitzenmäßig. Voll gut, eins a.« Ich folgte ihm ehrfürchtig, während ich dachte: *Woher nimmt dieser Junge nur sein ganzes Selbstvertrauen?* Ich sah zu, wie er sich einen Saft einschenkte, während Simone mir von ihrem Wochenende erzählte.

Leo stellte sein Glas neben der Spüle ab.

»Kann ich gehen und an meiner Xbox spielen, Mum?« Er riss die Augen weit auf, womit er mich an einen niedlichen Welpen erinnerte.

»Äh …« Mein Instinkt befahl mir, Simone anzusehen, aber ich wollte in diesem Moment wirklich seine Mum sein und diese kleine, aber wichtige Entscheidung selbst treffen. »Hast du irgendwelche Hausaufgaben?« Ja, das war das, was Mums sagen würden.

Er sah zur Decke hoch und holte die Antwort aus seiner zehn Jahre alten Speicherbank. »Neeeiiin, habe ich alles schon am Freitag gemacht.«

»Na gut, dann geh schon«, sagte ich.

»Ja!« Er rannte schneller als Linford Christie aus der Küche und die Treppe hoch.

»Alles okay mit dir, Schwesterherz?« Sim kam zu mir herüber und umarmte mich fest.

Ich sank in ihre Arme und seufzte tief auf. »Ja, jetzt, wo ihr zwei hier seid, schon.«

Sie wich ein Stück zurück und musterte mich eingehend, und dann, auf typische Simone-Art, wie ein Barkeeper, der einem betrunkenen Gast einen Ratschlag erteilt, sagte sie es mir rundheraus und ohne Umschweife. »Du siehst fürchterlich aus.«

Ich lachte. »Das kommt davon, wenn du dir die Augen ausweinst, während du liest, wie die Hälfte deines bescheuerten Lebens gründlich schiefgegangen ist und das meiste davon ein solcher Riesenschwachsinn ist, dass dein Verstand ein völlig durchgeknallter Bipolarbär wird.«

Simone lachte. »Bipolarbär?«

»Na ja, ich muss lachen, Schwesterherz. Wenn ich das nicht tue, na ja, ich glaube, dann werde ich noch so enden wie … wie Loopy Larry.«

»Loopy Larry?«

»Haben Sie einen Penny für mich, Missus?«, erinnerte ich sie und streckte wie ein Bettler eine Hand aus.

»Oh mein Gott, den hatte ich ganz vergessen«, kicherte sie. »Nay, so schlimm wird es niemals werden.«

»Das wurde es fast. Ich meine, sieh mich jetzt an; sie hat sich völlig aus dem Staub gemacht, und ich bin irgendwie WIEDER fünfzehn! Als wäre es beim ersten Mal, als sie ging, nicht schon schlimm genug gewesen, hat die erwachsene Naomi irgendein verdammtes Bedürfnis, sich zu zersplittern und mich hier zurückzulassen.«

»Was meinst du damit?«

Ich wusste, dass ich schon wieder in der dritten Person von meinem erwachsenen Ich redete, aber Simone schien nicht verwirrt davon.

»Na ja, das ist schon mal passiert.« Meine Kehle schnürte sich zu, und meine Augen begannen zu brennen.

»Schon mal passiert?« Simone runzelte die Stirn, und ich konnte an ihrer Miene ablesen, dass sie keine Ahnung hatte. »Wann denn?«

»Vor drei Jahren, 2005, nur, dass es damals nur eine Stunde angehalten hat und sie wieder sechs war, und sie hat es niemandem erzählt, bis sie es Georgie an der Uni erzählt hat, und dann hat Georgie ihr vorgeschlagen, jemanden aufzusuchen, einen Psychiater oder so.«

»Oh, okay.« Simone hörte zum ersten Mal davon, das sah ich ihr an.

»Und dann, na ja, dieses ganze Zeug darüber, als ich klein war … an das kann ich mich irgendwie nicht erinnern.« Die

Tränen flossen. »Jemand hat sie verletzt, Sim. Hat mich verletzt, ich meine, richtig verletzt.«

Sie trat auf mich zu und hielt mich fest, während ich weinte. »Ich weiß, Süße, ich weiß.«

»Und jetzt weiß ich nicht, was ich tun soll. Ich meine, warum bin ich wieder fünfzehn? Ist es wegen dem, was passiert ist? Muss ich irgendetwas tun? Ich verstehe nicht, was passiert.«

»Was hat die erwachsene Naomi denn getan?« Falls dieses Dritte-Person-Konzept ihr fremd war, schien sie es jedenfalls zu akzeptieren.

»Was meinst du damit?« Ich löste mich aus der Umarmung meiner Schwester und schnappte mir die Küchenrolle. »Totales Rotzfest«, machte ich mich über meine triefende Nase lustig.

»Sieh mal, du lachst noch immer, auch wenn du das Gefühl hast …«

»… absolut traurig zu sein.« Ich putzte mir die Nase.

»Ja.« Simone lächelte. »Und was würdest du, ich meine, was würde die erwachsene Naomi tun?«

Ich dachte eine Sekunde darüber nach, und über das, was ich in den Tagebucheinträgen über sie gelesen hatte. »Sich total bekiffen vermutlich«, sagte ich verbittert.

»Ja, aber das ist keine Option.«

»Verdammt, nein«, gab ich ihr recht. So, wie ich mich fühlte, würde ich für den Rest meines Lebens nie wieder einen Joint in die Hand nehmen.

Ich dachte noch ein bisschen länger nach. Ihre Freunde waren im Moment weg vom Fenster. Katie hatte vier Kinder, um die sie sich kümmern musste. Dean war mit seiner Musik auf Tour. Eve war verschwunden und hatte, wie schon in den vergangenen vier Jahren, keine Ahnung, was passierte. Art war eine Autobahnfahrt weit entfernt und hatte keine Ahnung, was los war. Ich wollte kein Buch lesen und keine DVD sehen.

Von oben kam ein lautes Krachen und dann ein Scheppern. Leo. Natürlich, logo!

Ich sah Simone an, als hätte ich eben nach meiner Brille gesucht und sie dann auf meinem Kopf gefunden.

Ich ging zum Fuß der Treppe. »Alles okay, mein Sohn?«, rief ich hoch. Es war das erste Mal, dass ich ihn »Sohn« nannte, und es gefiel mir.

»Ja«, rief er zurück. »Das waren nur meine Xbox-Spiele; sie sind von meinem Regal gefallen.«

»Oh, okay.«

Ich sah zu den Fotos an der Wand hoch, und das war der Augenblick, als ich meine erste eigene Erinnerung hatte. Ich wusste nicht, ob es an dem lag, was ich auf den Tagebuchseiten gelesen hatte, ob es ein Flashback war oder irgendein seltsamer Flashforward, aber es war, als wäre eine weiße Leinwand heruntergeklappt worden, auf die irgendjemand ein Bild projizierte. Ich konnte die erwachsene Naomi deutlich sehen, wie sie am Fuß der Treppe lag. Es war nicht dieses Haus; es war ein anderes Haus. Die Teppichfarbe war anders. Die erwachsene Naomi war halb nackt, da sie eben aus dem Bad gekommen war, und in ein Handtuch gewickelt, und sie war die Treppe hinuntergefallen. Sie war verstört und verängstigt, und sie litt Schmerzen, und, ja, in ihrer Vorstellung war sie wieder sechs Jahre alt und wusste nicht, wo sie war oder was sie tun sollte. Die erwachsene Naomi war irgendwie da, aber auch nicht da – der Teil ihres Verstandes, der sie war, sah von oben zu, losgelöst von ihrem Körper. Sie hatte keine Kontrolle über das, was passierte. Das sechsjährige Mädchen hatte die Kontrolle und lag eine Ewigkeit so da, verängstigt und verwirrt. Dann sah sie ein Foto von Leo an der Wand über ihr, und das holte sie in die Gegenwart zurück. Es machte ihr klar, dass sie in der Zukunft war und dass sie loslassen und die erwachsene Naomi wieder in ihren Körper lassen musste.

Als ich das sah, wurde mir schwindlig, daher setzte ich mich auf die unterste Treppenstufe. Ich begriff, dass das *tatsächlich* schon einmal passiert war. Es war nicht mir passiert. Aber es war der erwachsenen Naomi passiert. Es war diesem Körper passiert, in dem ich war.

Dabei musste ich an den Brief denken: *Fragmentierung ihrer Persönlichkeit.*

Also war es ein Bild von Leo, das sie rettete, das verhinderte, dass es passierte. Bis jetzt.

Ich starrte auf Leos Gummistiefel.

»Leo«, rief ich zu ihm hoch.

»Ja, Mum.«

Mum. Cool! »Willst du mit mir in den Park gehen?«

»In den Park?« Er kam ans obere Treppenende. »Aber es regnet.«

»Ich weiß, aber wir haben Stiefel.«

Er schüttelte den Kopf. »Nein.«

Ich war geknickt.

»Obwohl …« Er kam noch einmal zurück ans obere Treppenende. »Lass mich dieses Level noch zu Ende spielen, und dann gehen wir.«

»Prima.« Ich sprang auf und schlüpfte in meine Ugly-Stiefel.

Unter den Wolken eines leichten Nieselregens gingen Leo und ich in den Park und planschten in den Pfützen. Wir spielten im Schlamm, machten Figuren aus Zweigen und versuchten die Bilder des jeweils anderen zu erraten. Wir fütterten die Enten und Gänse am See mit altbackenem Brot und die Eichhörnchen mit Nüssen. Die Rutschen und Karussells waren nass und glitschig, aber das hielt uns nicht davon ab, auf sie zu springen und laut zu lachen, während uns von der Drehbewegung fast schlecht wurde. Wir erzählten uns gegenseitig Witze. Er verstand meine nicht, und ich lachte trotzdem über seine.

Schließlich kam die Sonne heraus, und drei Regenbogen bildeten sich. Ich erzählte Leo, wie ich einmal einem Regenbogen gefolgt war und tatsächlich ein Ende gefunden hatte. Er hatte das Gras und die Bäume erhellt, und alles hatte einen goldenen Schimmer, und ich hatte mich magisch gefühlt, wie etwas Besonderes sogar, weil ich das Ende eines Regenbogens gefunden hatte. Leo erinnerte mich, wie die erwachsene Naomi einmal ein vierblätteriges Kleeblatt fand, bevor sie sich mit ihrer holistischen Therapie selbstständig machte, und wie Art es für sie gerahmt hatte. Ich tat, als würde ich mich erinnern, und sagte, ich hätte viel Glück im Leben gehabt, vor allem Glück, ein Kind wie ihn zu haben.

Er lächelte und zog los, um Schlammburgen zu bauen, und ich schaukelte auf der Schaukel und sah ihm zu. Die erwachsene Naomi hatte in ihrem Leben so viel durchgemacht, so viel Mist. Aber ich nahm an, dass Leo gut durchs Leben kam, dass sie, was immer sie für sich selbst nicht tun konnte, für Leo tat, und tief in mir wusste ich, dass sie dafür gesorgt hatte, dass er das Leben bekam, das sie nie bekommen hatte. Ich war froh, dass sie durchgehalten hatte und dass sie ihn irgendwie vor vielem beschützt hatte, was sie selbst durchgemacht hatte. Sie war eine gute Mum, das war offensichtlich, aber ich glaube, irgendwo bei alledem hatte die erwachsene Naomi sich selbst vergessen. Sie hatte vergessen, wer sie wirklich war. Aber, dachte ich, hatte sie das je wirklich gewusst?

Später kamen wir nach Hause, nass und schlammverschmiert, aber glücklich. Ich fühlte mich so viel besser, leichter und frei. Simone, Leo und ich aßen einen köstlichen Braten zum Abendessen, sahen uns einen Film an und spielten Monopoly. Wir lachten den ganzen Abend, und dann brachte ich Leo ins Bett.

»Erzähl mir noch eine Geschichte, Mum.« Leo zog sich die Decke bis zum Kinn hoch.

Ich setzte mich zu ihm auf die Bettkante und dachte eine Weile nach, und dann erzählte ich ihm eine Geschichte von einem Bruder und einer Schwester – einem Prinzen, der Skateboardfahren liebte, und einer Prinzessin, die Hiphop-Musik liebte –, aber die Prinzessin wurde von einer bösen Hexe entführt, die ihr einen Trank des Vergessens gab. Sie vergaß, wer sie war, und lebte als Dienstmagd für die Hexe und musste Unmengen von Tauben braten, weil das das Einzige war, was die Hexe aß. Alle dachten, sie wäre tot, aber ihr Bruder hörte nie auf, nach ihr zu suchen, und eines Tages, als Markthändler verkleidet, der Holz für Skateboards verkaufte, fand er sie. Aber sie erinnerte sich nicht an ihn und vertraute ihm nicht. Der Bruder musste einen großen, bösen, unheimlichen Drachen erlegen, um an den Drachenzahn zu kommen, aus dem er einen Zaubertrank bereiten konnte, der seiner Schwester helfen würde, sich zu erinnern. Das tat er, und dann verwendete er die Drachenschuppen als Rüstung, um sich zu schützen, als die Hexe ihn aufzuhalten versuchte. Der Bruder und die Schwester töteten gemeinsam die Hexe, und er gab seiner Schwester den Zaubertrank. Dann erinnerte sie sich an ihn, und sie kehrten zurück nach Hause in ihr Königreich, wo sich alle freuten und die Rückkehr der Prinzessin feierten. Natürlich gab es in dem Königreich riesige Skateboard-Rampen, und die Rapper Snoop Doggy Dogg und Dr. Dre reisten eigens an, um vor der Prinzessin aufzutreten.

Leo fand meine Geschichte fantastisch, und mich erinnerte sie an die Zeit, als ich klein war und meiner Schwester Geschichten erzählte, damit sie einschlafen konnte. Ich fühlte mich immer gut, wenn ich das tat. Geschichten zu erzählen hatte mir immer geholfen.

An jenem Abend saß ich in einem heißen Bad und sah an dem Körper hinunter, in dem ich aufgewacht war. Dem Körper der erwachsenen Naomi, meinem Körper. Ich war müde und traurig, aber jetzt verstand ich alles. Die erwachsene Naomi war sexuell angegriffen und missbraucht worden, als sie sechs Jahre alt war, und das war das erste Mal, dass ihr Verstand sich von ihrem Körper abgesplittert hatte. Diesem Körper.

Es passierte wieder, als sie zehn war. Das war der Grund, weshalb sie sich Büchern und Essen zuwandte.

Ist das der Grund, weshalb ich ständig diese Essanfälle hatte und mich anschließend übergab?

Sie hatte einen Freund, der sie zu töten versuchte?

Er hat versucht, die Luft aus diesem Körper zu würgen.

Ich legte mir eine Hand an den Hals, und ich verstand, warum sie sich, als sie achtzehn wurde, Drogen zuwandte.

Die Wärme des Wassers fühlte sich gut an. Ich atmete einmal tief ein und sah zu, wie sich mein Bauch mit Luft füllte; ich atmete aus und sah zu, wie er wieder flach wurde. Das Wasser massierte ihn.

Dieser Körper ist von Drogen missbraucht worden; sie hat alles unter Drogen begraben.

Und dann wurde Leo geboren.

Dieser Körper hatte ein Baby ausgetragen, ein großes Baby, und es zur Welt gebracht. Ich betrachtete meine Brüste. Sie hatten das Baby gestillt, hatten es genährt und getröstet.

Dieser Körper war eine Mum, ist eine Mum.

Leo.

Er war der Grund, weshalb sie eine Therapie machte, damit sie eine bessere Mum für ihn sein konnte, damit sie dafür sorgen konnte, dass er das Leben bekam, das sie nie bekommen hatte. Ich hielt den Atem an und tauchte den Kopf unter Wasser. Das Wasser löste meine Haare. Sie machte eine Therapie; sie musste ihren Verstand kennenlernen, musste ihn begreifen. Sie musste einen Weg finden, um ihn zu heilen.

Mein Kopf entspannte sich, und ich schüttelte ihn hin und her. Das Wasser fühlte sich wie Finger an, die meine Kopfhaut massierten. Ich verstand, warum sie Psychologie studierte. Sie tat es nicht, um Psychologin zu werden; sie tat es, um den Verstand, ihren Verstand, zu begreifen.

Dieser Körper war verletzt, beschädigt, und der Druck dieses ganzen vergrabenen Schmerzes führte zu der »Fragmentierung ihrer Persönlichkeit«, als sie für eine Stunde wieder sechs Jahre alt war. Das war es, wovor sie Angst hatte und worüber sie in ihrem Tagebuch nicht reden konnte. Meine Lungen fühlten sich an, als würden sie gleich platzen. Ich hob das Gesicht aus dem Wasser und holte einmal tief Luft.

Ich dachte an die Psychologen, die Psychiater, die Psychotherapeuten, die alle versucht hatten, diesem Körper und diesem Verstand zu helfen, aber letztendlich nicht wirklich geholfen hatten.

Sie sagten, es sei eine bipolare Störung.

Ich hielt mir die Hände vors Gesicht und schloss die Augen. Ich versuchte, in meinen Körper zu sehen. Er hatte seit

Jahren nicht mehr richtig geschlafen – Tage und Nächte ohne Schlaf, und dann Nächte und Tage voller Albträume. Er hatte seit Jahren nicht mehr richtig gegessen – ständig wechselnde Diäten, Erbrechen, tagelang gar kein Essen, Fleisch an einem Tag, vegan am nächsten.

Aber er ist noch immer hier. Er ist noch immer intakt.

Ich nahm die Hände vom Gesicht, legte sie an die Griffe am Rand der Badewanne und stemmte mich hoch. Das Wasser sickerte an meinem Körper hinunter und zurück in die Wanne.

Die erwachsene Naomi hatte es versucht – sie hatte versucht, diesen Körper zu retten, und sie hatte versucht, ihren Verstand zu retten. In ein neues Land zu ziehen, um einen Neuanfang zu machen, war ihre einzige Option gewesen, aber das funktionierte nicht, und sie musste zurückkommen.

Und ich glaube, das war der Zeitpunkt, als sie sich selbst aufgab.

Ich stieg aus der Wanne und rieb meinen Körper mit einem Handtuch trocken, dankte ihm im Stillen dafür, dass er noch immer da war, noch immer überlebte. Ich schlüpfte in meinen Pyjama, legte mich aufs Bett und dachte über all das nach, was am Wochenende passiert war: wie ich die Freunde der erwachsenen Naomi getroffen hatte, wie ich die zukünftige Welt wieder erlebt hatte und wie ich versucht hatte, ihren Verstand anhand ihrer Tagebücher zu begreifen. Bevor ich die Augen schloss und einnickte, nahm ich das Tagebuch in die Hand, in dem die herausgerissenen Seiten fehlten. Das Tagebuch von 2002.

9. April 2002

Liebe Naomi,
ich will dich heilen und dich bemuttern und dafür sorgen, dass es dir besser geht, und ich weiß, dass ich das tun werde. Ich versuche es. Bitte habe Geduld mit mir und gib mir Zeit; das hier wird eine Weile dauern, aber es wird passieren, wir werden das hier durchstehen. Das Universum ist auf unserer Seite; der göttliche Geist, die heilenden Energien, die existieren, werden weiterhin zu uns kommen. Ich weiß, dass du noch immer verletzt und wütend und aufgelöst und leidend bist. Ich weiß, dass du hinsichtlich mancher Dinge noch immer im Zustand des Leugnens bist, aber das Heilen wird andauern, die Wut wird nachlassen, und eines Tages wirst du lernen, dich selbst zu lieben. Der Missbrauch wird aufhören. Du wirst lernen, darauf zu hören, was du willst, und wie du darauf hören sollst, was du brauchst. Ich kann das für dich tun. Es ist nicht schwer; ich tue es jeden Tag für Leo, für meine Liebsten. Wenn ich es für sie tun kann, dann kann ich es auch für dich tun.
Ich verspreche, ich werde es lernen.
Ich verspreche es.

Alles Liebe,
Naomi x

Während ich in Schlaf sank, wurde mir bewusst, dass meine Fragen beantwortet worden waren. Ich wusste so viel über die erwachsene Naomi, wie ich wissen musste, und ich verstand sie so gut, wie ich es je tun würde. Ich verstand, warum sie die Entscheidungen traf, die sie traf, warum sie sich mit diesen sogenannten Freunden umgeben hatte, und jetzt wusste ich auch von den schmerzlichen Wunden, die andere ihr zugefügt hatten und die sie verzweifelt zu heilen versuchte. Ich hatte kein Mitleid mehr mit ihr; ich hatte nur tiefen Respekt vor ihr wegen der Dinge, die sie durchgemacht hatte, und der Tatsache, dass sie sie überlebt hatte. Mehr musste ich nicht wissen.

Ich hatte Zugang zu dem Haus bekommen.

Ich schlenderte in der Dunkelheit umher, durch die Flure, und suchte nach dem Licht, während ich eine letzte Frage stellte.

Warum fünfzehn?

9. Blick durch die Dunkelheit

Manchmal ist es unheimlich,
manchmal ist es ein Kampf,
aber du musst dich
durch die Dunkelheit tasten,
um das Licht zu finden.
L. C.

Als ich aufwachte, dachte ich sofort wieder: warum fünfzehn? Warum war ich jetzt mit fünfzehn in der Zukunft? Warum genau in diesem Alter?

Früher, bevor ich Journalistin werden wollte, träumte ich davon, Schauspielerin zu werden. Ich war eine kleine Dramaqueen, ja, aber ich dachte auch, ich würde eine gute Schauspielerin werden, da ich als Kind ein solches Nervenbündel war. Ich hatte diese seltsame Angewohnheit, jedes Mal, wenn ich mich anspannte, zu lächeln, aber es sah eher aus, als würde ich die Zähne blecken, und was gab es da für einen besseren Beruf als die Schauspielerei?

Darüber dachte ich nach, während ich am nächsten Morgen Leos Schuluniform bügelte und ihm ein Würstchensandwich machte. Ich erinnerte mich an all das, was mir passiert war, seit ich zehn Jahre alt war. Ich brachte Leo zur Schule und dachte an meine eigene Schule und wie sie ein sicherer Hafen für mich war, wie sehr ich es liebte, dorthin zu gehen. Und wie sehr ich es liebte, meine Freunde in ihren vornehmen Häusern zu besuchen und mich unter ihren Dächern mit ihren »normalen« Eltern geborgen zu fühlen.

Als ich das erste Mal in der Zukunft aufwachte, erzählte

mir Simone, wie das kleine Haus der erwachsenen Naomi, dieser Drei-Zimmer-Sozialbau, ein Ort der Geborgenheit, eine Zuflucht für sie war. Auch wenn es nicht das Haus war, in dem ich dachte, dass ich mit zweiunddreißig leben würde, begann es denselben Effekt auf mich zu haben. Ich fühlte mich geborgen, wenn ich in diesem Haus war. Galt dasselbe für den Verstand der erwachsenen Naomi? War das der Grund, weshalb ich immer wieder dieses Haus sah – weil sie das Bedürfnis verspürte, ihrem Verstand eine Zuflucht zu schaffen, ihm einen Ort zu geben, an den er sich flüchten konnte?

Als ich den Schlüssel in der Tür drehte, dachte ich an die Tagebücher der erwachsenen Naomi. Ich verstand absolut, warum sie immer noch schrieb. So vieles ging ihr durch den Kopf, und wenn sie nicht offen mit anderen Leuten darüber reden konnte, dann musste sie es irgendwie anders herauslassen. Und dann kam mir dieser Gedanke, dass es mir auch weiterhelfen könnte, wenn ich Tagebuch schrieb, wenn ich in diese Tagebücher schrieb. Vielleicht war es sogar das, was die erwachsene Naomi brauchte, um zurückzukommen.

Ich fand ihr Tagebuch von 2008 in der Schublade des kleinen Nachttischs neben ihrem Bett. Ich setzte mich auf ihr Bett und schlug die nächste leere Seite in dem Tagebuch auf. Sobald ich zu schreiben anfing, begann ich mich zu erinnern, wie manche Bereiche meines Lebens waren, und die Worte sprudelten einfach rasch aus mir hervor, als hätten sie nur darauf gewartet, geschrieben zu werden.

15. Juni 2008

Liebe erwachsene Naomi,
falls du diese Zeilen eines Tages liest, sollst du wissen, dass ich es kapiere. Ich verstehe, warum du gegangen bist. Ich hoffe, dass du eines Tages wiederkommst, aber für den Fall, dass du es nicht tust, denke ich, ich sollte die Tagebücher für dich weiterführen – auch weil ich glaube, dass es mir helfen wird. Wenn ich mich an bestimmte Dinge über mich erinnere, dann werde ich vielleicht wissen, warum ich hier bin, weißt du? Jedenfalls, ich dachte, ich schreibe am besten alles auf, woran ich mich erinnern kann, was nicht viel ist. Heute habe ich angefangen, mehr über meine Zeit nachzudenken, also, los geht's ...
Letztes Jahr ... na ja, nein, im Jahr davor ... na ja, als ich dreizehn war, da hörte ich auf, mich hinter Büchern zu verstecken. Erinnerst du dich noch, wie ich diese Party gab, in diesem großen Saal, und wie ich diesen Hut und einen roten Lippenstift trug und dachte, ich würde aussehen wie Janet Jackson? Ich kam mir absolut supersüß vor! Das machte mich in der Schule beliebt; Leute wollten mich kennenlernen und mich zu ihren Partys einladen. Ich fühlte mich frei, weißt du, wenn ich mit ihnen zusammen war, mit meinen Freunden in ihren großen, vornehmen Häusern. Ich konnte ich selbst sein. Und erinnerst du dich noch an die Theatergruppe, an meine Schauspielerei? Jemand anderen zu spielen fühlte sich stets besser an, als ich selbst zu sein. Ich konnte sein, wer immer ich sein wollte.
Und dann, als ich vierzehn war, änderte sich alles. Erinnerst du dich noch an den Sommer des Musicals, als ich auf der Titelseite des Lokalblatts war und in einer Kinder-Fernsehshow sang? Die Show wurde in Manchester aufgezeichnet! Unglaublich! Und schließlich bist du sogar hierhergezogen! Ich wurde auch für das große Finale ausgewählt und sang die Schlussnummer in dem Musical. Ich liebte diesen Sommer – meine

Glanzzeit. Ich fühlte mich selbstbewusst, war vielleicht ein bisschen überheblich, aber es war alles einfach verdammt fantastisch.
Es stimmte mich absolut traurig zu lesen, dass die Sache mit Mum nicht besser wurde, aber letztes Jahr forderte ich sie zu einem offenen Kampf heraus, erinnerst du dich? Ich hatte genug von den Schlägen, die ich im Laufe der Jahre eingesteckt hatte; Gürtel, Pantoffel, Regenschirm, egal was, wenn es in der Nähe lag, während wir mitten in einer Auseinandersetzung waren, schnappte sie es sich und rastete aus. Oh, und dass sie mir ständig die Schuld an allem gab, was Josephs Kinder oder Simone falsch machten ... na ja, ich musste einfach mehr für mich selbst eintreten. Es fühlte sich alles so schrecklich unfair an, weißt du. Und dann sagte ich ihr irgendwann, ich sei ihre Schläge leid und sie solle mit mir vors Haus gehen und wir würden gegeneinander kämpfen, nur mit den Fäusten. Ich machte mir in die Hose, aber sie ging beschämt weg und schlug mich nie wieder. Absolut traurig, aber ich verstehe irgendwie, warum die Dinge so kamen, wie sie kamen.
Dann wurde alles ein bisschen durchgeknallt, oder? Erinnerst du dich noch, wie ich mich bei einer Schauspielschule in London bewarb und man mir schrieb, meine Bewerbung sei erfolgreich gewesen, und ob ich zu einem Vorsprechen nach London kommen würde? Mum sagte Nein, Punktum.
Also würde ich keine berühmte Schauspielerin werden, daher geriet ich irgendwie aus dem Gleis und fing an, mich mit den Lehrern zu streiten. Ich trug mehr Make-up (Gott, erinnerst du dich noch, wie Mrs. O'Shea wegen meines roten Lippenstifts immer auf mir herumgehackt hat? Hat sie mich nicht eine Hure genannt?), und ich habe wie aus Versehen, aber mit Absicht Bleichmittel über meinen bescheuerten Nonnenrock geschüttet, damit ich mir einen kürzeren kaufen konnte.

Erinnerst du dich noch an den superheißen Robert Harris? Und den Rest der Truppe? Und dann die Jungen, die mich mochten, aus dieser Siedlung, in der ich und Lydia immer herumhingen? Na ja, damals wollte ich nicht gerettet werden, ich wollte nur mit Jungen knutschen! Und dann fing ich an, Eve darüber zu belügen, wo ich war, damit ich am Wochenende lange ausbleiben konnte.

Letztendlich schwänzte ich STÄNDIG die Schule. Erinnerst du dich noch, wie ich mich gegen Ende der neunten Klasse fast einen Monat lang überhaupt nicht mehr blicken ließ, bis ich eines Tages nur aus Langeweile hinging und Mr. Frye, der Leiter unseres Jahrgangs, mich hinsetzte und mir sagte, wenn ich mich nicht dahinterklemmen und wieder regelmäßig zur Schule gehen würde, würde ich in allen Fächern meines mittleren Schulabschlusses durchfallen?

Und ich fing tatsächlich an, mir richtig Mühe zu geben, hart zu lernen, um den Stoff aufzuholen und meine Prüfungen zu bestehen. Es würde ein Kinderspiel sein, ich würde die Prüfungen mit Leichtigkeit bestehen. Am Ende der zehnten Klasse stand ich in allen Fächern auf einer Eins, und was soll's, wenn ich keine Schauspielerin sein konnte, dann würde ich eben Journalistin werden und die Welt bereisen und über Leute und Orte berichten.

Was ist denn dann passiert?

Was ist mit mir passiert? Ich wünschte, ich könnte mich erinnern.

Alles Liebe,
die jugendliche Nay x

Es gab noch immer Tagebücher zu sichten, und insbesondere eines, das ich lesen wollte – ein rotes Tagebuch. Als ich es auf dem Boden des Kartons fand, wusste ich prompt, dass es aus den Jahren 1991 und 1992 stammte. Es war das Einzige in der Sammlung, das ich noch nicht gelesen hatte. Aber ich hielt mich an Simones Ratschlag, eine Pause einzulegen.

Tagsüber tauchte ich in Leos Welt ein, brachte ihn zur Schule, sah ihm beim Skateboardfahren zu, spielte mit ihm Xbox-Spiele und ging manchmal mit ihm in den Park, wo wir auf den Schaukeln schaukelten und uns gegenseitig Geschichten erzählten.

Ich ging sogar zu dem riesigen Tesco-Supermarkt und versuchte, aus dieser ganzen Auswahl schlau zu werden. Leo mochte so ziemlich dieselben Dinge wie ich, daher war es leicht, für ihn einzukaufen, und da mir noch immer nicht ganz klar war, was mein Magen eigentlich wollte, hielt ich mich an Suppen und Sandwiches und Ofenkartoffeln. Das waren die einzigen Dinge, bei denen ich mich nicht gleich übergeben wollte.

Eines Morgens kam ein Brief, der die erwachsene Naomi an die Psychologieprüfungen erinnerte, die sie machen sollte, aber ich fühlte mich absolut nicht dazu imstande. Ich nahm an, den Uni-Leuten zu sagen, dass sie aus ihrem eigenen Verstand verschwunden war und ich ihren Platz eingenommen hatte, würde ein bisschen zu durchgeknallt klingen, daher legte ich den Brief beiseite.

Ich mied die meisten Freunde der erwachsenen Naomi, da ich *absolut* nicht mit ihnen reden wollte. Das meinte ich nicht böse; ich wusste nur nicht, was ich zu ihnen sagen sollte. Und ich nahm an, wenn ich nicht irgendwann einen Joint mit ihnen rauchte, würden sie etwas ahnen. Wenn einer von ihnen wegen irgendetwas anrief und sie nicht durchkamen, riefen sie sowieso bei Simone an, und sie kümmerte sich um sie.

Katie und ich verbrachten ein paar Abende damit, über all

die Dinge zu reden, die ich in den Tagebüchern gelesen hatte. Sie wusste mehr, als ich dachte, und füllte viele Lücken für mich aus. Aber sie bestätigte, dass all das, was ich in den Tagebüchern gelesen hatte, der erwachsenen Naomi tatsächlich passiert war, und dass sie vieles davon allein durchgemacht hatte. Das stimmte mich immer noch absolut traurig, aber irgendwie empfand ich auch fast eine Art Respekt vor ihr, weil sie diesen ganzen Scheiß überlebt hatte und noch immer hier war. Na ja, gewissermaßen, wenn auch nicht geistig. Trotzdem, ich musste der Frau wirklich Achtung zollen!

Genau wie Dean konnten Katie und ich die witzige Seite bei alledem sehen, und ich lachte manchmal wie ein Idiot in meinen Kräutertee. Wenn ich nicht gelacht hätte, dann hätte ich geweint, und das Weinen wollte ich wirklich hinter mir lassen.

An einem Abend kam Simone bei mir vorbei, und wir verbrachten ein gemütliches Wochenende und sahen uns Naomis DVD-Box von *Buffy – Im Bann der Dämonen* an. Während der Folge, in der Buffys Mum stirbt, klingelte Simones Handy.

Es waren Nat und Marcy, unsere lange verloren geglaubten Cousinen. Sie hatten einander ursprünglich über eine Webseite für verschollene Familienangehörige gefunden und sich vor ein paar Monaten bei Simone gemeldet, aber Simone hatte mir nicht von ihnen erzählt, da sie mich angesichts meines momentanen Zustands nicht noch mehr Stress aussetzen oder unter Druck setzen wollte, mich an Vergangenes zu erinnern. Nat und Marcy waren beide Kinder der jüngeren Schwestern meiner Mum, waren als Babys adoptiert worden und suchten nun nach der Familie, die sie nie kennengelernt hatten.

Als Simone mir von ihnen erzählte, wollte ich gern mit ihnen reden, daher rief ich sie am nächsten Tag an. Es war richtig nett, mit den beiden zu sprechen. Als ich klein war, dachte ich immer, ich würde meine Cousine Nat eines Tages wiedersehen. Ich konnte mich nicht an sie erinnern, aber auf eine seltsame Weise konnte ich mich erinnern, sie geliebt zu haben, und ich hatte ein Bild von ihr behalten, Teil eines Fotos, das von uns aufgenommen wurde, als wir Babys waren und ihre Mum für eine Weile bei uns in Liverpool lebte. Es war ein altes Foto, das in vier Teile zerschnitten worden war, und nach all den Jahren fand ich heraus, dass sie den Teil des Fotos mit mir darauf behalten hatte. Das Band war nie abgerissen, und dass noch eine andere Cousine, Marcy, auftauchte, war ein zusätzlicher Bonus.

Ich plauderte etwa eine Stunde mit den beiden. Sie erzählten, ein paar Verwandte seien völlig ausgerastet, als sie sich bei ihnen gemeldet hatten, und auch ich war überglücklich, dass sie uns gefunden hatten. Eves Seite der Familie war so zersplittert und zerstreut. Da wir alle in verschiedenen Teilen des Landes lebten und uns kaum sahen oder sprachen, waren die Jüngeren nicht wirklich mit den Älteren vertraut, daher standen sie sich alle auch nicht besonders nahe.

Es waren insgesamt sieben Schwestern; Evelyn war die Älteste; dann kamen Paula, Gina, Annette, Rebecca, Meryl und Betty. Zusammen waren sie eine Kraft, mit der man rechnen musste, eine Kraft, die ein Dorf niederreißen und alles in Schutt und Asche legen konnte. Wenn sie Streit hatten, na ja, dann wollte niemand zwischen die Fronten geraten. Ich nannte sie »die Schwestern«, obwohl ich eigentlich nur zwei der Schwestern meiner Mum kannte: Tante Gina und Tante Rebecca, die noch immer in Liverpool lebten und uns im Sommer manchmal besuchten.

Die Geschichte, die ich früher oft geflüstert hörte, war, dass »die Schwestern« beim Tod ihres afrikanischen Vaters noch kleine Mädchen gewesen waren, und dass sie alle in Pflege gegeben oder adoptiert wurden. Ihre irische Mutter, die ich die »Matriarchin« nannte, aber nie kennengelernt hatte, war psychisch schwer krank und verschwand schließlich wieder nach Irland, wo sie in einem psychiatrischen Altersheim starb.

Das Leben, das meine Mutter und ihre Schwestern führten, bevor sie zu Waisen wurden, verursachte bei jeder Einzelnen von ihnen irgendeine Art psychologischen, emotionalen oder physischen Schaden. Es wurde nie darüber geredet, aber es kam auf die eine oder andere Weise zur Sprache, als sie älter waren. Offenbar waren manche ihrer Kinder ebenfalls auf die eine oder andere Weise davon betroffen, darunter auch diejenigen, die als Babys in Pflege gegeben wurden.

Ich wollte mehr darüber wissen, daher rief ich Nat und Marcy ein paar Tage später noch einmal an.

Es war *so* cool, dass ich diese beiden wunderbaren Frauen jetzt erneut kennenlernen konnte. Es war etwas, worauf ich mich in der Zukunft freuen konnte. Sie waren so alt wie die erwachsene Naomi und rauchten kein Gras! Ich war überglücklich, dass sie mit mir verwandt waren und wir befreundet sein konnten. Und selbst wenn wir als Babys nicht im Leben der jeweils anderen gewesen wären, war es, als würde uns ein unsichtbarer Faden miteinander verknüpfen, von dem ich wusste, dass er ein Leben lang halten würde. Nat und Marcy kamen genau zur richtigen Zeit.

Trotzdem, mit ihnen zu reden erinnerte mich an die geflüsterten Gespräche zwischen den »Schwestern«, die ich zufällig mit anhörte, als ich klein war. Sie hatten irgendwie eine echt beschissene Zeit mit der »Matriarchin«, und ich fand heraus, dass sich diese Geisteskrankheit durch den Familienstammbaum zog wie ein ätzendes Gift. Einige der »Schwestern« waren dem Erbe der Geisteskrankheit mit bloßen Lernschwierigkeiten oder Suchtproblemen entronnen. Andere hatten die volle Wucht abbekommen, sodass sie letztendlich in Anstalten eingewiesen wurden. Das zu erfahren half mir, dieses Bipolarbär-Zeug, mit dem die erwachsene Naomi zu kämpfen hatte, ein bisschen besser zu verstehen. Dabei fragte ich mich auch, ob dieses Erbe hieß, dass es uns allen bestimmt war, irgendwann in unserem Leben einen Nervenzusammenbruch, eine Depression oder eine Sucht zu erleiden. Oder lag es nur an dem, was die Leute um uns herum zu uns sagten, und an der Art, wie wir erzogen wurden? Wie auch immer, mir wurde immer klarer, dass vielleicht nicht alles ausschließlich die Schuld der erwachsenen Naomi war. Vielleicht war das der Grund, weshalb ich hier war – um herauszufinden, wie ich ein Leben führen konnte, ohne dass alles völlig durchgeknallt wurde und ich das Gefühl hatte, mich vielleicht umbringen zu wollen.

Es blieb die Frage: warum fünfzehn? Ich erinnerte mich nicht an viel aus der Zeit, als ich fünfzehn war. Eines Abends, als Leo eingeschlafen war, legte ich mich auf mein Bett und versuchte mich zu erinnern, aber es fühlte sich alles verschwommen an. Ich rollte mich herum und sah das rote Tagebuch auf dem Boden liegen. Ich ahnte, dass die Antwort auf die Frage in diesem Buch stand.

Ich bekam allmählich Magenschmerzen. Diese Seiten boten dem Verstand der erwachsenen Naomi einen geschützten Ort für all ihre innersten Gedanken, ihre Geheimnisse. Offenbar konnte sie, je mehr sie Jahr für Jahr schrieb, diese Seiten von sich umso besser verbergen, wie eine Schnecke, die sich in ihr Schneckenhaus zurückzieht. Die erwachsene

Naomi wollte sich nicht mitteilen, wollte nicht sichtbar sein. Sie war verletzlich, sensibel und mit einem spirituellen Bewusstsein ausgestattet, und ihre Geheimnisse waren tief in den Seiten ihres Tagebuchs verborgen.

Diese neuen Wörter, die ich gelernt hatte – Schlaflosigkeit, Depression, Manie, Teilnahmslosigkeit, Apathie, Distanziertheit –, waren das die einzigen Möglichkeiten für sie, zu überleben? Und anhand der Tagebücher konnte ich sehen, dass die einzigen Leute, die sie sicher lieben zu können glaubte, Simone und Leo waren.

Es war an der Zeit. Ich streckte eine Hand aus, hob das rote Tagebuch auf und öffnete es. Ich konnte spüren, wie mein Herz hämmerte. Draußen begann es zu regnen.

Donnerstag, 18. April 1991

Das hier ist absolut falsch, und ich stehe völlig unter Schock, und ich weiß wirklich nicht, was zum Teufel ich tun soll. Ich wünschte, ich könnte zurück nach Liverpool zu Dad fahren, und es wäre wieder Ostern, denn im Moment will ich absolut nicht hier sein, bei dem ganzen Mist, der hier los ist. Ich bin heute wieder zur Schule gegangen, nur um zu erfahren, dass in meiner Abwesenheit ALLE – ja, ALLE – meine Freundinnen die Gruppe von Jungen in unserem Jahrgang sexueller Nötigung beschuldigt haben. Was zum Teufel??? Als sie mir erzählten, was passiert war, glaubte ich ihnen. Wenn man zu einem Jungen NEIN sagt oder dass er aufhören soll, dass man nicht mag, wohin er seine Hände legt, dann sollte er nicht lachen und weitermachen. Aber die ganze Schule hat sich gegen meine Freundinnen gewandt, und ich hatte das Gefühl, dass jeder mich beobachtete, um zu sehen, was ich tun würde, auf wessen Seite ich mich schlagen würde. Binnen einer Woche haben wir es geschafft, von den Meistbewunderten zu den Meist-

gehassten zu werden. Ich war entsetzt, als sie es mir sagten, und fühlte mich den ganzen Tag immer wieder, als würde mein Magen sich überschlagen! Und jetzt, wo ich zu Hause bin, fühle ich mich irgendwie am Boden zerstört, weil das passiert ist. Ich sitze zwischen den Stühlen. Ich habe versucht, meine Freundinnen vor der Schule zu beschützen, habe allen ihre Version der Geschichte erklärt, aber die GANZE Schule denkt, dass es falsch von ihnen war, es den Lehrern zu sagen. Dann habe ich versucht, die Jungen davor zu beschützen, dass sie von der Schule verwiesen werden, und ihnen erklärt, was meine Freundinnen dazu gebracht hat, das zu sagen, dass sie zu weit gegangen sind und dass sie zu dem stehen sollten, was sie getan haben, aber sie wollten nichts davon hören und sagten, es sei nur ein harmloser Spaß gewesen, und die Mädchen hätten sich zu dem Zeitpunkt nicht beklagt, und sie hätten nichts Unrechtes getan. Ich habe sogar versucht, mit Mrs. O'Shea zu reden, aber sie hat mir gesagt, ich sei gar nicht dabei gewesen, und Eltern und DIE POLIZEI seien eingeschaltet, und ich könne nichts für sie tun! Ich gebe mir die Schuld, im Ernst! Warum hat mein Dad auch gefragt, ob wir noch eine Woche länger in Liverpool bleiben können? Warum hat Mum Ja gesagt? Ich hätte die Mädchen beschützen können. Die Jungen hätten es nicht gewagt, irgendetwas zu tun, wenn ich da gewesen wäre. Vor allem nachdem ich Malik im zweiten Jahr in den Hintern getreten habe, als er Simone geschlagen hat. Die Jungen wissen, dass sie sich besser nicht mit mir anlegen. Sie tun mir alle so leid, aber irgendwie bin ich auch wütend, denn, na ja, warum zum Teufel sind sie denn überhaupt erst mit den Jungen in die Klassenzimmer gegangen? Was haben sie sich denn dabei gedacht? Wenn ich da gewesen wäre, wäre das gar nicht erst passiert. Jetzt kann ich nichts tun, und ich bin absolut traurig wegen dieser ganzen Geschichte. Die Jungen müssen sich vor den Schulbeiräten verant-

worten, und irgendwie JEDER hasst jetzt meine Freundinnen. Es ist alles absolut schiefgegangen, und ich weiß nicht, was ich tun soll. Alles hat sich verändert, und ich kann es nicht wiedergutmachen. Es ist niemand da, der mir helfen kann, es wiedergutzumachen.

Ich konnte mich an nichts von alldem erinnern, während ich es las. Die folgende Seite war leer, und der nächste Eintrag war vier Tage später geschrieben.

Montag, 22. April 1991

Wir sind untergetaucht. Nein, im Ernst, wir sind untergetaucht. Ich sitze auf Reece' und Niamhs Etagenbett und trinke ein Cherry B. Ich trage noch immer meine Schuluniform. Louise hat mir den Drink eben gegeben, nachdem ich sie gefragt habe, ob meine Mum sterben würde. Weißt du, was sie gesagt hat? »Ich weiß es wirklich nicht, Nay.« Ich meine, wie BESCHEUERT ist das denn!!?! Ich meine, was, wenn sie es tut, ich meine, sterben? Was sollen wir denn dann machen? Ich will nicht bei meinem Dad leben. Ich liebe ihn und Marlene, aber ich will absolut nicht weg von meiner Schule und meinen Freunden. Und es wäre ein total bescheuerter Schwachsinn, wenn sie meine Mum umbringen. Ich meine, sie hat nichts Unrechtes getan.
Wir müssen hier bei Lou bleiben, bis es sicher ist, wieder nach Hause zu gehen. Ich meine, vielleicht wird es das nie sein. Vielleicht müssen wir noch einmal Hals über Kopf Reißaus nehmen und von hier verschwinden, wenn sie nicht überzeugt sind, dass meine Mum ihre Drogen nicht gestohlen hat. Ich meine, natürlich hat sie ihr bescheuertes Kokain nicht gestohlen. Meine Mum ist ein Ganjababy, und sie trinkt gern ein Glas oder zwei, alle wissen das, aber diese grässlichen Männer sagen, sie und ihre Freundin hätten es gestohlen, und jetzt wollen sie sie entfüh-

ren und foltern, bis sie es ihnen zurückgibt. Ich meine, irgendwie richtig foltern – wir reden hier von Kabeln, die an Autobatterien angeschlossen werden und so. Gott, ich meine, sie ist doch nur auf einen Drink und einen Joint zu ihnen nach Hause gegangen, und dann sind diese Typen am Freitag nach der Schule zu uns nach Hause gekommen und haben mich ausgequetscht, haben mich gefragt, wo sie ist. Bobby B. war bei ihnen – ich glaube, er hat ihnen gezeigt, wo wir wohnen –, und er hat mir zugeflüstert, ich solle ins Haus gehen und die Tür abschließen und nicht aufmachen, falls die Männer wiederkommen.
Lou hat gesagt, Bobby B. hätte ihr gesagt, dass die Männer mich entführen und behalten wollten, bis meine Mum ihnen ihre Drogen zurückgegeben hat, die sie ja gar nicht hat, aber Bobby B. hätte sie davon abgehalten.
Aber ich habe nie auf seine Warnung gehört, dass ich im Haus bleiben soll, denn sobald sie gegangen waren, bin ich zu der Telefonzelle am Ende der Straße gerannt und habe Mum in der Arbeit angerufen und ihr erzählt, dass diese unheimlich aussehenden Typen zu uns nach Hause gekommen sind und nach ihr gesucht haben. Na ja, alle kamen zu uns nach Hause. Mum hat uns gesagt, dass wir unsere Taschen packen sollen, und seitdem sind ich und Simone die ganze Zeit hier! Ich wünschte, Joseph wäre hier; mein Stiefdad würde wissen, was zu tun ist. Aber nein, er ist irgendwo am anderen Ende der Welt.
Ich hoffe, dass meine Mum heute Abend nicht stirbt. Sie ist mit Alanson (irgendeinem großen, unheimlich aussehenden Gangster weggegangen, der sagt, dass er für sie bürgen wird), um sich mit diesen Drogentypen zu treffen und sie zu überzeugen, dass sie ihr bescheuertes Zeug nicht gestohlen hat. Ich würde am liebsten weinen, aber ich kann nicht, aber mit diesem Drink fühle ich mich wenigstens ein bisschen besser. Bitte, bitte, bitte, wenn es dort oben einen Gott gibt, bitte lass nicht zu, dass sie

meine Mum umbringen. Ich beklage mich vielleicht ständig über sie und sage, dass ich sie hasse, und sie nervt mich total, aber insgeheim liebe ich sie wirklich sehr, und ich will wirklich nicht, dass ihr irgendetwas Schlimmes passiert: Sie ist die einzige Mum, die ich habe!!!

Ich fühlte mich wie betäubt. Ich konnte mir das Haus der Freundin meiner Mum, Louise, vorstellen, das Etagenbett ihrer Töchter, auf dem ich saß, als ich diese Zeilen schrieb, aber ich hatte keine Erinnerung daran, wie verängstigt und verzweifelt ich mich damals fühlte.

Ich blätterte weiter.

21. November 1991

Nur ein weiterer Tag in der Schule, obwohl ich wusste, dass irgendetwas anders war – ich bin mit einem seltsamen Gefühl aufgewacht, weißt du? Irgendwie benommen. Und dann, als ich in die Schule kam, wandte sich Robert Harris zu mir um und wünschte mir alles Gute zum Geburtstag! Und dann fiel es mir wieder ein, Scheiße, ich werde heute sechzehn, und das hatte ich völlig vergessen, aber dann wurde mir klar, dass alle anderen es auch vergessen hatten! Niemand hat daran gedacht – mein Dad, meine Mum, meine Schwester, meine Freunde, alle haben es vergessen. Niemand hat meine Geburt gefeiert. Aber weißt du was? Es ist mir egal, es ist mir inzwischen wirklich egal. Es spielt keine Rolle, ob ich existiere oder nicht. Ich könnte genauso gut verschwinden. Meine Freunde nerven mich total. Joseph ist endlich gegangen, und ich glaube, diesmal kommt er nicht wieder. Die Schule ist total beknackt, und ich hasse diesen Teufel O'Shea über alles. Meine Mum ist noch immer die Böse Hexe der West Midlands. Simone ist noch immer das Goldkind! Und, na ja, meinen Dad scheint das al-

les überhaupt nicht zu kümmern! Warum zum Teufel sollte es mich dann kümmern?
Daher fühle ich gar nichts mehr. Es kümmert mich einfach nicht mehr. Was hätte das auch für einen Sinn?

Das war zu viel für mich. Ich konnte mich an nichts von alledem erinnern. Ich klappte das Tagebuch zu, schloss die Augen und sah tief in meinen Verstand, suchte nach der Erinnerung zu diesem Eintrag.

Ich sah mich noch immer vor dem Haus stehen. Die Tür stand offen, und es war Zeit für mich, hineinzugehen, daher drückte ich sie weiter auf und trat ein. Völlige Dunkelheit. Ich fühlte nichts, nur die schwarze Leere eines unbewohnten Hauses.

»Hallo!«, rief ich.

Ich hörte nichts, nicht einmal ein Echo meiner Stimme. Ich wusste, dass ich weitergehen musste, wenn ich das Licht erreichen wollte. Ich hatte Angst, aber ich ging trotzdem hinein.

Während ich durch das große, dunkle Haus ging, begann ich Bilder zu sehen. Schwache Bilder von allem, was ich gesehen hatte, seit ich in der Zukunft aufgewacht war, Bilder des kleinen Dreizimmerhauses, das ich mir mit Leo und Sophia, der Katze, teilte. Bilder meiner Schwester und von Katie, wie sie um den Tisch saßen und Tee tranken. Bilder von Leo, wie er Skateboard fuhr und lachte. Ich verspürte übergroße Liebe zu der Familie der erwachsenen Naomi – meiner Familie.

Ich tastete mich weiter durch die Dunkelheit, wobei ich immer wieder tief Luft holte. Ich hatte Angst davor, was ich finden würde, was ich sehen würde, aber jetzt konnte ich nicht mehr umkehren. Ich musste sie finden. Ich musste die erwachsene Naomi finden. Während ich weiterging, liefen noch mehr Bilder ab – Bilder der Welt und wie sie sich verändert hatte, wie sie sich offenbar verschlimmert hatte. Ich sah Bilder von Krieg, schmelzenden Polkappen, Überwachungskameras, die jeden beobachteten, Leuten, die protestierten, Jugendlichen mit Kapuzenjacken, die randalierten, Regierungen, die sie ignorierten. Es gefiel mir nicht; so hätte sich die Zukunft nicht entwickeln sollen. Ich ging weiter durch die Dunkelheit, während ich meine Angst hinunterschluckte.

Während ich an den Zimmern des Hauses vorbeiging, sah ich die Tagebücher um mich herumschweben, und ein Bild von mir, wie ich auf dem Boden saß und sie las. Dann wechselte das Bild und zeigte mich am Fenster einer Straßenbahn sitzend, wo ich das Spiegelbild meiner Schulfreunde und ihrer lachenden Gesichter in der Scheibe betrachtete. Diese Gesichter wurden von den Gesichtern der Freunde der erwachsenen Naomi ersetzt. Sie rauchten und weinten. *Ich will nicht mehr bekifft sein. Ich will keine Drogen mehr nehmen. Es muss einen anderen Weg geben*, dachte ich.

Und dann hörten die Bilder auf. Ich stand still da und starrte auf eine große, geschlossene Tür.

Ich hatte gewusst, dass jeder Schritt durch meinen Verstand mich zu diesem Ort führen würde. Das Zimmer enthielt die Antwort, die Antwort darauf, warum ich in der Zukunft aufgewacht war, warum ich wieder fünfzehn Jahre alt war. Ich öffnete die Tür.

Es war ein dunkles Zimmer; die Wände waren schwarz, fast unsichtbar. Ich konnte den Boden nicht sehen, und die Decke schien sich ins Unendliche zu erstrecken. Die Tür schloss sich hinter mir. Ich starrte tiefer in die Dunkelheit.

»Hallo«, flüsterte ich.

Mir war bewusst, dass irgendetwas flackerte. Voller Angst vor dem, was ich sehen würde, wandte ich mich langsam um. Eine leere Leinwand erschien an der schwarzen Wand. Ich hörte das vertraute Surren eines Projektors, und ein Bild erschien. Ich blieb stehen und sah es an. Es zeigte mich, in dem Zimmer, das ich mir mit Simone teilte. Ich war noch im Pyjama, lag auf meiner Marilyn-Monroe-Bettdecke und schrieb einen Eintrag in das rote Tagebuch. Ich konnte hören, wie meine Gedanken durch das dunkle Zimmer hallten. Ich sah und hörte zu.

18. April 1992

Liebes Tagebuch,

Simone ist gestern nach Malta geflogen! Ich hoffe, sie hat eine schöne Zeit. Wünschte, ich wäre mitgekommen, aber meine erste Prüfung – Französisch – steht kurz bevor, und dafür muss ich lernen. Ich mache mir ein bisschen in die Hose, weil ich das Gefühl habe, dass ich bei meinen Prüfungen nicht gut abschneiden werde. Ich dachte, das würde ich, aber ich muss noch jede Menge lernen, und ich habe noch nicht einmal mein Buch über Dominique für meine Prüfung in Kindesentwicklung fertig, aber Sally sagt, ich kann den ganzen Montag mit ihr verbringen, das heißt, das wird cool werden. Ich vermisse meine Kumpel; ich frage mich, ob sie ihre Ferien genießen. Selbst D-Mob ist mit ihrem Dad in Campingurlaub gefahren. Bin ich irgendwie die Einzige, die nie irgendwohin fährt? Gott, als wir das letzte Mal Urlaub gemacht haben, sind wir in ein BUTLIN-Ferienlager gefahren! Als ich neun oder so war! Mein Leben ist so traurig! War noch nie in einem Flugzeug! Ich bin die Älteste, ich hätte als Erste fliegen sollen, aber stattdessen darf Simone (das Goldkind) als Erste fliegen! Und sie wird ganz braun gebrannt und strahlend zurückkommen, und ich werde immer noch blass und dick und entnervt sein! Ich hasse mein Leben, ich hasse meine Abschlussprüfungen, und ich hasse einfach alles!

Ich frage mich, was heute Abend im Fernsehen kommt ... Ich habe absolut keine Ahnung, wo Eve ist, aber ich werde sehen, ob sie mir etwas Geld geben kann, vielleicht das neue More-Magazin und ein bisschen Schokolade besorgen. Ich brauche auch ein paar neue Anziehsachen. Ach, scheiß drauf! Ich hasse einfach mein Leben, Punktum. Ich will auf Malta sein!
Fang besser an zu lernen, Nay, diese bescheuerten Prüfungen werden sich nicht von allein bestehen!

Die Stimme wurde leise, das Bild verschwand. Ich stand im Dunkeln, in der Stille da, und dann erinnerte ich mich. Es flutete alles zurück, und ich erinnerte mich, was als Nächstes passierte. Das Bild erschien wieder auf der anderen Seite von mir, und ich sah alles.

Ich lag auf meinem Bett und schrieb, und dann hörte ich, wie die Haustür zuging, und ich wusste, dass es meine Mum war. Ich ging hinunter, um Hallo zu sagen, aber dann überlegte ich es mir anders, weil sie eine solch absolut grimmige Miene aufgesetzt hatte. Sie bemerkte mich auch gar nicht, bis ich sie um Geld bat und fragte, ob ich ausgehen dürfte. Das schien sie irgendwie als eine Art Beleidigung aufzufassen, denn sie rastete aus, und ich erstarrte augenblicklich an Ort und Stelle und konnte nur zusehen, wie sich ihre Miene von gequälter Wut verzerrte.

Sie begann mich anzuschreien, sie hätte genug von meinen Fragen, hätte genug von mir.

Ich explodierte. »Was?«, brüllte ich zurück. »Wie, du meinst, allein davon, dass ich hier bin, flippst du irgendwie total aus?«

»Du musst gehen«, schrie sie und fuchtelte mit den Armen in meine Richtung.

Ich wollte die Treppe hochstürmen, wie ich es normalerweise tue, aber ich konnte mich nicht bewegen; meine Beine steckten irgendwie fest, und ich stand einfach nur da und beobachtete sie aufmerksam. Ich hielt den Atem an, in der Hoffnung, sie würde sich in ihrer Rage verlieren und anfangen, Selbstgespräche zu führen, wie sie es manchmal tut. Und dann, auf einmal, rastete irgendetwas in mir aus.

»NEIN! Ich habe genug von dir, und ich bin es leid, ständig zu hören, wie du von meiner Faulheit und meiner schlechten Einstellung redest. Ich lerne für meine verdammten Abschlussprüfungen, und wenn dir das nicht passt, na ja, dann ist das dein Problem, denn ICH MUSS MEINE PRÜFUNGEN MACHEN!!!«

»Und dann was?«, brüllte sie zurück.

»Was soll das heißen, dann was?«, schrie ich sie an.

»Was zum Teufel willst du denn nach deinen Prüfungen machen, denn hier wirst du ja nicht mehr bleiben?!«

Soll das ein Witz sein? »Was soll das denn heißen? Ich habe Schule, und meine …«

»Die Schule ist zu Ende! Du gehst nicht mehr zurück zur Schule«, sagte sie.

»Aber ich werde entweder dortbleiben oder mit meinen Freunden aufs College gehen.«

»Oh nein.« Meine Mum verschwand in die Küche, aber ich blieb im Wohnzimmer stehen, wie gelähmt von dem, was sie soeben gesagt hatte.

»Du bleibst nicht hier, scheiß drauf!«, schrie sie aus der Küche. »Du wirst nicht hier aufs College gehen. Du bist von der Schule abgegangen, jetzt hast du hier nichts mehr verloren.« Sie kam zurück zur Tür und drohte mir mit dem Finger.

Schockiert setzte ich mich aufs Sofa. Ich meine, wie bescheuert war das denn? Ich konnte nicht bleiben?

»Und was sollen das für Freunde sein? Du hast doch gar

keine Freunde! Wo sind sie denn? Simone ist die Einzige mit Freunden, du hast keine verdammten Freunde!«, brüllte sie.

Das war's. Ich stand auf, bereit für einen Kampf, aber sie stürmte durch die Tür zurück in die Küche, wo sie den Töpfen und Pfannen wütend erklärte, ich sei ein faules Biest, ich hätte keine Freunde und kein Leben und würde nicht länger in ihrem Haus bleiben.

Ich war sprachlos. Ich stand völlig unter Schock. Ich meine, alles, was ich wollte, war ein bisschen Taschengeld, und es endete mit der Realität, dass ich mir, sobald meine Prüfungen vorbei waren, dringend eine neue Bleibe suchen musste, weil ich in diesem Haus nicht länger erwünscht war. Verdammt, nicht einmal in dieser Stadt.

Ich hielt die Tränen zurück, während ich wieder in die Küche ging. »Aber wo soll ich denn hingehen? Ich habe nichts, wo ich hingehen kann.«

Sie wandte sich zu mir um. »Was redest du denn? Du kannst bei deinem Dad leben. Er kann dich jetzt haben.«

»Mein verdammter Dad?«, schrie ich. »Nie im Leben!« Ich schüttelte den Kopf, als würde das die Realität, dass ich nach Liverpool zog, einfach aus mir herausschütteln.

Und dann wetterte sie wie von Sinnen gegen mich los. Das Schreien und Brüllen wurde lauter; die Worte wurden langsamer geformt. Alles wurde nur noch verletzender. Es war absolut durchgeknallt. Ich verstand es nicht, und dann wurde alles einfach verschwommen, und ich blendete den Rest von dem, was sie sagte, aus.

In dem dunklen Zimmer wich ich einen Schritt von dem Bild zurück.

Ich erinnerte mich. Ich erinnerte mich, wie sich jener Tag vor siebzehn Jahren angefühlt hatte.

Das Bild lief weiter ab.

Und das war der Moment, als sie die eigentliche Bombe platzen ließ. »Ich meine, wozu bist du überhaupt da?«, schrie sie.

»Was?« Ich stolperte rückwärts durch die Tür. Hatte sie mich das eben wirklich gefragt? Hatte meine Mutter eben meine ganze Existenz infrage gestellt?

Und das war der Moment, als mir klar wurde, dass sie bereits wusste, dass ich bei Art leben würde, dass sie das bereits entschieden hatte, bevor sie überhaupt losgelegt hatte. *Warum gibt es mich überhaupt? Wie, warum zum Teufel bin ich überhaupt hier?*, dachte ich. *Was für einen Sinn hat mein Leben?*

Ich machte den Mund auf, um ihr zu antworten, aber ich glaube, der Blick in meinem Gesicht musste sie mit einem Ruck aus ihrer Wut zurückgeholt und ihr gesagt haben, dass sie zu weit gegangen war, wie sie es immer tat. Ihre Miene schien sich in eine seltsame Mischung aus selbstgerechter Empörung, spöttischem Bedauern und Reue zu verwandeln. Ich gab mir alle Mühe, die Tränen zurückzuhalten. Aber ich war *absolut* wütend. Ich meine, wie konnte sie einen solchen Schwachsinn sagen? Ich stand da und versuchte zu überlegen, was ich getan hatte, um das zu verdienen. Sie hatte meine Schwester in einen fabelhaften Strandurlaub geschickt und dann, einfach so, meine eigene Existenz am nächsten Tag mit Füßen getreten.

»ICH HASSE DICH SO SEHR!«, schrie ich sie an und rannte hoch in mein Zimmer. Ich knallte die Tür zu, so laut ich konnte, warf mich aufs Bett und brach in Tränen aus.

Alles, was ich denken konnte, waren *diese* Fragen: *Warum gab es mich überhaupt? Welchen Sinn hat mein Leben?*

Nach einer Weile hörten die Tränen auf, und ich kam dahinter. *Ich weiß nicht, warum ich hier bin, daher hat mein Leben keinen Sinn, oder? Und wenn es keinen Sinn hat, dann könnte ich genauso gut gar nicht existieren, oder? Ich werde in meinen Prüfungen durchfallen. Ich werde im Leben scheitern. Ich bin eine Versagerin.*

Nach einer Weile schlug unten die Haustür zu. Eve war gegangen.

Ich fühlte mich so allein, aber ich konnte das alles deutlich vor mir sehen. Mein Leben hatte keinen Sinn. Ich war absolut unwichtig, und vielleicht hätte ich gar nicht geboren werden sollen.

Ich wusste, dass es nur eine Antwort auf mein Problem gab.

Ich stieg aus dem Bett, ging in das Zimmer meiner Mum und fand ein kleines braunes Fläschchen mit weißen Pillen im obersten Fach ihres Kleiderschranks. Ich schluckte so viele wie möglich davon hinunter, während ich immer wieder einen Schluck Wasser aus dem Wasserhahn im Badezimmer trank. Ich wollte nur, dass es so schnell wie möglich vorbei war. Ich dachte an nichts und niemanden sonst. Ich dachte nicht an einen Abschiedsbrief, oder daran, wer mich finden würde, oder auch nur, warum ich es tat. Ich wollte nur, dass das ALLES vorbei war. Ich wollte, dass diese Stimme in meinem Kopf aufhörte, mich aufzuziehen, sich über mein bescheuertes Leben lustig zu machen. Ich war dick und hässlich, und niemanden kümmerte es, ob ich lebte oder starb. Ich wollte, dass der Schmerz aufhörte.

Wenn meine Familie nicht einmal an meinen Geburtstag denkt oder Drogendealer mich entführen wollen oder Jungen meine Freundinnen sexuell belästigen und ich sie nicht beschützen kann, dann bin ich unwichtig, dann ist es unwichtig, wie ich mich fühle, das heißt, dann werden sie mich auch nicht vermissen, wenn ich tot bin, dachte ich, während ich das Wasser trank.

Ich brach wieder in Tränen aus. Ich hatte überhaupt nichts unter Kontrolle, aber ich wusste, dass ich die Menge an Pillen unter Kontrolle hatte, die ich schlucken konnte, bevor der Schmerz zu viel wurde. Daher schluckte ich so viele, wie ich konnte, und legte mich dann auf das Bett meiner Mum. Die Tränen versiegten, und diese ganzen beschissenen Fragen rückten schließlich in den Hintergrund. Es war, als wäre ich von einem Nebel des Friedens umhüllt, und mein Atem verlangsamte sich, und ich fühlte mich ruhig. Es fühlte sich richtig an. Ich schloss die Augen. Ich dachte wirklich, es wäre für mich an der Zeit zu gehen.

Ich wich einen Schritt von dem Bild zurück und holte einmal tief Luft; es war alles zu viel. Es war, als ob das Haus in meinem Verstand wüsste, wie ich mich fühlte. Und eine innere Stimme hallte in der Dunkelheit wider und sagte mir, was an dem Tag passiert war, an dem ich mich umzubringen versuchte. Ich wandte mich um und sah mich selbst noch immer auf dem Bett liegen. Ich schlief. Ich sah friedlich aus.

WUMM!

Die Haustür wurde laut geschlossen, und ich schreckte aus einem unruhigen Schlaf hoch. Draußen war es dunkel. Mum war zurück. Ich wusste, dass ich besser aus ihrem Zimmer verschwinden sollte, aber als ich von ihrem Bett aufstand, knickten meine Beine unter mir weg, mein Kopf schlug gegen den Türrahmen und ich fiel zu Boden. Der Sturz gab mir den Rest; mein Schädel fühlte sich benebelt an, ich konnte mein Gehirn nicht dazu bringen, meinen Beinen zu sagen, sie sollten sich bewegen, aber ich wusste, wenn Mum mich hier ertappte, dann würde sie mich umbringen.

»Was tust du denn da?«, brüllte sie vom Fuß der Treppe zu mir hoch.

»Nichts.« Ich versuchte mich ernst zu geben, aber ich klang wohl eher betrunken.

Ich hielt mich am Türrahmen fest, um mich vom Boden hochzuziehen, und dann hatte ich höllische Angst. Sie war zu früh zurückgekommen. Ich sollte tot sein. Und dann geschah etwas Seltsames. Ich ging ins Bad und stand einfach nur da und starrte auf mein Spiegelbild, und ich sah aus wie eine Fremde. Es war ich, aber die ältere Version von mir; ich erkannte mich selbst nicht wieder. Mein Kopf schmerzte, und mein Herz schlug richtig schnell.

Und dann war es, als würde ein Schalter in meinem Gehirn umgelegt werden, und ich wusste es einfach. In dieser Sekunde, allein im Bad, während ich auf mein Gesicht im Spiegel starrte, konnte ich es nicht tun. Ich wusste, dass ich einen Platz hatte, irgendwo. Ich musste ihn nur finden. Ich wollte nicht sterben. Ich brauchte nur etwas Zeit, um zu finden, wo ich hingehörte. Um einen Sinn zu finden. Ich brauchte nur Hilfe.

Daher spritzte ich mir etwas kaltes Wasser ins Gesicht und steckte mir die Finger in den Hals. Es schmeckte eklig, aber ich sagte mir immer wieder: »Reiß dich zusammen, Nay, du Schwachkopf«, bis es mein Motto dafür wurde, am Leben zu bleiben, und ich nichts mehr erbrechen konnte. Da wusste ich, dass ich es Eve sagen musste, dass mir keine andere Wahl blieb. Ich wusste nicht, was ich genommen hatte, und sollte schnell in einem Krankenhaus untersucht werden. Ich dachte, nach dem Vorfall am Morgen müsse sie megamäßige Schuldgefühle haben und verstehen, warum ich so reagiert hatte, wie ich es getan hatte, und mich schnellstens in die Notaufnahme bringen. Mir würde der Magen ausgepumpt; sie würde sich entschuldigen, erkennen, dass sie einen Fehler begangen hatte, und mich mit meinen Plänen weitermachen lassen, zu Hause zu bleiben.

Absolut falsch!

Ich ging langsam die Treppe hinunter und ins Wohnzimmer, und da stand sie neben dem Couchtisch und starrte aus dem Fenster. Ich folgte ihrem Blick, aber ich konnte nicht sehen, was sie sah.

»Mum, ich habe eben ein paar Tabletten genommen, aber dann habe ich mich übergeben.«

»Was?« Sie schnellte herum, und bei dem entsetzten Blick in ihrem Gesicht, aus dem langsam alle Farbe wich, hatte ich prompt ein schlechtes Gewissen, weil ich das getan hatte.

»Woher?«, brüllte sie wütend.

»Oben aus deinem Kleiderschrank«, sagte ich zu ihr, und dann packte sie mich bei den Haaren. Ich versuchte, ihre Hände wegzunehmen, aber je mehr ich zog, desto heftiger krallte sie sich fest. Dann begann sie, mit einer Hand meinen Schädel hin und her zu schütteln, während sie mir mit der anderen auf den Kopf schlug und mir dabei die ganze Zeit irgendwelche Beschimpfungen entgegenschleuderte.

Sie zerrte mich an den Haaren aus dem Haus und schrie mich auf dem ganzen Weg an, bis wir den Eckladen erreichten.

Als wir zu dem Laden kamen, stand Happy Shopper Harry hinter dem Tresen. Er war für meine Schwester und mich wie eine Art Onkel – na ja, er verkaufte meiner Mum Zigaretten und Milch an seiner Hintertür, wenn der Laden sonntags geschlossen war, und wir spielten mit seiner Tochter, bis sie erwachsen war und nach Camp America ging, und er hörte einem immer zu, egal, was los war oder was man getan hatte. Happy Shopper Harrys Laden war der Einzige, in dem wir nie klauten, als wir Kinder waren; er war einfach absolut klasse. Mum berichtete ihm, was ich getan hatte.

»Oh, Naomi.« Er sah mich über seine Brille hinweg an, mit einem mitleidvollen Blick, und schüttelte den Kopf. »Aber warum?«

Meine Mum war den Tränen nahe. »Weil sie so verdammt dumm ist, darum.«

Ich war beschämt und ließ nur betreten den Kopf hängen, während Harry meiner Mum zwei Dosen ihres Lagerbiers und ein paar Zigaretten hinstellte.

»Verdammter Selbstmord! Ihr Dad würde mich umbringen, wenn sie sich ihr verdammtes Leben nimmt«, sagte Mum, während sie in ihrer Handtasche nach etwas Geld suchte.

Ich wollte am liebsten an Ort und Stelle in Tränen ausbrechen. Ich konnte es noch immer nicht glauben!

»Soll ich euch ins Krankenhaus fahren, Eve?«, fragte er meine Mum. »Ich kann Betty sagen, dass sie hier übernehmen soll.«

Bitte nicht, dachte ich. Ich schüttelte den Kopf. Die Vorstellung, dass irgendjemand anderes davon erfuhr, ließ mich wünschen, ich wäre wirklich gestorben.

»Nein, schon gut, sie schafft das schon«, sagte meine Mum, während sie den Laden verließ. Ich folgte ihr. Sie schrie mich noch immer an, als wir das Haus unserer Nachbarin, Thelma, erreichten. Dort musste ich in Thelmas Wohnzimmer sitzen, während Thelma, Joanne und Carol einfach nur dasaßen und mich anblickten und sich nervös auf die Lippe bissen, während Eve ihnen erzählte, was ich eben getan hatte. Wieder spiegelten die entsetzten, mitleidvollen Blicke Harrys Miene wider, und ich ließ den Kopf hängen.

»Meinst du nicht, sie sollte ins Krankenhaus, Eve?«, fragte Thelma. Aller Wahrscheinlichkeit nach wollte sie nicht, dass die Tochter ihrer Nachbarin in ihrem Wohnzimmer tot umfiel oder sie selbst Beihilfe zum Mord leistete.

»Nein, sie kann dort sitzen und leiden; sie wird schon nicht sterben.« Meine Mum zog den Ring von ihrer Bierdose und kippte das Bier hinunter. Das betrunkene Gefühl, das ich gehabt hatte, war verflogen; ich zitterte und schluchzte und war irgendwie so absolut überwältigt von dieser verdammten Scham, dass ich einfach niemanden ansehen konnte.

18. April 1992 (selber Abend)

Ich muss weiterschreiben. Wenn ich weiterschreibe, werde ich wach bleiben, und dann werde ich vielleicht nicht sterben. Ich kann nicht glauben, was ich getan habe. Ich wollte es nicht tun, es ist einfach passiert. Ich wollte nicht, dass es so weit kommt, aber ich wusste nicht, was ich sonst tun sollte, und sobald ich es getan hatte, habe ich es Eve gesagt, aber sie ist völlig ausgerastet – ich meine, es war der totale Krieg –, und ich weiß nicht, was ich jetzt tun soll, denn sie ist noch immer bei Thelma und trinkt, und was, wenn ich sterbe?

Ich meine, Thelma hat mir geholfen; na ja, sie ist in ihre Küche gegangen und hat mir ein Glas Wasser eingeschenkt und eine Scheibe Toast gemacht. Zu dem Zeitpunkt war ich nur noch ausgelaugt und erschöpft, und ich konnte die Augen nicht mehr offen halten, ich wollte nur noch schlafen, aber ich konnte nicht sagen, ob es an den Tabletten lag oder an allem, was passiert war, daher aß ich den Toast. Er schmeckte wie Pappe, und ich trank das Wasser und tat mein Bestes, um meine Verblüffung zu verbergen, als ich Salz darin schmeckte. Ich sah Thelma an, und sie zwinkerte mir zu. Eve war in ein Gespräch vertieft, daher fragte ich, ob ich die Toilette benutzen könnte, und ging in das Bad im hinteren Teil des Hauses. Ich stand über der Toilette und leerte das Salzwasser in einem Zug und steckte mir dann

wieder die Finger in den Hals und erbrach den Toast und dieses weiße ätzende Zeug.
Danach wollte ich nur noch gehen. Ich wollte nach Hause. Mein Magen muss leer von den Tabletten sein, daher bin ich mir sicher, dass ich nicht sterben werde. Eve hat gesagt, ich könnte nach Hause gehen.
Weißt du was? Ich habe mich so frei gefühlt, als ich dieses Haus verließ, wie ein gefangener Vogel, der hinausgelassen wurde und einen Spalt in einem vergessenen Fenster fand und entkam. Ich fand schnurstracks den Weg hierher zu meinem Bett, und jetzt liege ich zusammengerollt unter der Decke, die Füße unten eingewickelt, da mir kalt und schlecht ist. Ich dachte wirklich, Eve würde abwarten, um zu sehen, ob ich bewusstlos wurde, und dann würde sie mich ins Krankenhaus bringen. Warum hat sie mich nicht ins Krankenhaus gebracht? Hat sie mir nicht geglaubt? Hat sie gedacht, dass ich lüge? Vielleicht war es nicht ernst genug, oder vielleicht ist es ihr einfach egal.
Ich hasse sie so sehr.
Trotzdem, jetzt liege ich hier und schreibe diese Zeilen und weine und bete. Bitte, wenn es dort draußen irgendjemanden gibt, der zuhört, ich will nicht sterben, und wenn du irgendetwas tun kannst, kannst du bitte dafür sorgen, dass ich nicht sterbe?
Denn ich glaube, ich weiß die Antwort auf mein Problem. Wenn ich nicht fortkomme von hier, möglichst weit weg von Eve, werde ich niemals erfahren, welchen Sinn mein Leben hat, warum es mich überhaupt gibt.
Bitte, ich möchte nicht sterben, ich werde auch nie wieder eine Pille schlucken, nicht einmal eine Schmerztablette.
Und dann, eines Tages vielleicht, wird alles gut sein.
Vielleicht.

Naomi x

Ich schloss die Augen, und die Bilder, die Erinnerungen, die in dem Haus in meinem Verstand abliefen, hörten auf. Jetzt war mir alles klar geworden, und zum ersten Mal hatte ich tatsächlich ein paar aufblitzende Erinnerungen aus meiner nahen Zukunft. Jener Abend war der Einstieg in meine Drogenkarriere gewesen. Das war ich; ich war unwichtig, daher war auch mein Leben unwichtig, und von da an ließ ich zu, dass es völlig außer Kontrolle geriet. Ich erinnerte mich, dass ich Gras zu rauchen begann, dass ich meine Prüfungen nicht bestand, dass ich einmal sogar bekifft zu einer Prüfung erschien und dann härtere Drogen zu nehmen begann.

Ich tat genau das, was die erwachsene Naomi getan hatte. *Ich* steckte fest und zersplitterte mich und machte mich aus dem Staub, verließ möglicherweise das Haus *meines* Verstandes.

Als ich fünfzehn war, zersplitterte *ich* mich. Genau wie damals, als die kleine Naomi sechs war und vergewaltigt wurde und als die erwachsene Naomi achtundzwanzig war und die Treppe hinunterfiel. Es passierte mir auch, als ich fünfzehn war und mit der Schule und der Möglichkeit, dass meine Mum sterben würde, nicht zurechtkam, und dann tat ich es wieder, als ich sechzehn war und mich umzubringen versuchte. *Ich* zersplitterte mich.

Aber ich glaube, mit fünfzehn blieb ich stecken; mein Verstand blieb fünfzehn wegen dieser Zeit mit meinem Dad während der Osterferien, als er uns jede Menge Schokoladeneier kaufte und mit uns in schöne Restaurants essen ging. Er machte mit uns Einkaufsbummel; er kaufte uns jede Menge Zeug und sagte uns immer und immer wieder, wie sehr er uns liebte. Das war das letzte Mal, dass ich mich wie ein Kind fühlte, das letzte Mal, dass ich mich sicher und beschützt fühlte.

Und dann lief alles furchtbar, entsetzlich schief.

Und ich zersplitterte mich.

Dann erinnerte ich mich an eine Auseinandersetzung mit meiner Schulfreundin Katie, eine körperliche Auseinandersetzung mit den Fäusten. Ich griff sie an, weil Leute mir gesagt hatten, sie hätte über mich geredet. Sie schlug mich zurück, und ich biss sie in den Kopf, mit meiner Zahnspange. Sie war am Boden zerstört. Ich war wie betäubt. Ich erinnere mich daran.

Und ich zersplitterte mich.

Ich versuchte mit allem zurechtzukommen und fing irgendwie an, mich von meiner Realität zu lösen. Ich wollte mich so gern wieder wie ein Kind fühlen, mich beschützt fühlen. Nur dass das an dem Tag endete, an dem mir gesagt wurde, ich müsse gehen. Ich musste mich damit abfinden, dass ich sechzehn war und dass ich wirklich auf mich allein gestellt war; dass ich mich selbst in einer Welt durchschlagen musste, von der ich keine Ahnung hatte. Ich kam nicht damit zurecht, daher versuchte ich mich umzubringen. Das klappte nicht, daher griff ich zu Drogen.

Und ich zersplitterte mich.

Die Drohungen der Kokaintypen, meine Mum zu töten; meine Freundinnen und die sexuelle Nötigung und dass ich sie nicht beschützen konnte; dass ich meine Prüfungen nicht bestand; dass ich die Schule nicht verlassen wollte, sie aber gleichzeitig hasste. Binnen eines Jahres brach alles zusammen. Joseph und meine Mum trennten sich, und ich erinnerte mich, dass ich, so toll unser Osterbesuch in Liverpool auch war, oft mitten in der Nacht aufwachte und hörte, wie mein Dad und Marlene sich stritten. Simone schien vor alledem geschützt zu sein, aber ich saugte alles auf wie ein Schwamm, und mein Verstand zersplitterte sich. Ich wandte mich von den Bildern in der Dunkelheit ab und sah ein kleines, orangefarbenes Licht vor mir schweben. Ich streckte die Hand aus, nahm es und trug es durchs Haus, bis ich genau das Fenster erreichte, durch das ich fast sechs Wochen lang hineingestarrt hatte, draußen ausgesperrt. Diesmal starrte ich von drinnen hinaus.

Die Straße war noch immer dunkel. Ich stellte das Licht aufs Fensterbrett und fing mein Spiegelbild in der Scheibe auf.

Das war der Moment, als ich wusste, warum ich in der Zukunft aufgewacht war: Ich war der Grund. Es hatte alles mit mir angefangen. Ich steckte fest, steckte in einer Zeit fest, zu der ich mich selbst aufgegeben hatte. Als ich das Gefühl hatte, dass ich absolut unwichtig war, und jener kleine Teil von mir noch immer glaubte, dass ich es war, verschwand ich aus meinem Verstand und begrub ihn unter Drogen. Kein Wunder, dass mein Leben so verlaufen war, wie es das getan hatte. Das ganze schlimme Zeug, das ich durchgemacht hatte, bevor ich sechzehn war … kein Wunder, dass ich nicht erwachsen werden wollte. Die einzige Art, wie mein Verstand damit umgehen konnte, war, selbst in Teile zu zerbrechen und diese Teile in den Seiten meiner Tagebücher und tief in der Dunkelheit meines Verstandes, in der Dunkelheit eines Hauses, zu verstecken.

Alles, was mir bis zu diesem Alter passiert war, hatte mir bewiesen, dass es keine Hoffnung gab, keine Hoffnung auf eine bessere Zukunft, keine Hoffnung für mich.

Ich erblickte mein Spiegelbild im Fenster. Mein Gesicht verwandelte sich in ihres, in das der erwachsenen Naomi. »Es tut mir so leid«, sagte ich schluchzend zu ihr.

Der Schmerz zog meinen Verstand aus dem dunklen Haus.

Ich schlug die Augen auf, stieg aus dem Bett und sah durchs Fenster auf den Nachthimmel. Es regnete, und ich starrte angestrengt durch die wellenförmigen Muster, die der Regen unter der Straßenlaterne zeichnete. Das Salz meiner Tränen brannte mir im Gesicht. Ich holte einmal tief Luft, mein Herz verkrampfte sich in meiner Brust, und ich weinte.

Mich zu erinnern hatte mich letztendlich an diesen Punkt geführt; es war eine Wunde, die so schwer von Schmerzen war, dass sie sich entschlossen einen Weg durch mich bahnte und mich in eine kalte Dunkelheit zog. Ich würgte zwischen den Tränen. Ich fühlte mich schwach, und meine Lungen schmerzten.

Weder die Welt noch mein Leben hatten sich so entwickelt, wie sie es hätten tun sollen, und nachdem ich mehrere Wochen damit verbracht hatte, meine Tagebücher zu lesen, war mir klar, warum.

Jetzt konnte ich deutlich sehen, wie ich ständig davongelaufen war. Im Laufe der Wochen hatte ich in den Tagebüchern von all den Dingen gelesen, mit denen die erwachsene Naomi zu kämpfen hatte: ein drogensüchtiger Freund, emotional missbräuchliche Beziehungen, die Tatsache, dass sie eine alleinerziehende Mutter war, dass sie ihre eigenen Unternehmen führte und anderen das Heilen beibrachte, während sie selbst zu heilen versuchte, eine Kokainsucht, ein drogenbedingter Zusammenbruch … Sie war für zahlungsunfähig erklärt worden, hatte ihren gesamten Besitz verloren, war obdachlos geworden und musste wieder ganz von vorn anfangen …

Und dann wachte ich auf.

Denn alles begann mit mir, der jugendlichen Nay, und endete mit der Zukunft der erwachsenen Naomi. Ich schluchzte, während ich an all das dachte, was ich von Anfang bis Ende gelesen hatte, die letzten siebzehn Jahre des Lebens der erwachsenen Naomi – nein, *meines Lebens* –, kurz zusammengefasst. Alles davon führte zu dieser Zukunft, dem Sozialbau, der Katze und dem Wagen und dem Sohn, der so aussah wie sie. Es war eine Zukunft, in der die erwachsene Naomi versuchte, etwas Stabilität, etwas Sicherheit und Geborgenheit zu finden, aber immer das Gefühl hatte, gescheitert zu sein.

Und all das nur, weil ich mich vergraben hatte, weil ich mich hinter einer lächelnden Fassade versteckt hatte. Einer Maske, so wie der, die Leo für mich gemacht hatte. Sie sagte der Außenwelt, dass alles in Ordnung war, dass alles glitzernd und golden war, während ich in Wirklichkeit innerlich zusammenbrach. Ständig zusammenbrach.

Ich drückte den Kopf ins Kissen und schrie. Ich schrie so entsetzlich laut, dass ich mich wunderte, dass Leo nicht aufwachte. Die freigesetzte Emotion schlug hoch wie eine gewaltige Welle, die mit einer solchen Wucht gegen mich krachte, dass mein Körper sie mit aller Kraft zurückstieß. Ich übergab mich in den Abfalleimer und schrie vor Rage, vor Wut auf Eve, auf Art, auf die Kokaintypen, auf die Männer, die mich missbraucht hatten, auf die Frauen in Thelmas Haus. Ich schrie die Welt an, weil sie mich im Stich gelassen hatte, und ich schrie mich selbst an, weil ich das alles zugelassen hatte. Weil ich bei meinem eigenen Tod eine Rolle gespielt hatte. Mein Kopf wollte explodieren, aber ich konnte nicht schnell genug weinen. Ich rollte meinen Körper wie ein Embryo zusammen und lag eine gefühlte Ewigkeit dort auf meinem Bett und weinte jeden Schmerz, jedes Leid, alles, was ich mir selbst je zugefügt hatte, aus mir heraus.

Das Zimmer wurde dunkel. Ich fühlte mich leer, betäubt; mein Kopf hämmerte in meinem geschwollenen Gesicht. Ich wollte mich nicht bewegen; ich hatte aufgegeben, und nichts würde mich hier herausholen. Ich hatte mit der Zerstörung meines Lebens begonnen, und so sehr sie es auch versucht hatte, die erwachsene Naomi konnte es einfach nicht wieder zusammenfügen.

Irgendwo in der Dunkelheit meines Verstandes hörte ich ein schwaches Flüstern, eine sanfte Stimme, die mir sagte, ich solle atmen. Ich holte einmal tief Luft, und schließlich versiegten die Tränen. Der Schmerz ließ nach. Ich hatte mich in einen Zustand der Erschöpfung geweint. Ich schloss die Augen und starrte in die Dunkelheit, die einst all diese Erinnerungen beherbergt hatte. Ich sah nichts. »Ich habe Angst«, wimmerte ich in das leere Schlafzimmer. Ich suchte nach irgendeiner Art Hoffnung – derselben kleinen Hoffnung, mit der ich vor siebzehn Jahren in meinem Bett lag, als ich dachte, ich würde sterben. Ich sah in die Dunkelheit und sah mich selbst wieder in diesem Bett liegen, unter der Marilyn-Monroe-Bettdecke, weinend und betend, ich möge nicht sterben. Ich hatte das sanfte Flüstern einer Stimme gehört, die mir sagte, ich solle atmen. Jetzt, siebzehn Jahre später im Bett der erwachsenen Naomi liegend, hörte ich dieselbe Stimme wieder.

»Atme, Naomi, atme«, sagte sie.

Während ich einnickte und schließlich in einen tiefen Schlaf sank, flüsterte sie wieder sanft. Ein Lied, wie ein Schlaflied, und sie sang die Worte: »Schlaf. Du weißt, wer du bist, alles in dir ist gut. Wir lieben dich, du bist beschützt. Schlaf.«

Beschützt?

10. Die Skorpion-Königin

Je mehr jeder von dem angetrieben wird, was intuitiv ist,
oder davon, dass man sich auf die innere Seelenkraft verlässt,
desto größer, desto weiter, desto tiefer, desto breiter,
desto konstruktiver kann das Ergebnis sein.
Edgar Cayce

Irgendetwas hat sich verändert, dachte ich, als ich am nächsten Morgen die Augen aufschlug.

Ich stieg aus dem Bett und zog die Vorhänge auf. Die Sonne schien, und der Himmel zeigte ein wunderschönes Kornblumenblau, mit weißen Wolkentupfern gesprenkelt. Alles sah anders aus. Ich öffnete das Fenster und atmete die Großstadtluft ein – eine schwache Mischung aus Autoabgasen und frisch gemähtem Gras aus dem Park – und lauschte auf die Vögel, die singend den neuen Tag begrüßten. Die großen Immergrüne standen gegenüber, stolz und beschützend wie riesige Wachposten, die auf mich aufpassten. Ich konnte diese universale Übereinstimmung spüren, dass mit mir alles in Ordnung war und dass alles in meiner Welt gut werden würde.

Ja, irgendetwas hatte sich verändert. Ich war noch immer ein Teenager, und ich war noch immer in der Zukunft. Aber ich wusste, dass ich irgendwo in mir die Kraft hatte, damit umzugehen. Ich wusste, ich würde anders damit umgehen, ich würde etwas ändern und dieses Leben würde viel, viel besser werden.

»Ich muss fort von hier!«, rief ich der erwachenden Straße zu.

Ich wandte mich zu dem unaufgeräumten, unrenovierten Zimmer um. »Aber bevor ich gehe, werde ich dich gründlich renovieren. Um genau zu sein, werde ich das ganze Haus renovieren und diese ekelerregende Lachsfarbe unten beseitigen.«

Im Spiegel betrachtete ich mein aufgedunsenes Gesicht. Meine Augen waren noch immer verquollen, aber ich starrte auf meinen Körper, meine Haut, meine Haare und machte den Mund auf, um die Zähne zu fletschen. Sie waren von jahrelangem Kaffeetrinken und Rauchen verfärbt. »Und ich werde mit dir alles in Ordnung bringen«, sagte ich zu meinem Spiegelbild, während ich mich einmal im Kreis drehte. »Mit diesem Körper, meinem Körper. Mit allem von dir.«

Ich ließ mir ein Bad ein, und während die Wanne volllief, räumte ich das Schlafzimmer auf und sammelte alle Tagebücher vom Boden ein. Das rote Tagebuch hatte seinen Zweck erfüllt, und ich wusste, dass es an der Zeit war, es endgültig wegzuräumen. Ich ließ das Tagebuch von 2008 liegen, packte den Rest in einen Karton, klebte ihn mit Tesafilm zu und schwor mir, ihn nie wieder zu öffnen. Das musste ich nicht; die Tagebücher hatten mir gegeben, was ich brauchte – eine Vergangenheit, die ich kennen musste, jetzt aber zu vergessen bereit war. Auch wenn ich die erwachsene Naomi jetzt besser verstand und sehen konnte, dass ich es war, die sie ursprünglich auf diesen Weg gebracht hatte, war das Einzige, was für mich wichtig war, die Gegenwart und die Entscheidungen, die ich in diesem Moment treffen konnte, um ihre Zukunft – nein, *meine* Zukunft – in die zu verwandeln, die ich verdient hatte. Trotz allem nahm ich an, dass dieser Urlaub, den ich nie bekommen hatte, nicht mehr wichtig war, denn ich würde selbst mit mir in Urlaub fahren.

»Ägypten!«, rief ich später an diesem Tag vor meiner Schwester aus.

»Wow, wirklich? Ägypten? Bist du sicher?«, fragte sie.

»Absolut.« Ich wusste, sie würde besorgt sein, und ich wusste, ich würde sie überzeugen müssen, dass es kein Problem für mich sein würde, allein zu verreisen. Aus Gesprächen mit Katie und Simone hatte ich erfahren, dass die erwachsene Naomi all die Orte auf den Postkarten an der Küchenwand *tatsächlich* besucht hatte. Sie und Leo hatten ein paarmal zusammen Urlaub gemacht. Er war sogar mit seinem Vater nach Kanada gefahren, was mich überraschte. Aber ich wollte ihn noch immer nicht kennenlernen. Die erwachsene Naomi war zu oft von ihm betrogen worden, und ich hatte das Gefühl, sie vor seinem Mangel an Respekt und Loyalität schützen zu müssen.

Aber in einem ihrer Tagebücher hatte sie viel vom Alten Ägypten gesprochen, von kemetischer Weisheit und etwas, das sich hermetische Philosophie nannte. Es klang alles, als wäre es etwas aus der *Muppet-Show*, aber hey, ich glaubte es ihr schuldig zu sein, dorthin zu fahren.

Sobald ich meiner Schwester das erklärt und gegoogelt hatte, wo ich wohnen würde, damit ich es ihr zeigen und sie überzeugen konnte, wie sicher ich dort sein würde, gab sie mir recht, dass es vielleicht das war, was ich brauchte, und sagte, sie würde sich um Leo kümmern, solange ich fort sei. Wie sich herausstellte, hatte die erwachsene Naomi eine ganze Menge Geld angespart, sodass ich mir die Reise leisten konnte. Nach meinem Pass war ich zweiunddreißig, daher würde niemand wissen, dass ich fünfzehn war, und als die vernünftige Jugendliche, die ich war, versicherte ich Simone, dass keine Gefahr bestand, dass ich mit irgendwelchen Fremden (ähm) loszog. Ich vertraute mir, genau wie Simone, und das war alles, was ich brauchte, um einen Koffer zu finden und den Urlaub zu buchen.

Und dann, auf eine absolut seltsame Weise, begann ich mich zu erinnern. Es war fast, als hätte die Überzeugung, dass ich die Dinge zum Besseren wenden könnte, meinem Verstand gestattet, sich ein bisschen mehr zu entspannen. Und je mehr er sich entspannte, desto mehr Erinnerungen begannen, tröpfchenweise in meinen Verstand zu sickern, wie ein undichter Wasserhahn, der langsam ein zugestöpseltes Waschbecken füllt. Mithilfe von Simone und der Freunde der erwachsenen Naomi begann ich mich zu erinnern. Und das Beste dabei war, dass ich diejenige war, die das alles unter Kontrolle hatte.

Je mehr ich mich erinnerte, desto näher fühlte ich mich der erwachsenen Naomi, und desto mehr wollte ich sie beschützen. Sie war noch immer nicht zurückgekehrt, und das war auch okay so. Sie hatte ein paar megaschwere Zeiten durchgemacht. Das hatten wir beide, aber sie hatte sich auf irgendwelche bescheuerten Leute verlassen, war von falschen Freunden verraten worden, war von denen, denen sie vertraute, angegriffen und belogen worden, und doch glaubte sie noch immer an die Liebe und hatte ein Mitgefühl für andere Leute, das ich absolut nicht kapierte, aber gleichzeitig irgendwie respektierte.

Dean erinnerte mich, wie er und die erwachsene Naomi einmal zu einem kleinen Festival fuhren und die Organisatoren so zugedröhnt waren, dass sie, Naomi, die Arbeit in der Scheune übernahm, wo sie für fast alle, die dort waren, das Frühstück machte und kochte. Während er mir davon erzählte, hatte ich plötzlich ein Flashback und sah mich, wie ich unter dem Einfluss von Zauberpilzen auf einem Trampolin auf und ab sprang und hemmungslos kicherte. Absolut seltsam!

Katie erinnerte mich daran, dass die erwachsene Naomi

ihren Söhnen oft bei den Hausaufgaben geholfen und sie bei ihren Prüfungen für den mittleren Schulabschluss unterstützt hatte. Plötzlich sah ich mich, wie ich versuchte, mit Katies Ältestem aus seinen Algebraaufgaben schlau zu werden.

Ein Alanis-Morissette-Song weckte Bilder davon, wie ich ein über neun Pfund schweres Baby aus meinem … na ja, ich werde nicht näher darauf eingehen, aber es war in einem Geburtspool, und Simone, Simones beste Freundin Lynette und Leos Vater hielten meine Hände und sagten mir, ich solle pressen.

Außerdem hatte ich ein paar frühe Erinnerungen an Leos Dad. Ja, irgendwie anstrengend und, ehrlich gesagt, auch ein bisschen ekelhaft. Er hatte Kinder aus anderen Beziehungen und war ernsthaft beziehungsscheu. Der Versuch, eine Bindung zu ihm aufzubauen, während sie schwanger war, war STRESSIG!

Und dann erinnerte ich mich daran, Sex zu haben! Was nun wirklich absolut bizarr war, da ich meinem jetzigen Gefühl nach doch noch Jungfrau war. Während einer Folge von *Angel – Jäger der Finsternis* erinnerte ich mich auf einmal an einen Exfreund, der einen langen schwarzen Ledermantel trug, ein großer Typ, der auf eine düstere Art gut aussah und den die erwachsene Naomi wirklich mochte und mit dem sie viel Spaß hatte.

Manche Erinnerungen waren weniger angenehm – Leute, auf die geschossen wurde, Freundinnen, die vergewaltigt wurden, hitzige Auseinandersetzungen und Schlägereien in Clubs –, aber irgendwie schaffte ich es, sie beiseitezuschieben, wie ein Politiker, der unangenehmen Fragen ausweicht.

Und ich begann, die ganze Haustiergeschichte zu verstehen, und entschied eines Tages, Sophia zu streicheln und ihr zu erklären, was los war. Ich nieste nicht, und es schien sie nicht zu stören, dass ich nicht die erwachsene Naomi war; sie schien trotzdem gern in meiner Nähe zu sein. Was mir irgendwie gefiel.

Und so war das alles; Musik, Essen, Bilder, Kleider, Gerüche, Worte, alles löste Erinnerungen an eine reiche Vergangenheit aus, an Erfahrungen, die wie ein Film auf dem Projektor meines Verstandes abliefen. Aber da es die Vergangenheit der erwachsenen Naomi und meine Zukunft war, waren die Emotionen, die mit diesen Bildern verknüpft waren, nicht meine eigenen, daher war ich nicht mit ihnen verknüpft. Ich spürte sie, ich nahm zur Kenntnis, um wen oder was es dabei ging, und dann wandte ich mich einfach dem nächsten Bild zu, mit dieser irgendwie zurückhaltenden Neugier.

Während ich mich zu erinnern begann, schrieb ich weiter in das Tagebuch der erwachsenen Naomi.

27. Juni 2008

Liebe erwachsene Naomi,
ich wollte dich wissen lassen, dass ich, während ich hier bin, nur mit den Leuten reden werde, mit denen ich reden will. Anrufe von Personen, die ich nicht sprechen möchte, werde ich abblocken. Die meisten deiner Freunde verstehe ich einfach nicht, tut mir leid. Ich meine, Dean ist total cool, und Katie ist einfach absolut klasse, aber der Rest von ihnen? Und überhaupt, ich bin noch immer schwer beeindruckt von diesem Anruferanzeige-Dings auf einem Handy, daher tue ich so, als hätte ich keine SMS-Nachrichten bekommen, und schalte mein Telefon dann aus, bis ich mit jemandem sprechen will, und dann schalte ich es wieder ein. Ich sage dir das, weil ich glaube, dass du unbedingt wissen solltest, dass diese Jemands hauptsächlich Verwandte sind, darunter auch unsere Cousinen Nat und

Marcy, die irgendwie echt prima und in unserem Alter sind und daher unsere Freunde sein sollten!
Habe mich diese Woche bei Dad gemeldet. Auch wenn er es gewohnt ist, dass du manchmal monatelang abtauchst, hat er sich gefreut, von mir zu hören. Ich habe ihm erzählt, was passiert ist; er wurde sehr still, und dann hat er mich gefragt, ob ich ins Krankenhaus gehen wollte, aber ich habe ihm gesagt, kommt nicht infrage! Das Letzte, was du brauchst, sind irgendwelche ahnungslosen Psychoärzte wie dieser Schwachkopf Dr. Davies, die dir nicht helfen können. Das habe ich zu ihm gesagt, und dann hat er gesagt, solange es mir gut geht, sei es okay, und dass er kommen und über Nacht bleiben und mir helfen würde, das Schlafzimmer zu renovieren. Gefällt es dir? Die Farbe heißt Hollywood, und wow, Ikea ist irgendwie supertoll!!!
Er kam und blieb übers Wochenende und half mir beim Renovieren. Ich weinte, als ich ihn sah, nicht, weil er gealtert war – ehrlich gesagt, hat er sich kaum verändert. Er hat einen kleinen Bauch und ein paar graue Härchen in seinen Stoppeln, aber er ist noch immer mein Dad Art. Ich hatte ihn vermisst. Und irgendwie kapiere ich es. Ich fand heraus, dass Eve Simone etwa ein Jahr nach mir sagte, sie solle zu Hause ausziehen und auch bei Art leben. Vielleicht war es letztendlich gar nicht so schlecht, dass sie uns gezwungen hat, auszuziehen und bei ihm zu leben. Sonst wäre ich nicht in Manchester gelandet, und ich hätte Leo nicht bekommen. Und Art war für Leo auch ein toller Dad. Das heißt, ein zusätzlicher Bonus! Aber er redet mit mir viel über Politik und so, was absolut seltsam ist, weil er mich wie eine Erwachsene behandelt!
Oh. Mein. Gott. JJ!!! Ich schrie, weinte und lachte, alles auf einmal, als ich ihn zum allerersten Mal sah. Ich kann kaum glauben, dass wir einen Bruder haben! Er ist irgendwie eine Art richtig große, hellerhäutige genetische Kreuzung aus mir, Simone,

Leo und Art; er hat die Grübchen, die Wangenknochen und die mandelförmigen braunen Augen, die verschwinden, wenn er lächelt. Absolut verrückt! Der einzige Unterschied ist, dass er mager ist (das heißt, er hat das Fellgen nicht geerbt), und er hat einen wilden, goldbraunen Wuschelkopf. Ich weiß, dass du das weißt, aber es aufzuschreiben hilft mir irgendwie dabei, mich an Dinge zu erinnern. Er spricht richtig vornehm (Sim sagt, seine Mum ist vornehm), und er weiß VIEL für sein Alter. Ehrlich gesagt, habe ich den Verdacht, dass er eine Art Wunderkind ist (»Everybody in the Place« ... erinnerst du dich noch an diesen Song?). Jedenfalls, anfangs war ich ein bisschen misstrauisch; er und Simone schienen sich so gut zu verstehen, und ich war mir nicht sicher, wie deine Beziehung zu ihm war, bis er in ein und demselben Satz Filme und Science-Fiction erwähnte. Das war's, wir verbrachten das ganze Wochenende damit, uns deine Science-Fiction-Sammlung anzusehen, und ich machte ihn mit den »Großen« bekannt: Blade Runner, Flucht ins 23. Jahrhundert und die ersten drei Star-Wars-Folgen (die die letzten drei sind). Er zeigte mir Matrix (wow!), die Terminator-Filme und die letzten drei Star-Wars-Folgen (die die ersten drei sind)! Außerdem habe ich ihm Roter Zwerg gezeigt. Und so haben ich und JJ über unsere Liebe zu Filmen zueinandergefunden, und ich bin froh, dass Art seinen Hass auf »Tory-Schnösel und ihren ganzen Nachwuchs« lange genug abgelegt hat, um sich noch einmal fortzupflanzen und unseren hinreißenden, talentierten und extrem schlauen Bruder in die Welt zu setzen.
Ich glaube, es ist an der Zeit, Josephs Brut zu kontaktieren! Ich vermisse meine Stiefbrüder und -schwestern!
Ich hoffe, es geht dir gut, wo immer du bist.

Alles Liebe,
die jugendliche Nay x

Und ich tat es. Ich sprach mit allen sieben. Und die Beste hob ich mir bis zum Schluss auf.

Maxine war vier Jahre jünger als ich, und als Kinder standen wir uns sehr nahe. Wir hatten am gleichen Tag Geburtstag, und von all meinen Stiefbrüdern und -schwestern war sie diejenige, mit der ich mich am besten verstand und im Erwachsenenleben offenbar in engem Kontakt blieb. In meiner Vorstellung war sie, als wir das letzte Mal miteinander sprachen, elf Jahre alt. Ich konnte kaum glauben, dass sie jetzt achtundzwanzig war.

»MAXI-PAD!«, schrie ich durchs Telefon – mein liebevoller Spitzname für sie. Ja, der Name einer Damenbinde, aber hey, sie liebte mich trotzdem!

»Oh mein Gott, so hat mich seit Jahren niemand mehr genannt!«, lachte sie.

»Du liebe Güte, du klingst aber ALT!«, sagte ich, verblüfft von ihrer Stimme. »Hat Sim dir erzählt, was mit mir passiert ist?«

Das hatte sie nicht, daher hörte Maxine in fassungslosem Schweigen zu, während ich ihr alles erzählte, was in den letzten paar Monaten passiert war.

»Verdammter Mist, Nay. Was wirst du denn jetzt tun?«, fragte sie mich.

»Nach Ägypten abhauen.«

»Wow, im Ernst?«

»Ja, es war alles so durchgeknallt, ich brauche *unbedingt* Urlaub.«

»Bist du sicher, dass du damit klarkommst, allein zu verreisen?« Es war seltsam zu hören, dass meine elfjährige Schwester sich Sorgen um mich machte.

»Ich komme schon zurecht, keine Sorge, Schwesterherz, ich habe alles im Griff«, sagte ich selbstbewusst.

»Na ja, ruf mich an, wenn du gelandet bist. Gib mir Bescheid, dass du gut angekommen bist.«

»Mache ich.«

»Versprochen?«

»Ja, versprochen, ich rufe dich an.«

Dann kamen wir auf einmal auf *Roter Zwerg* zu sprechen, und ich musste mir von Maxine *noch einmal* anhören, dass mein geliebter Lister in der *Coronation Street* gelandet war. Beim ersten Mal war es nicht wirklich zu mir durchgedrungen, aber jetzt konnte ich meine Enttäuschung über meinen Helden nicht mehr verbergen. Maxine fand das zum Schreien komisch. Ich nicht; ich war noch immer dabei, über den Tod von Kurt Cobain hinwegzukommen.

Und so kehrte, nachdem ich etwas Zeit mit meinen Liebsten verbracht und den Kontakt zu Freunden, die ich mochte, wiederaufgenommen hatte, ein Gefühl von Ausgeglichenheit in alles ein, was durcheinandergeraten war. Ich war so glücklich und gelassen, wie ich nur sein konnte, und die Verbindung, die ich zu den Leuten um mich herum spürte, brachte mich der erwachsenen Naomi näher. Ich wollte jetzt gar nicht mehr ins Jahr 1992 zurückkehren und füllte stattdessen die Zukunft mit Erfahrungen aus, die meine eigenen waren.

Ich wollte nie wieder Gras rauchen. Deshalb ging ich viel spazieren, fing an, Sport zu treiben, und joggte hin und wieder durch den örtlichen Park. Das hielt mein Verlangen, mich zu bekiffen, in Schach, daher nahm ich den Beutel mit Gras, den die erwachsene Naomi in ihrer Nachttischschublade aufbewahrte, und warf ihn in den Müll.

Während mein Gehirn sich zu verändern begann, taten meine Geschmacksnerven dasselbe. Ich stellte fest, dass mein Verdauungsapparat Milchprodukte nicht mehr vertrug, daher hörte ich irgendwann auf, Hüttenkäse zu essen. Und eines Morgens, nach einem langen Abend mit Dean und etwas Birnen-Cider, stellte ich fest, dass ich Lust auf eine Tasse heißen schwarzen Kaffee hatte.

Ein paar Tage später packte ich einen großen Koffer und lud den iPod auf, der mir noch immer ein absolutes Rätsel war. (Als Simone mir eine Kamera zeigte, die Bilder aufnahm, die man sogar auf einem Bildschirm sehen konnte und die auf einem Chip gespeichert wurden, war ich so überwältigt, dass ich fast in Deckung ging!) Alle unterstützten mich in meinem Vorhaben, Urlaub zu machen. Daher umarmte ich am Tag meiner Abreise meinen kleinen Leo und Simone noch einmal fest, und während ich zum Flughafen fuhr, dachte ich zum ersten Mal: *Ich fange an, die Zukunft zu mögen.*

Während mein Flugzeug über die Wüsten Nordafrikas flog, nahm ich eine leichte Veränderung an mir wahr. Die Sonne schien warm durch das kleine Fenster, und die Erhebungen und Vertiefungen des Sandes unter mir schienen sich zu bewegen wie sanfte Wellen auf einem goldenen Meer. Es raubte mir den Atem, und ich verspürte prompt eine Verbundenheit zu der Erde unter mir. Ich fühlte mich wie ein Kind auf Reisen, das vor Jahren von zu Hause weggegangen war und jetzt älter und weiser zurückkehrte. Dieses Land hatte geduldig auf mich gewartet und begrüßte mich nun wieder mit offenen Armen. Ich konnte das Gefühl nicht abschütteln, dass ich schon einmal hier gewesen war und dass ich hierhergehörte.

Ein gewaltiges *Déjà-vu!*

Das Flugzeug landete am frühen Abend in Marsa Alam. Sobald ich das Rollfeld betrat, schien die schwindende Sonne auf mich herunter und erwärmte jede Zelle in meinem Körper. Ich wusste sofort, dass es richtig gewesen war, hierherzukommen.

Marsa Alam, ein abgelegenes Fischerdorf, lag an der Südwestküste des Roten Meeres. Die wenigen Ferienanlagen, die an der herrlich blauen Küste errichtet waren, waren klein, und die nächste Stadt war vier Stunden entfernt. Als unser Bus um die Ecke auf den Hotelparkplatz einbog, bemerkte ich einen Mann, der vor einem der Hotelshops auf einem kleinen Hocker saß und eine Zigarette rauchte. Er sah mit zusammengekniffenen Augen zu, wie der Bus vorfuhr, was irgendwie ein permanentes Lächeln auf sein altes Gesicht zu zaubern schien. Ich lächelte ihn an. Er lachte und nickte mit dem Kopf. Ich hatte keine Ahnung, was er so witzig fand, aber ich lachte trotzdem mit.

Sobald ich in dem Hotel war, begrüßte unser Reiseleiter, Mark – ein sehr freundlicher und sehr tuntenhafter Typ – unsere Gruppe. Sie bestand aus lauter Pärchen, ein paar älteren Leuten und einem jungen Paar aus Leeds, mit dem ich im Bus geplaudert hatte. Insgesamt waren wir aber eher eine stille Gruppe, was mir nur recht war. Unser Ansprechpartner, falls wir irgendetwas brauchten oder irgendwelche Probleme mit dem Hotel hatten, war Mark. Ich rechnete mit einem problemfreien, STRESSFREIEN Aufenthalt, daher nahm ich nicht an, dass ich Mark überhaupt sehen würde. Ich fühlte mich so entspannt, dass ich, selbst als er uns informierte, dass unsere Zimmer noch nicht fertig waren, gern bereit war zu warten.

Die untergehende Sonne versank hinter den Hotelzimmern in einem fernen, königsblauen Meer, aber sie tauchte die luxuriöse Lobby noch immer in einen rötlich-orangefarbenen Glanz. In der Mitte befand sich eine erhöhte, runde Marmorplattform, umrahmt von vier Säulen; ein goldenes

Geländer umzäunte sie mit einem Viereck, in dem eine Lücke den Zugang gewährte. Ich entschied, dass es ein guter Platz zum Sitzen war, daher stieg ich die zwei Marmorstufen hoch und setzte mich auf eines der halbmondförmigen blauen Sofas. Obwohl es in der Mitte der Hotellobby stand, fühlte ich mich, als ich dort saß, von allen anderen abgeschnitten. Schließlich landete mein Blick auf diesem riesigen rostroten Bronzevogel. Er war mir bislang noch nicht aufgefallen, da er sich am höchsten Punkt des Raums an der Wand über der Rezeption befand.

Es war ein Phönix, und sein Anblick löste auf einmal eine Erinnerung in mir aus.

Ich zog einen Stift und das Tagebuch aus meiner Tasche hervor.

Liebe erwachsene Naomi,
ich wollte dir nur rasch schreiben, während ich auf den Schlüssel zu meinem Hotelzimmer warte. Es ist uns absolut bestimmt, hier zu sein! An der Wand hängt ein riesiger Phönix, und er hält eine massive goldene Kugel in seinen Klauen, und seine ganzen Federn bauschen sich lockig hinter ihm. Er ist prächtig und wunderschön, wie ein Gott, der über seine spielenden Kinder wacht; es fühlt sich an, als ob er über diesen Raum wacht. Dabei musste ich eben an etwas denken. Erinnerst du dich noch, wie Mum mir erlaubt hat, diese Weihnachtsparty zu geben? Ich glaube, sie hatte ein megaschlechtes Gewissen, weil sie meinen sechzehnten Geburtstag vergessen hatte! Erinnerst du dich noch, wie Robert Harris sich betrunken hat und sich über die Vorgartenmauer übergeben hat und wie Foxy und ihr verrückter Freund Billy sich auf meinem oberen Etagenbett geküsst haben und alle wochenlang davon geredet haben, was für eine supertolle Party das war? Ich kann mich irgendwie erinnern, wie

fantastisch ich mich fühlte – obwohl ich Wolverhampton verlassen musste, ging ich stilvoll, und ich fühlte mich eine Weile gut mit mir selbst. Erinnerst du dich? Und erinnerst du dich noch, wie sehr wir uns mit Sternzeichen und Astrologie befasst haben? Wir haben den Kindern in der Schule immer Horoskope verkauft. Ich fand es cool, ein Skorpion zu sein, erinnerst du dich? Rätselhaft, geheimnisvoll, aber sexy und schlau, so habe ich mich selbst gesehen – nein, so sehe ich mich selbst –, und deshalb habe ich mich auch so darauf gefreut, eine Frau zu sein, Partys zu geben, Leute zu kennen, die sich gern mit mir umgaben und so, aber du fühlst dich nicht mehr so, was mich absolut traurig stimmt. Aber der Phönix ist, wie ich mich jetzt erinnere, irgendwie das ursprüngliche Symbol für den Skorpion. Ich fasse ihn als eine Erinnerung oder ein Zeichen des Universums (wie du es ausgedrückt hast) auf, dass ich den richtigen Ort gewählt habe. Es ist uns absolut bestimmt, hier zu sein!

Alles Liebe,
die jugendliche »Too-sexy-for-your-car«-Nay x

Ich summte einen Right-Said-Fred-Song vor mich hin, zu dem meine Freundinnen und ich früher so verführerisch getanzt hatten, während ich die restliche Einrichtung musterte. Der Kiefer klappte mir fast bis zum Boden herunter, als ich sah, was über mir war. Auf den vier Säulen ruhte eine Kuppel, deren Innenseite weiß gestrichen und mit sieben goldenen Sternen bemalt war. Unter den Sternen war ein Ring mit Symbolen, die, wie ich bei genauerer Betrachtung feststellte, die zwölf Sternzeichen darstellten, und ich stand genau unter dem Skorpionzeichen. Ich stand da und starrte es fassungslos an – war ich *erwartet* worden?

Während ich die Sternzeichen vom Wassermann bis zum

Steinbock anstarrte, hatte ich auf einmal das Gefühl, beobachtet zu werden, als würde mich irgendjemand mit Blicken durchbohren. Ich hatte recht. Derselbe Mann, der vorhin vor dem Laden gesessen hatte, stand jetzt im Schatten des Eingangs und beobachtete mich, während ein junger Hotelpage lebhaft auf ihn einredete. Ich brauchte eine Weile, um es zu begreifen, aber sobald mir klar war, dass ich wie ein Idiot aussehen musste, wie ich mit offenem Mund dort stand und an die Decke starrte, setzte ich mich und wandte den Blick ab. Als ich wieder hinsah, war der Mann verschwunden.

Wenige Augenblicke später bekamen wir unsere Zimmerschlüssel ausgehändigt, und Mark brachte uns zu den Räumen, die sich in der Hotelanlage verstreut befanden, in kleinen Gebäuden mit je zwei Apartments oben und unten. Die Außenwände waren teils rot, teils terrakottafarben gestrichen, und sie sahen aus, als hätte irgendjemand einen Meißel von den Göttern genommen und sie aus der Felswand gehauen. Ich hatte das Gefühl, in einer nordafrikanischen Version von Felsental gelandet zu sein, und rechnete jeden Augenblick damit, dass ein Fred-Feuerstein-Beduine vorbeilaufen, winken und rufen würde: »Yabba Dabba Doo! Viel Spaß!«

Mark führte mich eine steinerne Treppe hoch zur oberen Etage, wo er mir mein Zimmer zeigte. Es roch nach warmen Jasminblüten.

»Okay, Darrrrrling.« Er fuchtelte theatralisch mit einem Arm durch die Luft. »Das hier ist dein Apartment; es hat ein getrenntes Bad, ein Doppelzimmer und ein getrenntes Ankleidezimmer.« Er reichte mir einen Ordner. »Hier ist dein Willkommenspaket. Meine Nummer steht dort drin; ruf mich jederzeit, Tag oder Nacht, an, wenn du irgendetwas brauchst, Süße.« Er hüpfte fast zur Tür, dann schnellte er noch einmal herum. »Dein Koffer wird dir bald hochgebracht«, sagte er fröhlich. Und dann war er verschwunden.

Ich erkundete das Apartment eingehend. Das große Doppelzimmer bestand aus einem breiten Bett, das zu beiden Seiten von kleinen Holzschränkchen und großen schwarzen Lampen flankiert war. In der hinteren Ecke stand ein Sofa, von dem man durch die Patiotüren blickte, und gegenüber davon stand ein schwarzes Schreibpult mit einem Fernseher, einem Telefon und einer Lampe. Dieses Zimmer mit geräumigem Bad würde in den nächsten neun Tagen mein Zuhause sein. Es fühlte sich schon jetzt wie eine Zuflucht an und war für mich gerade genug.

Ich öffnete die Balkontüren, und der Anblick und Geruch der üppigen grünen Rasenflächen und orange und rosa Blüten raubte mir völlig den Atem. Die Gärtner des Hotels bewässerten die Pflanzen. Ein paar von ihnen sahen zu mir hoch und lächelten. Ich lächelte zurück. Hinter dem Garten war ein wunderschöner, abgeschiedener, goldgelber Sandstrand mit hohen Palmen, Liegestühlen und hölzernen Sonnenschirmen, die Schatten spendeten. Es war ein Paradies. Ich sah zu, wie die afrikanische Sonne im Meer versank, sich von dem Tag verabschiedete und den Sternen Platz machte. Einer nach dem anderen erschienen sie am Himmel, als hätte irgendjemand einen Schalter umgelegt, bereit für die Dunkelheit.

Ein Klopfen an der Tür riss mich aus meiner Trance. Ein Mann in einer cremefarbenen Hoteluniform stand mit meinem Koffer in der Hand da. Als ich die Tür weiter öffnete, schenkte er mir ein absolut hinreißendes Lächeln. Ich stand da und starrte ihn eine Sekunde zu lange an, und dann kam ich mir wie ein absoluter Vollidiot vor und kicherte stattdessen. Er lachte über mich.

Ich wühlte in meiner Handtasche und gab ihm zehn ägyptische Dollar.

»Mein Name ist Ahmed.« Er hatte eine tiefe Stimme. »Wenn Sie irgendetwas benötigen, rufen Sie den Zimmerservice, und ich werde sofort hier sein.«

Meine Haut glühte rot. »D… d… danke«, stammelte ich.

Ich ging zurück auf den Balkon, um ein bisschen frische Luft zu schnappen und meine Scham und Verlegenheit abzuschütteln. In diesem Augenblick wusste ich ohne jeden Zweifel, dass Ägypten genau das sein würde, was ich brauchte, um darüber hinwegzukommen, dass ich in der Zukunft aufgewacht war. Aber es war ein langer Tag gewesen, daher ging ich zurück ins Zimmer, um mein Gepäck auszupacken. Von draußen drang nur das Geräusch der Wellen, die sanft gegen den Strand schlugen, herein. Als alles verstaut war, duschte ich und schlüpfte in meinen Pyjama. Wenige Augenblicke später lag ich im Bett und nahm mir das Tagebuch von 2008. Ich schlug den ersten Eintrag auf, den die erwachsene Naomi Anfang des Jahres geschrieben hatte. Es drehte sich alles um den Kreis des Lebens.

13. Januar 2008

Das hier ging mir durch den Kopf, als ich heute Abend meditierte: Die Energie, die wir besitzen, kommt von der göttlichen Seele. Die göttliche Seele ist alles, was war, ist und je sein wird. Energie fließt als Schwingung durch unsere Seele in den physischen Körper und wieder hinaus ins Universum und kehrt schließlich zurück zu der göttlichen Seele. Dieser ständige Achterschleifen-Rhythmus spiegelt das Gesetz von Anziehung und Ausdehnung wider, das den Kosmos regiert. Wenn dies in unserem Leben Gestalt und Form annimmt und wir es sehen, dann wissen wir, dass es das göttliche Bewusstsein ist, das sich ma-

nifestiert und in allem ist, egal, was es ist. Es ist ALLES, was existiert, es manifestiert sich durch unterschiedliche Schwingungen in dieser Welt, und diese Schwingungen erhalten Namen. Wie eine Blume: Sie wird im Frühling geboren, sie erblüht im Sommer, sie verwelkt im Herbst, und nach dem Winter ist sie dazu bestimmt, zur Erde zurückzukehren. Wir sind diese Blume. Wir kommen aus purem göttlichem Geist in einen physischen Körper und verlassen dann unseren physischen Zustand, um wieder zu purem Geist zurückzukehren. Das ist die Reise der Schöpfung, die kosmische Reise der Seele. Diese ständige Erschaffung unserer selbst durch die Erfahrung von Energie ist dazu da, dass wir das wahre Wesen dessen, was wir sind, erkennen. Das wahre Ich in uns. Dann und nur dann werden wir unsere wahre Schwingung kennen. Unseren wahren Namen.

Ich nahm mir einen Stift und schlug eine leere Seite auf.

30. Juni 2008

Liebe erwachsene Naomi,
oh mein Gott! Du bist ja irgendwie ein echter Naturfreak! Ich habe eben gelesen, was du zu Beginn des Tagebuchs geschrieben hast, und, na ja, es war irgendwie faszinierend, wenn auch ein bisschen Yoda-mäßig!
Trotzdem, irgendwie kapiere ich, dass du dich bei dem ganzen Mist, der dir – na ja, uns – ständig passiert ist, auf eine Art Seelensuche begeben musstest, aber bitte hör auf mit den Selbsthilfebüchern! Du hast viiieeel zu viele davon zu Hause, und ich glaube, inzwischen könntest du dein eigenes schreiben. Jedenfalls, falls du es dich fragst, ich bin mit dir nach Ägypten gefahren, weil ich glaube, dass du dringend eine Pause brauchst und, na ja, wie L'Oréal sagt, »du es wert bist«! Ha, ha, ha, ha! Und der Typ, der unsere Koffer hochgebracht hat, ist irgendwie

SUPERHEISS!! Sieht viel besser aus als Robert Harris, und ich glaube, er flirtet mit mir! Oh, und ich glaube ganz sicher, dass es uns bestimmt ist, hier zu sein, denn Phönixe werden irgendwie verbrannt, gehen durch den Tod, und dann erheben sie sich aus der Asche und leben wieder und, na ja, irgendwie nehme ich an, du bist genauso – du stehst immer wieder auf, egal, wie oft du niedergeschlagen wirst. Egal, wie oft du verbrannt wirst. Du kommst immer wieder.
Ich hoffe, du kommst wieder.

Alles Liebe,
die jugendliche Nay x

Meine Augen wurden schwer, während ich an die Schöpfung und die unsichtbare Energie dachte, die für Schwingungen verantwortlich war, und während ich aus dem Bewusstsein ins Unterbewusstsein abdriftete, schien mein Verstand irgendwie für eine Sekunde dazwischen stehen zu bleiben. Ich war nicht wirklich eingeschlafen, aber ich war auch nicht wach.

Und das war der Augenblick, als ich es sah.

Rechts neben meinem Bett an der Wand war der größte, längste, schwärzeste Skorpion, den ich je gesehen hatte. Na ja, ich hatte noch nie einen gesehen, daher hatte ich keinen Vergleich, aber ich könnte schwören, er war so groß wie eine kleine Katze. Ich starrte ihn an, während er völlig reglos verharrte und mich beobachtete. Dann sprang er von der Wand, flog im Halbdunkel über mich hinweg und landete auf der anderen Seite des Zimmers.

»WAS ZUM TEUFEL WAR DAS DENN?«, schrie ich. Ich schaltete das Licht an und setzte mich im Bett auf. Mein Herz schlug so laut und schnell, dass ich es in meiner Brust hämmern hören konnte. Ich rieb mir die Augen und starrte die Wand an. Da war nichts. *Ich muss geträumt haben*, dachte ich. Aber es hatte sich so echt angefühlt.

Ich hatte höllische Angst. Ich legte mich wieder hin und zog mir die Decke bis zum Kinn hoch, während ich misstrauisch auf die Wände starrte, um zu sehen, ob er wiederauftauchen würde. Ich ließ das Licht an, nur für alle Fälle.

Als ich am nächsten Morgen aufwachte, fühlte ich mich, als hätte ich überhaupt nicht geschlafen. So hatte ich meinen Urlaub eigentlich nicht beginnen wollen. Bis ich geduscht und mich angezogen hatte, hatte ich das Frühstück versäumt, aber ich kam rechtzeitig zur Einführung des fabelhaften Mark und hörte zu, während er die Ausflüge erläuterte, die der Reiseveranstalter anbot. Offenbar schaffte ich es nicht, aus einer Art Trancezustand vollständig aufzuwachen. Ich musste immer wieder an den fliegenden Skorpion denken. Er hatte mir wirklich einen Mordsschrecken eingejagt.

Ich hatte seit unserer Ankunft am Abend zuvor nichts mehr gegessen, und bis zum Mittagessen dauerte es noch eine ganze Weile, daher ging ich los, um mir etwas Schokolade zu kaufen. Als ich das Geschäft verließ, bemerkte ich einen leeren Hocker vor einem anderen, leuchtend bunten Laden. Die Schaufenster waren voller Tabakpfeifen aus Glas und goldenem Messing in allen Farben, Formen und Größen. In den oberen Regalen reihten sich die hübschesten Glasflaschen, die ich je gesehen hatte, dicht aneinander. Ich ging hinein, und eine Flut von Gerüchen schlug mir entgegen, von der mein schlafender Verstand schlagartig wach wurde. Mehrere große Räucherstäbchen brannten auf einem Tisch im hinteren Teil des Raums; der Rest der Gerüche kam von Reihen über Reihen mit Parfümflaschen auf Glasregalen, die die mit dunkelblauer und gelber Seide bespannten Wände säumten. In der Nähe des Ladeneingangs, an der linken Wand, standen zwei kleine Sofas einander gegenüber, außerdem ein Tisch, auf dem ein paar Zeitschriften verstreut lagen. Mir wurde allmählich ein bisschen schwindlig. Eine sanfte weibliche Stimme sang im Hintergrund, und als ich den Kopf hob, sah ich einen kleinen tragbaren CD-Player auf dem Tisch liegen. Ich betrachtete das blaue Display, während ich dachte, wie schön die Stimme der Sängerin klang und wie hypnotisierend die arabische Musik war, als auf einmal der alte Mann, den ich gestern gesehen hatte, durch den Vorhang einer Tür aus dem hinteren Teil des Ladens zum Vorschein kam, eine silberne Kanne in der Hand. Ich stand rasch auf, und als ich spürte, wie mir wieder schwindlig wurde, kämpfte ich gegen den Drang an, mich wieder auf den Stuhl fallen zu lassen. Ich musste hier raus.

»Tee?«, fragte der kleine alte Mann. Er hatte eine freundliche Stimme.

Ich war mir nicht sicher, ob ich das ägyptische Wasser trinken sollte, aber ich brauchte in diesem Augenblick wirklich etwas zu trinken, daher nickte ich und sah dann zu, wie er Tee in ein kleines Glas schenkte. Er setzte sich auf einen Hocker neben dem Tisch und forderte mich mit einer Handbewegung auf, auf dem Hocker ihm gegenüber Platz zu nehmen.

Ich nahm erst einen kleinen, dann einen größeren Schluck von dem heißen, süßen Tee, er schmeckte köstlich

Der kleine alte Mann lächelte und trank seinen Tee mit einem lauten, schlürfenden Geräusch. Er sprach mich auf Arabisch an.

»Oh, ich bin keine Ägypterin. Ich bin aus England«, lachte ich.

»Oh.« Er kicherte.

»Ihr erstes Mal in Ägypten?« Das Englisch dieses Mannes, wenn auch mit einem starken, kehligen arabischen Akzent beladen, war tadellos.

»Ja, das ist es.« Der Schwindel hatte sich gelegt, und der Tee hob meine Stimmung.

»Sie sind allein?«

Ich nickte. »Ja, ich bin allein nach Ägypten gekommen.«

Er zuckte die Schultern. »Eines Tages werden Sie heiraten«, sagte er trocken, als wüsste er mehr als ich.

Und dann sah er mir gebannt in die Augen. »Sie haben einen guten Ehemann verdient, gute Liebe für schöne Frau, ja?« Dieses letzte Wort war eine Frage, und auf einmal wollte ich am liebsten in Tränen ausbrechen. Ich verstand nicht, warum ich bei seinen Worten so ausflippte, daher nahm ich stattdessen schnell einen Schluck Tee.

Er lächelte wieder. »Mein Name ist Mo, Mohammed.«

»Mein Name ist Naomi.«

»Yoni?«

»Na-omi.«

»Yomi«, versuchte er es noch einmal.

Okay, vielleicht war sein Englisch doch nicht so tadellos, wie ich gedacht hatte. Später wurde mir klar, dass er nicht wirklich versuchte, meinen Namen so auszusprechen, wie er ihn gehört hatte; er versuchte Worte zu finden, die er kannte und die so ähnlich, wenn nicht genauso klangen wie Naomi.

Ich holte einen Stift und ein Blatt Papier aus meiner Tasche und schrieb mit großen schwarzen Buchstaben NA-OMI darauf. Er sprach mir nach und sagte: »Na (nah) Omi (homie)«, und so nannte er mich von da an. »Nahomie«, was, schnell genug ausgesprochen, so klang, als würde er »Ma homie« sagen, was sich für mich wie ein poetischer Rap anhörte. Es gefiel mir, und ich entschied, ihn nicht wieder zu korrigieren.

Wohl von dem Tee fühlte ich mich auf einmal sehr ruhig. Ich gähnte und hielt mir eine Hand vor den Mund, um meine Müdigkeit zu verbergen, da ich nicht wollte, dass er gekränkt war und dachte, ich sei gelangweilt. Er war es nicht; stattdessen lachte er sein seltsames Lachen, steckte sich eine filterlose Zigarette an und bot mir eine an. Ich lehnte höflich ab.

»Sie sind müde, Nahomie.«

Ich nickte lachend.

»Mögen Sie die Düfte?« Er zeigte auf die kunstvoll gestalteten Fläschchen an den Wänden.

»Ja.« Ich holte einmal tief Luft und machte mich auf die Verkaufsmasche gefasst. Gleich geht's los. Ich hätte es kommen sehen sollen – der Tee, die Freundlichkeit, die »Sie brauchen einen guten Ehemann«-Nummer, das alles diente nur dazu, mich weich zu klopfen, damit er mir mein Geld abknöpfen konnte. Logo!

Er griff mit einer Hand durch den Vorhang und holte eine blaue Glasflasche mit einem goldgelben Stöpsel hervor, öffnete sie und goss etwas rotes Öl auf seine nikotinverfärbten Finger. Er verrieb es zwischen Daumen und Zeigefinger, testete die Konsistenz, dann forderte er mich mit einer Handbewegung auf, meine Hände mit den Handflächen nach oben auszustrecken. Ich hielt sie ihm hin, und er goss zwei Tropfen Öl auf meine beiden Handgelenke. Er zeigte mir mit seinen eigenen Handgelenken, wie ich sie aneinanderreiben sollte. Das Öl war einer der herrlichsten Düfte, die ich je gerochen hatte. Es war dickflüssig und süß, wie Melasse, vermischt mit dem moschusartigen Geruch von feuchtem Holz nach einem Herbstregen. Bei diesem Duft wollte ich mich am liebsten hinlegen, mich zusammenrollen, die Nase an meine Hände gedrückt, und schlafen.

»Gehen Sie, schlafen Sie, Nahomie«, sagte Mo.

»Ja, ja, das werde ich tun, und vielleicht ohne Träume von Skorpionen«, murmelte ich vor mich hin.

»Skorpione?« Seine Augen weiteten sich, und sein Lächeln schwand.

»Ähm ... ja ... Skor-pi-one«, sagte ich gedehnt.

Er wurde sehr still und starrte mich mit zusammengekniffenen Augen an. Die Stille war ohrenbetäubend; mein Herz begann in demselben Rhythmus zu hämmern wie in der Nacht zuvor. Ich entschied, es ihm zu erklären.

»Wissen Sie, was passiert ist, war, also, irgendwie, ich war gestern Abend richtig müde und bin eingeschlafen, nur, dass ich nicht geschlafen habe, und dann war da dieser große, RIESIGE [ich breitete die Arme aus, um die Größe des Tiers anzudeuten], schwarz glänzende Skorpion an meiner Wand, und er flog durchs Zimmer über mich hinweg. Dann landete er an der Wand gegenüber.« Ich kniff die Augen zusammen und flüsterte: »Und er hat mich irgendwie beobachtet.«

»Ja?«

»Ähm, und dann, na ja, bin ich aufgewacht und ... ähm ... nichts.«

Er schien fasziniert von meinen Worten. Er schwieg, wie es mir schien, eine Ewigkeit, während ich nervös dastand und mir auf die Lippe biss und mich fragte, warum, und dann sagte er nur ein einziges Wort.

»Serket.«

»Serket?«

Ich schüttelte den Kopf, um ihm zu zeigen, dass ich ihn nicht verstanden hatte.

»Ja, Serrrrr-ket.«

Mo nahm den Stift und das Blatt Papier, das ich vorhin aus meiner Tasche geholt hatte, und schrieb das Wort »SERKET« darauf. Ich sah erst das Blatt Papier und dann ihn an. Sollte ich dieses Wort wiederholen?

»Serrrrr-ket«, versuchte ich es.

»Ja! Serket. Königin der Skor-pi-one, die Skorpion-Königin.«

Sobald er das sagte, schien sich alles irgendwie völlig zu lichten, und der tranceartige Zustand war verschwunden. Es war wie am Tag zuvor, als ich den Phönix sah. Das Sterben, das Verbrennen, das Auferstehen aus der Asche und der Neuanfang. Wie der Phönix. Der Skorpion. Wie ich. Ich sollte in der Zukunft sein.

»Serket«, sagte ich laut.

»Ja. Die Skorpion-Königin. Sie kommt aus der Dunkelheit, der Nacht, ins Licht, an die Sonne.« Er legte eine Hand an seine Brust und zeigte mit der anderen zum Himmel und dann auf mich hinunter. »Sie ist sehr mächtig und sehr alt. Sie wurde geschickt, Sie zu beschützen, sie wird Sie beschützen.«

»Mich beschützen?« Ich dachte an den Abend, an dem ich mich umzubringen versuchte. Beschützt – hatte ich das nicht gehört, als ich betete, ich möge nicht sterben? Und hatte ich es nicht wieder gehört, als ich die Tagebücher las?

»Serket«, wiederholte ich.

»Ja, sie … sie packt die Kehle … Ihrer Feinde.« Er packte die Luft mit einer Hand, als würde er einen unsichtbaren Hals würgen. »Sie heilt den Schmerz, den Stachel Ihres Schmerzes; sie macht, dass es Ihnen besser geht.«

Der Schmerz, mein Schmerz, der Schmerz der erwachsenen Naomi. Ich wollte am liebsten weinen, aber gute Tränen, Tränen der Erleichterung.

»Schutz«, sagte er.

Die Tür ging auf, und als ich mich umwandte, sah ich ein altes Paar hereinkommen. Ich wandte mich zu Old Man Mo (mein Spitzname für ihn) um, aber er fummelte an der CD herum. Ich wusste nicht, was ich noch tun sollte; was er mir erzählt hatte, hatte mir völlig die Sprache verschlagen. Schutz!

»Aaah, guten Tag. Sie mögen die Parfüms?« Seine Augen leuchteten auf, und er wandte sich seinen neuen Kunden zu, als hätte ich mich in Luft aufgelöst, daher hob ich leise meine Tasche auf und verabschiedete mich. Er nickte, ohne mich anzusehen, und ich verließ den Laden.

Auf dem ganzen Weg von dem Laden bis zu meinem Zimmer ging mir nur ein einziges Wort durch den Kopf: *Serket.*

Ich fiel ins Bett, lauschte den Wellen, roch an dem Parfüm an meinen Handgelenken und dachte an den Besuch von Serket, der Skorpion-Königin, in der Nacht zuvor.

Ich war erschöpft, aber ich nahm das Tagebuch in die Hand.

Liebe erwachsene Naomi,

ich glaube, ich habe eine dieser universalen Botschaften erhalten, von denen du immer schreibst. Zuerst wurde mir ein großer schwarzer Skorpion geschickt, und heute habe ich einen seltsamen alten Mann aus einem der Läden kennengelernt. Und ich glaube, ich habe verstanden, was er mir sagen wollte: Egal, was du durchgemacht hast – nein, was wir durchgemacht haben –, wir wurden irgendwie beschützt. Anfangs habe ich es nicht kapiert, aber ich denke, vielleicht war es diese Skorpion-Königin. Old Man Mo hat gesagt, sie heißt Serket. Vielleicht hat sie verhindert, dass du in einer Gummizelle gelandet bist. Vielleicht ist es nicht unbedingt etwas Schlechtes, dass ich aufge-

taucht bin, vielleicht helfe ich Serket, vielleicht bin ich deine Beschützerin, oder vielleicht bin ich die Skorpion-Königin, und ich bin in der Zukunft aufgewacht, um dein – nein, unser – Leben in Ordnung zu bringen. Den Schmerz heilen, den Stachel heilen, deinen Schmerz, meinen Schmerz heilen und machen, dass es uns besser geht.
Ja, ich glaube, das ist richtig; jedenfalls fühlt es sich richtig an.
Ich werde versuchen, dafür zu sorgen, dass es uns besser geht.
Ehrlich gesagt, glaube ich, dass es schon jetzt besser wird.
Ja!

Alles Liebe,
die jugendliche »Skorpion-Königin«-Nay x

11. Teenagerträume

Eine Frau kann neue Ozeane
nicht entdecken, solange sie nicht den
Mut hat, die Küste aus den Augen zu verlieren.
André Gide

Die nächsten acht Tage meines Urlaubs verbrachte ich hauptsächlich in der Gesellschaft von MÄNNERN!

Ich nahm an, dass die erwachsene Naomi nie wirklich offen und frei mit ihrem Frausein umgegangen war und viel zu viel Zeit ihres Lebens in Angst verbracht hatte. Daher sah ich es als meine feminine Verantwortung an, jedem Mann, der dafür zu haben war, ein breites Lächeln zuzuwerfen, um so eine Art mentalen Magnetismus zu erzeugen.

Einer von ihnen war Ali, ein hochintelligenter, selbstbewusster junger Mann, der mit mir auf einem wunderschönen Pferd namens Warda durch die Wüste ritt, um die Beduinen kennenzulernen, wo ich Tee trank und eine Shisha ausprobierte (blubber). Wir redeten darüber, wie schlecht die einheimischen Beduinen behandelt wurden. Er hielt mir einen Vortrag übers Rauchen, und ich zitiere: »Richtig schlecht für dich, und du wirst einen langsamen und grausamen Tod sterben«, und das veranlasste mich, an jenem Abend nur einen einzigen Eintrag in das Tagebuch zu schreiben.

6. Juli 2008

Liebe erwachsene Naomi,

ein paar Punkte muss ich dir für die Zeit sagen, wenn du wiederkommst:

Erstens, sag dich von diesen Freunden los! Nicht weil sie schlecht sind, sondern weil sie einfach absolut anders sind als du, und das ist überhaupt nicht cool! (Und hör dir diesen TLC-Song »What about your friends« an, falls du es vergisst.)

Zweitens, hör auf zu rauchen! Denn mit diesem Körper habe ich es wirklich schwer! Deine Lungen fühlen sich an, als ob sie mit Gummibändern umwickelt sind.

Wenn du ein bisschen Sonne bekommst, verschwinden die Pickel und die dunklen Augenringe, also sieh zu, dass du regelmäßig in Urlaub fährst!

Lass diese bedürftigen Freunde, die wie Puppen aussehen, einfach sausen! Es gibt dort draußen viel zu viele superheiße, umwerfende Männer, die stark und sexy und richtig schlau sind und irgendwie TOTAL auf dich stehen!

Du bist selbstbewusst, sexy, stark und schlau, und VERGISS DAS BLOSS NICHT!

Alles Liebe von mir!

Die jugendliche »Ooohh-on-the-TLC-tip"-Nay x

Aber vor allem war da Ahmed; der romantische, verträumte Ahmed, mit dem ich regelmäßig flirtete – na ja, jedes Mal, wenn er kam, um mein Zimmer zu putzen. Und der mir hübsche Arrangements aus Blumen und Schwänen, die er aus weißen Handtüchern machte, auf meinem Bett hinterließ, sodass ich mich fragte, ob alle ägyptischen Männer auf irgendeine Art Frotteehandtuch-Origami-College gingen?

Ich klimperte vor Ahmed so heftig mit den Wimpern,

dass er mich an einem der letzten Urlaubstage schließlich um ein Date bat. Ich flippte beinahe aus. Ein Date? Mit mir? Ich war doch erst fünfzehn. Mein Dad hätte mich umgebracht! Aber er verstand diese Antwort nicht wirklich, und ich murmelte irgendetwas von einer unschönen Trennung und dass ich nicht wollte, dass er gefeuert wurde, und verzog mich verlegen auf den Balkon, bis er das Zimmer fertig geputzt hatte.

Und dort, während ich dasaß und aufs Meer hinaussah, dachte ich, wie traurig es doch war, dass die erwachsene Naomi sich immer nur mit Männern sicher gefühlt hatte, die sie an Dad erinnerten. So sollte das Leben nicht sein. Man sollte sich mit jedem Mann sicher fühlen, allen möglichen unterschiedlichen Männern, und sich nicht bedroht fühlen, nicht das Gefühl haben, dass das eigene Vertrauen jeden Augenblick missbraucht werden könnte. Ich musste etwas anderes glauben. Ich wollte etwas anderes erfahren. Die Welt, meine Welt, konnte nicht so verdorben sein.

Daher holte ich einmal tief Luft, ging zurück in mein Zimmer und sagte Ahmed, er solle mich abholen, wenn er mit seiner Schicht fertig war.

Ahmed kam um neun Uhr. Als ich die Tür öffnete, lächelte er schüchtern und hielt mir einen Blumenstrauß hin. Ich nahm die Blumen entgegen und schloss hinter mir die Tür, und er nahm meine Hand und führte mich die Treppe hinunter und durch die Hotelanlage.

»Ich freue mich, dass du hier bei mir bist«, erklärte er, während er mich gebannt anstarrte.

»Ich mich auch.« Mein Magen rumorte nervös, und ich neigte leicht verlegen den Kopf, während ich dachte: *Oh mein Gott, was läuft hier eigentlich ab? Reiß dich zusammen, Nay.*

Wir gingen, wie es mir schien, eine Ewigkeit immer weiter, durch das Hotel und an den Läden vorbei. Ich begann etwas ängstlicher zu werden und fragte ihn, wohin genau er mich führte.

»Oh, dort drüben wohnen wir, das Personal vom Hotel. Wir haben unser eigenes Haus.« Er zeigte auf ein großes weißes Apartmentgebäude, außerhalb der Pforten des Hotels gelegen. Daneben befanden sich noch ein paar kleinere Gebäude, von Wüste umgeben.

Oh nein, oh nein!, dachte ich. *Schnell, lauf weg, verschwinde von hier. Vielleicht ist er ein Serienkiller. Oder er wird dich entführen und an den Meistbietenden verkaufen.*

Ich beschwor Serket, anstatt mich meinen paranoiden Gedanken hinzugeben.

Ahmed blieb stehen und hielt meinem Blick stand. »Naomi, du bist bei mir sicher; ich werde nicht zulassen, dass dir irgendetwas passiert.« Er legte die Stirn in Falten. »Ich will mit dir etwas essen gehen, sieh mal.« Er zeigte auf die kleineren Gebäude. »Da gibt es ein Restaurant für uns, wir essen, wir trinken, wir haben eine schöne Zeit. Aber ich kann dich zurück zum Hotel bringen, wenn du dich mit mir nicht wohlfühlst.«

»Nein.« Ich sah hinunter auf seine Hand, die meine festhielt. Ich wusste nicht, warum, aber ich fühlte mich okay. »Ich will mit dir mitkommen, Ahmed.«

Seine Miene hellte sich auf, und er führte mich zu einem kleinen, schwach erhellten Café-Restaurant und wählte einen Tisch in einer ruhigen Ecke. Bis auf den Kellner, der, so meine Vermutung, auch der Koch und der Besitzer war, war das Lokal leer. Unser Tisch war der einzige mit einer weißen Tischdecke, und darauf stand ein kleines Glasgefäß mit einer einzelnen rosa Blume. Ahmed schob meinen Stuhl zurück. Ich setzte mich, und er nahm lächelnd mir gegenüber

Platz. Der Kellner kam mit einem großen grünen Glasgefäß herüber, zündete die Kerze darin an und stellte es auf den Tisch. Er sah Ahmed mit hochgezogenen Augenbrauen an und nickte anerkennend. Ahmed lächelte schüchtern. Dabei entspannte ich mich, und der Kellner reichte uns die Speisekarten.

»Wir haben hier gutes Essen, nicht das Hotelessen. Das hier ist richtiges ägyptisches Essen«, sagte er stolz.

Ich sah auf die Speisekarte. Sie war auf Arabisch. Wir lachten beide schallend auf.

»Ich werde für dich bestellen, wenn es dir recht ist.«

»Ja, bitte.« Ich grinste wie ein Idiot.

Ahmed bestellte uns ein Gericht, das er *Torly* nannte, mit Lammfleisch und Gemüse darin, und das mit Brot und Reis gegessen wurde. Während wir aßen, erzählte er mir von seinem Leben. Er war das älteste von neun Kindern, sagte er stolz. Er zeigte mir auf seinem Handy ein Foto seiner Mutter, die nicht alt genug aussah, um seine Mum zu sein, geschweige denn, neun Kinder zu haben. Dann zeigte er mir ein Foto seines jüngsten Bruders, der vielleicht zwei Jahre alt war. Dabei musste ich an JJ denken, und ich fragte mich, wie er war, als er zwei war. Ich wünschte, ich könnte mich erinnern, aber manche Erinnerungen fehlten noch immer. Trotzdem erzählte ich Ahmed von ihm und von Leo und Simone und Art. Er erkundigte sich nach meiner Mum, aber ich zuckte nur die Schultern und sagte, sie würde in London leben. Er blickte ein wenig verlegen, aber dann wechselte er das Thema und erzählte mir, dass er in Kairo Ingenieurwissenschaften studierte, in den Sommerferien aber in Marsa arbeitete. Er fragte mich nach meiner Zeit in Ägypten und womit ich meinen Lebensunterhalt verdiente.

Mist, dachte ich. *Was sollte ich sagen?*

»Ich, ähm … ich n… n… nehme mir eine Auszeit, um … äh … m… m… mein Psychologiestudium abzuschließen«, stammelte ich.

»Aaah, die Geheimnisse des Verstandes?« Er lachte, und seine Augen funkelten. »Das interessiert mich sehr. Ich habe einen Freund, der an der Universität dasselbe studiert. Was hast du über den menschlichen Verstand erfahren? Mein Freund, er redet viel darüber; es interessiert mich, deine Meinung zu hören.« Er faltete die Hände und beugte sich vor.

Ich sah an der Wand hoch zu all den Bildern der Pyramiden, der Zitadelle und der goldenen arabischen Schrift. Ich dachte daran, wie ich in der Zukunft aufgewacht war und die Einträge der erwachsenen Naomi in ihren Tagebüchern gelesen hatte. Dann dachte ich daran, wie ich ihre Zukunft fortführte und sie ihr schrieb. Und auf einmal schoss es mir durch den Kopf, und ich kapierte es. Ich schaute Ahmed tief in die Augen.

»Man muss es herauslassen.« Ich sah wieder hoch zu der goldenen arabischen Schrift. »Egal, wie schwer es ist, egal, was es ist, man muss es herauslassen. Man darf nicht alles in seinem Kopf einschließen. Weißt du, was ich meine?« Klang das, was ich sagte, logisch?

Er nickte interessiert und beugte sich noch ein bisschen weiter vor, sodass mir ganz schwindlig wurde.

Ich fuhr fort: »Ähm, ich meine, der Verstand, er ist kostbar … er ist ein Teil von dir, du brauchst ihn. Er braucht dich, und du musst dich so gut um ihn kümmern, wie du dich, sagen wir, um dein Herz kümmern würdest. Das heißt, ich glaube, man muss alles herauslassen, denn wenn nicht, zerbricht er.«

»Der Verstand?« Er blickte besorgt.

»Ja, und, na ja, man kann ihn nur wieder in Ordnung

bringen, indem man herauslässt, was ihn ursprünglich zerbrochen hat.«

Er lehnte sich zurück und schenkte mir ein entspanntes Lächeln. »Du bist eine sehr kluge Frau, Naomi. Eine sehr schöne, besondere und kluge Frau«, sagte er eindringlich.

Ich kicherte leise und schenkte ihm ein nervöses Lächeln. Er lachte und wandte sich zu dem Kellner um, um ein paar Süßspeisen zu bestellen. Ich trank einen Schluck von meinem Wasser, während ich zu begreifen versuchte, was eben mit mir passiert war, und mir wurde bewusst, dass ich gar nicht bemerkt hatte, wie sich das Restaurant allmählich mit Mitarbeitern des Hotels gefüllt hatte, die an den Tischen saßen und sich Essen teilten. Ich fühlte mich schüchtern und ein wenig verlegen, daher zog ich meine Strickjacke an.

Ahmed bemerkte es und legte eine Hand auf meine. »Du bist hier in Sicherheit«, beschwichtigte er mich.

Bald ging es in dem Restaurant richtig laut und lebhaft zu, daher erhoben wir uns zum Gehen. Ahmed bezahlte die Rechnung. Wir verabschiedeten uns und bedankten uns bei dem Besitzer, und ich folgte Ahmed hinaus in die warme Wüstenluft. Er nahm meine Hand, und wir gingen langsam zurück zum Hotel.

Ich dachte eben, was für einen schönen Abend ich gehabt hatte und dass ich Ahmed noch nicht verlassen wollte. Da drückte er sanft meine Hand. »Am Strand ist es still. Wir könnten uns dorthin setzen?« Er sah mich hoffnungsvoll an. Ich nickte, verblüfft von seiner Fähigkeit, Gedanken zu lesen.

In der Mitte des Strandes gab es eine runde, hölzerne Getränkebar. Ahmed sprang über den Tresen und holte ein paar Hotelhandtücher unter dem Tresen hervor. Er breitete sie in der Nähe eines großen Baumstamms auf dem Sand aus und forderte mich mit einer Handbewegung auf, Platz zu nehmen, daher zog ich meine Sandalen und meine Strickjacke aus und setzte mich. Er nahm ebenfalls Platz und lehnte sich gegen den Baumstamm. Ich wollte gern seine Arme um mich spüren und rutschte näher zu ihm heran. Und sanft schlang er die Arme um mich. Als ich den Kopf an seine Brust legte, fühlte ich mich so entspannt wie lange nicht mehr. Still sahen wir beide zu, wie das dunkle Wasser gegen den Strand schlug.

»Danke, Ahmed. Ich hatte einen wundervollen Abend.«

»Ich freue mich sehr, dass du hier bei mir bist, Naomi«, flüsterte er.

»Ich mich auch.« Ich lauschte auf das sanfte Rauschen der Wellen; es klang wie Musik. Wie ein Schlaflied. Ich lächelte leise, als mir bewusst wurde, dass ich mich zum ersten Mal seit langer Zeit geborgen fühlte.

Am nächsten Tag hatte ich einen Ausflug zur Großen Pyramide von Gizeh gebucht. Im Flugzeug saß ich neben zwei Schwestern, die in demselben Hotel wohnten wie ich. Toni war die Ältere. Mit ihren neunzehn Jahren war sie schlank und sommersprossig, hatte kurze blonde Haaren, war zurückhaltend und nicht annähernd so offen wie ihre jüngere Schwester. Ashley war siebzehn und erinnerte mich an eine menschliche Version einer Puppe, mit langen blonden Haaren, einer Stupsnase und sommersprossigen Wangen. Sie hatte eine neugierige Miene und strahlend blaue Augen. Wir plauderten eine Weile und lehnten uns dann für den kurzen Flug nach Kairo zurück.

In Kairo holte uns ein Fahrer am Flughafen ab und führte uns zu unserem geräumigen, klimatisierten Bus. Als wir unsere Plätze eingenommen hatten, sprang ein kleiner junger

Mann begeistert die Stufen hoch und begrüßte uns mit einem breiten Lächeln, einem Jauchzer und einem lauten »Guten Morgen«. Er trug ein kariertes Hemd, verwaschene Jeans und eine silbern umrandete Brille mit dicken Gläsern, die auf seiner breiten Nase saß und sich jedes Mal auf und ab bewegte, wenn er sprach. Er informierte uns, dass er Student an der Universität von Kairo und ein stolzer Moslem war, der sich geehrt fühlte, an diesem Tag unser Reiseleiter durch die Stadt zu sein, und dass sein Name »Smile« war. Ich lachte entzückt auf über seinen Namen und seine ansteckende Heiterkeit und wartete darauf, dass er ebenfalls lachte. Er tat es nicht. Stattdessen musterte er mich mit zusammengekniffenen Augen durch seine Brille, runzelte die Stirn und machte dann weiter mit seiner Willkommen-in-Kairo-Rede. Ich wunderte mich über sein Verhalten.

Aus irgendeinem Grund tat Smile von diesem Augenblick an alles, was in seiner Macht stand, um mir klarzumachen, dass er nicht besonders viel von mir hielt. Als wir etwas später in der Zitadellen-Moschee saßen, stellte ich sicher, dass ich möglichst weit entfernt von ihm saß. Schließlich entfernte ich mich ein paar Schritte von der Menge, um seinen missbilligenden Blicken endgültig zu entkommen.

Spätestens als wir die Moschee verließen, meinte ich, in Smiles kurzem Blick regelrechte Feindseligkeit zu entdecken. Deshalb hielt ich, nachdem wir das berühmte Ägyptische Museum erreicht hatten, möglichst großen Abstand zu ihm und der Gruppe. Als ich nach der Besichtigung als Letzte aus dem Museum kam, kam er wütend auf mich zu. »Kairo ist ein gefährlicher Ort, und Ihnen werden schlimme Dinge passieren«, zischte er.

Ich lachte, klappte meinen Sonnenschirm auf und entfernte mich wieder von ihm.

Er folgte mir.

»Sie sind sehr unhöflich!«, rief er.

»Nein, SIE sind sehr unhöflich!«

»Aber Sie sind der Gruppe nicht gefolgt, Sie hören nicht zu, Sie haben keinen Respekt«, wetterte er.

»Ich muss der Gruppe nicht folgen. Warum sollte ich Ihnen zuhören müssen? Und Respekt muss man sich verdienen.« So hart ich mich auch fühlte, wollte ich doch am liebsten in Tränen ausbrechen, und ich wollte unbedingt, dass dieser Mann mich in Ruhe ließ.

Nach und nach kam die Gruppe zu uns herüber. Der rosa Sonnenschirm bot mir nicht genug Schatten, daher entfernte ich mich wieder ein paar Schritte von Smile und setzte mich unter dem kühleren Schatten eines großen Baums auf eine Mauer.

»Hören Sie, ich werde Ärger bekommen, wenn ich Sie verliere.«

»Ich bin eine fünfzehn- … nein, zweiunddreißigjährige Frau.« Ich stand auf, und er wich verblüfft einen Schritt zurück. »Ich kann selbst auf mich aufpassen, und Sie werden mich nicht verlieren. Ich bin kein Kind mehr.« Tränen traten mir in die Augen. Was hatte dieser Mann für ein Problem mit mir?

Ashley kam herüber und stellte sich neben mich. »Geht es dir gut?«, fragte sie.

»Nein, es geht mir nicht gut«, erwiderte ich. Ich wandte mich wieder zu Smile um und sagte: »Ich verstehe nicht, was ich Ihnen eigentlich getan habe, aber mir wäre es lieber, Sie würden mich einfach in Ruhe lassen und für den Rest des Tages nicht mehr mit mir reden, und ich werde auch nicht mehr mit Ihnen reden.« Inzwischen blickte Smile verlegen und ein wenig entschuldigend.

»Komm schon.« Ashley nahm mich beim Arm und führte mich zu der Ausgangspforte. Toni folgte uns.

Wir gingen zurück zum Bus, wo Toni den Fahrer bat, die Klimaanlage einzuschalten. Die kühle Luft half mir, meine heißen Tränen hinunterzuschlucken. Ich war wütend.

»Er benimmt sich wie mein Dad«, platzte es aus mir heraus. »Ich meine, wie bescheuert ist das denn? Ist das hier *Roter Zwerg* oder was?«

»Was heißt denn *Roter Zwerg?*«, fragte mich Ashley, die Augen unschuldig aufgerissen.

Das war der Moment, als ich mich wirklich allein fühlte. So toll mein Urlaub bis jetzt auch gewesen war, ich konnte die Tatsache nicht ignorieren, dass ich noch immer fünfzehn und noch immer in der Zukunft war, wo *Roter Zwerg* ein »Klassiker« war und ich an einem Ort feststeckte, an dem noch immer überkommene Vorstellungen von Frauen existierten. Ashley legte einen Arm um mich und belegte Smile mit so vielen Cockney-Flüchen, wie ihr einfielen; die Hälfte davon verstand ich nicht, aber sie brachten mich zum Lachen, und ich fühlte mich besser mit dem Wissen, dass sie auf meiner Seite war.

»Er kommt zurück.« Toni, die bis jetzt still gewesen war, schenkte mir ein aufmunterndes Lächeln. Ich wischte mir meine verquollenen Augen, trank einen Schluck warmes Wasser und setzte meine riesige Sonnenbrille auf. Ich würde ihm nicht die Befriedigung verschaffen, mich aufgelöst zu sehen.

Alle kamen wieder in den Bus, und ich konnte spüren, wie sie mich anstarrten, während sie sich fragten, ob ich vorhatte, etwas mit ihrem geliebten Reiseleiter anzufangen. Aber ich hielt das Gesicht zum Fenster gewandt und sah mich nicht um, bis ich eine halbe Stunde später vor den Pyramiden von Gizeh aufwachte.

Smile ließ uns erst aussteigen, nachdem er uns alles darüber erzählt hatte, wer seiner Meinung nach die Pyramiden erbaut hatte. Er machte sich über die Theorie lustig, Fremde könnten sie erbaut haben, und zu dem Zeitpunkt war es mir einfach egal; was mich betraf, so hatte meine Mum gesagt, Fremde hätten sie erbaut, und Smile hatte unrecht, daher spottete ich über ihn wie das ungezogene Schulmädchen in der letzten Reihe.

»Sie haben eine Viertelstunde, und dann wird der Bus weiter zum Nil fahren.«

»Eine Viertelstunde?« Ich konnte es nicht fassen.

»Ja, wir haben nicht viel Zeit, und mehrere Teilnehmer haben darum gebeten, noch eine Fahrt auf dem Nil zu unternehmen.«

»Na ja, dann müssen diese Leute eben einen Ausflug mit einer Fahrt auf dem Nil buchen. Ich habe den ganzen Tag auf das hier gewartet, und ich habe *mein* Geld bezahlt, nur damit Sie mir jetzt sagen, dass ich nur eine Viertelstunde haben werde?«

»Bitte, bitte, die Fahrt hat länger gedauert, als ich angenommen hatte.«

»Das liegt daran, dass wir fast zwei verdammte Stunden in Ihrer kostbaren Moschee verbracht haben!«, herrschte ich ihn an.

Im hinteren Teil des Busses hörte ich ein paar Leute aufstöhnen. Ich war kurz davor, ernsthaft politisch inkorrekt zu werden und mich im freien Fall auf islamfeindliches Gebiet zu begeben – na ja, jedenfalls aus der Sicht mancher Leute; aus meiner Sicht war ich einfach nur stocksauer, dass ich nur eine Viertelstunde haben würde, um eines der größten Weltwunder zu sehen.

Das hier war persönlich. Es war der Tropfen, der das Fass

zum Überlaufen brachte. »Sie sind unhöflich und ignorant, und Sie glauben offensichtlich, dass Sie es im Leben zu etwas bringen werden, wenn Sie diesen Leuten in den Arsch kriechen.« Ich wies mit einer Handbewegung auf die restlichen Leute im Bus und strafte sie mit einem abfälligen Blick dafür, dass sie nicht auf meiner Seite waren.

Smile war sprachlos; ich schnappte mir meine Tasche und stürmte wütend aus dem Bus. An der Tür wandte ich mich noch einmal um und sah ihm direkt in die Augen. »Und ich werde mich über Sie beschweren.« Er blickte entsetzt. Ich spannte meinen rosa Sonnenschirm in der Luft auf und stolzierte davon.

Zum Ausdruck ihrer Solidarität rümpften Ashley und Toni vor ihm die Nase und folgten mir zu den Pyramiden.

»Er ist ein absolutes Weichei«, schimpfte Toni.

»Genau! Und ich will den verdammten Nil auch nicht sehen«, pflichtete Ashley bei.

Ich schüttelte vor den beiden den Kopf, zu aufgelöst, um irgendetwas zu sagen. Ich wollte die wenige Zeit, die ich hatte, einfach nutzen, um möglichst viel von den Pyramiden zu sehen. Das hieß, dass ich die größte von ihnen einmal umrundete und mich fotografieren ließ, wie ich unter meinem Sonnenschirm lächelnd auf den gewaltigen weißen Steinblöcken saß. Eigentlich wollte ich am liebsten in Tränen ausbrechen, aber diesmal würden mein weiblicher Stolz und meine sture Teenagerwürde ihm nicht die Befriedigung verschaffen, mich aufgelöst zu sehen.

Wie versprochen, fuhr der Bus eine Viertelstunde, nachdem wir angekommen waren, von den Pyramiden ab. Ich hatte es aufgegeben, wütend auf Smile und das, was er von mir hielt, zu sein. Es war nicht wichtig. Außerdem war die Angst in seinem Gesicht in dem Augenblick, in dem ich ihm damit gedroht hatte, mich über ihn zu beschweren, so riesengroß gewesen, dass ich mich gleich viel besser gefühlt hatte. Ich hatte die Macht wieder an mich gerissen, und eine selbstgefällige Zufriedenheit überkam mich im selben Moment wie die Erkenntnis, dass ich in Gizeh war. *Ich sollte keine Energie mehr mit diesem Machtspiel verschwenden, sondern lieber die wundervolle Umgebung in mich aufnehmen*, dachte ich. Und so stand ich jetzt da und bewunderte die Sphinx, diese unglaubliche Meisterleistung an Gestaltung und Architektur. Sie war erhaben, und allein schon ihre Gegenwart wollte mir in Erinnerung rufen, dass ich mein Ziel erreicht hatte: die erwachsene Naomi zu diesem einzigartigen Wunder der Antike zu bringen und, wenn auch nur für einen kurzen Moment, seine ganze Pracht in mich aufzunehmen. Wenn auch nur für sie.

Als wir an einer Tankstelle hielten, kam Smile auf mich zu. »Meine Freundin, meine Freundin.« Er näherte sich zögernd meinem Tisch.

»Ach, bin ich jetzt Ihre Freundin?«, sagte ich fassungslos.

»Ich glaube, Sie und ich … wir … wir müssen hier nicht so unfreundlich zueinander sein. Ich versuche nur, einen guten Job zu machen.«

Bei der Erwähnung seines Jobs wurde seine Miene besorgt, und in diesem Augenblick begriff ich, dass er wirklich Angst hatte, ihn zu verlieren, und ich alle Karten seiner Beschäftigung in der Hand hielt. Und so köstlich gemein sich das auch anfühlte – den Bösewicht zu spielen war nicht meine Art. Ich hatte Mitleid mit dem armen Schwachkopf. Ich entschied, dass es an der Zeit war, aufrichtig zu ihm zu sein.

»Ich verstehe einfach nicht, was ich getan habe, dass Sie

mich nicht mögen. Seit ich mich das erste Mal in diesen Bus gesetzt habe, waren Sie grässlich zu mir, und dann, als wäre alles nicht schon schlimm genug, haben Sie mich ignoriert, mir den ganzen Tag hässliche Blicke zugeworfen und dann verlangt, dass ich Ihnen folge, als ich nicht einmal in Ihrer Nähe sein wollte.«

Er zuckte die Schultern und ließ beschämt den Kopf hängen.

»Ich verstehe das ja«, fuhr ich fort. »Sie sind Moslem; Sie sind stolz auf Ihre arabischen Vorfahren und das, was sie für Ägypten getan haben. Ja, ich verstehe das, aber ich bin Afrikanerin, und Ägypten war Nordafrika, bevor es Arabien wurde, und meine Vorfahren haben die Pyramiden erbaut, und man hat uns in der Schule belogen und uns Filme mit Elizabeth Taylor gezeigt, und …« Ich kam vom Thema ab; er blickte verwirrt. »Und ich habe viel Geld bezahlt, um aus England hierherzukommen und den ganzen Weg von Marsa Alam nach Kairo zu fliegen« – er nickte wie ein gescholtener Schüler – »nur um an einer Tour Ihrer Geschichte, nicht meiner, teilzunehmen«, kam ich zum Ende.

Er hob den Kopf. »Ja, ich verstehe. Es tut mir leid.«

Ich zuckte die Schultern. Es war zu wenig, zu spät. Der Tag war gelaufen; wir waren auf dem Weg nach Hause, und dieser Mann entschuldigte sich nur, weil ich seinen Job in Gefahr gebracht hatte. So aufrichtig er es auch sagte, fühlte es sich doch unaufrichtig an. Ich nickte trotzdem. »Na ja, wenigstens haben Sie zugehört, wenn schon sonst nichts.« Ich stand auf und ging zurück zum Bus, und während er uns zum Nil brachte, versuchte ich nicht darüber nachzudenken, wie mein Besuch in Kairo überhaupt nicht so gelaufen war, wie ich es erwartet hatte.

Als ich wieder in mein Hotelzimmer kam, hatte Ahmed

sein übliches Blumenarrangement auf meinem Bett hinterlassen, aber diesmal hatte er LEO und NAOMI in einem Bogen quer über das Bett geschrieben. Ich ließ mich auf die Blumen fallen und brach in Tränen aus. Ich vermisste Leo; ich vermisste Simone und Katie und Dean. Es war Zeit, nach Hause zu fahren. Ich wollte nicht länger allein sein, und ich wusste, dass ich abreisen musste. In dieser Nacht fiel ich aus schierer Erschöpfung leicht in einen traumlosen Schlaf.

Als ich aufwachte, fühlte ich mich viel besser, und ich war entschlossen, meinen letzten Tag in Ägypten nicht in meinem Zimmer zu verbringen, daher zog ich mich rasch an, nahm meine Tasche und machte mich auf den Weg zum Strand. Ich entdeckte einen freien Platz in der Nähe der großen Felswand am anderen Ende des Strandes. Die riesige, rötlich-orangefarbene Felswand bot mir die Abgeschiedenheit, nach der ich mich sehnte, meinen eigenen, ganz privaten Strand. Ich streckte mich auf meinem Handtuch aus, und der warme Sand massierte meinen Körper mit Hitzewellen, die jeden verspannten Knoten in mir lösten.

Während ich über den Tag zuvor nachdachte, wurde mir klar, dass Smile einfach nur ignorant war; er war voreingenommen und arrogant gewesen, weil er nicht wusste, wie er mit mir umgehen sollte. Daher hatte er, anstatt mir eine Chance zu geben und zu versuchen, mich kennenzulernen, mich zu verstehen, versucht, mich zu kontrollieren. Was mir irgendwie bekannt vorkam. Mir wurde bewusst, dass mir genau das passierte, seit ich ein kleines Kind war. Leute versuchen mich zu zwingen, jemand zu sein, der ich nicht bin. Versuchen sich mir aufzuzwingen.

Hatte die erwachsene Naomi so viel Angst davor bekommen, dass sie versucht hatte, sich zu verbiegen, um andere

Leute zu beschwichtigen? Wenn man ständig denkt, dass man jedes Mal, wenn man sein »wirkliches« Selbst ist, angegriffen wird, dann ist es irgendwann sicherer, jemand anders zu sein. Aber das klappte nicht mehr. Ich wusste, dass es das war, was diese Zersplitterung ihres Verstandes ausgelöst hatte. Meines Verstandes.

Galt das auch für meine Mum? All die Dinge, die sie sagte, die Fragen, die sie mir stellte, an jenem Tag, an dem ich mich umzubringen versuchte. Ging es dabei wirklich um mich? Vielleicht waren es Fragen, die sie sich selbst stellte. Vielleicht hatte sie Angst, weil sie keine Antwort auf ihre eigene dringlichste Frage fand. Vielleicht suchte auch sie immer noch nach dem Sinn ihres Lebens.

Na ja, vielleicht heißt, mein wahres Selbst zu sein, dass ich allein dastehen muss, dachte ich. *Mein Leben hat einen Sinn, und nur, weil ich ihn noch nicht herausgefunden habe, nur, weil andere Leute denken, sie kennen mich besser als ich mich selbst, und versuchen, mich aufzuhalten oder zu kontrollieren, was ich sage oder tue, heißt das nicht, dass ich den Sinn nie erkennen werde.*

Ich entschied, noch einen Tagebucheintrag zu schreiben.

Liebe erwachsene Naomi,
ich glaube, ich weiß, was mit dir – mit uns – passiert ist. Ich glaube, wir gingen irgendwo bei alledem verloren, vielleicht bei der Zersplitterung; wer wir wirklich sind – wer du wirklich bist –, ging verloren. Und hin und wieder trafen wir auf einen absolut bescheuerten (das letzte Mal, dass ich dieses Wort verwende, versprochen) Vollidioten, der dachte, es wäre okay, uns mit seinen eigenen durchgeknallten Problemen und seinem eigenen absoluten Schwachsinn vollzukotzen. Und wir haben vergessen, haben irgendwie vergessen, dass diese Kotze zum Großteil gar

nicht unsere war! Wir haben sie angenommen, haben das alles angenommen, und weil es schwer war und er nicht unser Bruder war (erinnerst du dich an den Song?), wurden wir unter diesem ganzen Erbrochenen begraben, als wären wir dafür verantwortlich. Ich glaube, die Bücher, die wir gelesen haben, und die Theaterstücke, in denen wir waren, haben uns beigebracht, uns irgendwie in all diese verschiedenen Rollen zu zersplittern, um durchs Leben zu kommen, verstehst du? Durch den Scheiß zu kommen. Aber weißt du, was mir heute klar geworden ist, ist die Tatsache, dass ich ich bin, dass du du bist, dass wir wir sind; ich bin es, Naomi, und ich muss nicht sein, was andere Leute wollen, dass ich bin. Ich bin okay, du bist okay so, wie du bist, und du musst anfangen, das alles herauszulassen. ALLES von dir, jedes kleine bisschen, und na ja, wenn es den Leuten nicht passt, dann sag ihnen, sie können bleiben, wo der Pfeffer wächst. Hör endlich auf, dich wegen dieses ganzen ignoranten, idiotischen Schwachsinns anderer Leute ständig selbst zu geißeln. Sage offen deine Meinung, sei, wer du bist, dein wahres Selbst, und entschuldige dich nicht dafür! Ich meine es ernst, egal, wem das nicht gefällt oder gegen den Strich geht. Wenn es deines ist, dann bist du es, und niemand kann es dir nehmen. Du weißt, ich bin froh, dass ich hierhergekommen bin, und nur für den Fall, dass du dich an nichts von dem hier erinnern kannst, wenn du wiederkommst, sollst du wissen, was mir in diesem Urlaub über das Leben klar geworden ist.

Mir ist klar geworden, dass es nicht um Leute und das, was sie von mir halten, geht; es geht darum, was ich über mich selbst weiß und wer ich wirklich bin, und letztendlich ist das das Einzige, was wirklich zählt.

Alles Liebe von mir,
der absolut und einfach supersüßen jugendlichen Nay xxx

Ich legte das Tagebuch hin, schloss die Augen und schlief am Strand ein, während ich an die Zukunft dachte.

Irgendwann später schlug ich die Augen auf und sah blinzelnd zu dem verschwommenen Himmel über mir hoch.

Ich fühlte mich, als hätte ich so gut und so tief geschlafen wie noch nie. Ich sah mich um und wusste prompt, dass ich, die erwachsene Naomi, in meinen Körper zurückgekehrt war.

12. Alles über Eva

Alles hat seine Zeit; man kann nicht erzwingen,
dass etwas passiert, bevor es dazu bestimmt ist.
Das ist ein wahres Gesetz, ein universales Gesetz.
Y. J.

Ich war braun gebrannt, erholt und voller abenteuerlicher Geschichten der jugendlichen Nay aus dem Urlaub zurück. Simone brach sofort in Tränen aus, als sie mich sah.

»Oh mein Gott.« Sie fuhr sich mit den Händen an den Mund.

»Was denn?« Ich sah hinter mich, in der Annahme, dass der Taxifahrer mir ins Haus gefolgt war.

»Du, du bist es!« Sie ging auf mich zu und stand dann da und starrte mich mit großen Augen an.

»Kannst du das sehen?«

»Aber sofort.« Sie drückte mich in einer ihrer Rücken brechenden Umarmungen an sich, und ich entspannte mich in ihren Armen. »Du bist wieder da, ich habe meine Schwester wieder.«

»Ich war immer deine Schwester«, sagte ich zu ihr, während mir die Tränen in die Augen traten.

Sie wich lachend einen Schritt zurück. »Ich weiß, aber im Ernst, wie viel bescheuerten Schwachsinn kann eine Frau verkraften?«

Wir standen beide da und weinten und lachten und umarmten einander.

»Oh mein Gott, Sim, was für eine Reise.«

»Ägypten oder die Amnesie?«

»Beides.« Ich hielt einen Augenblick inne. »Und, *chica*, vielen, vielen Dank für alles, dafür, dass du meine geistige Gesundheit gerettet hast, dass du dich um Leo gekümmert hast und … einfach alles.« Ich begann wieder zu weinen.

Sie umarmte mich wieder. »Schon gut. Ich habe dir ja immer gesagt, wenn ich dich und Leo irgendwie unterstützen kann, dann werde ich es immer tun.«

Ich war so froh, dass meine Schwester bei alldem stets ihr ruhiges und stoisches Selbst geblieben war, dass sie mir vertraut hatte, dass ich das alles verarbeiten würde, und gleichzeitig verhindert hatte, dass ich in die Psychiatrie eingewiesen wurde.

Leo freute sich so, mich zu sehen, und ich hatte ihn schrecklich vermisst. In den zwei Monaten hatte er sich sehr verändert, und ich war froh, dass Simone und Katie es irgendwie geschafft hatten, ihn vor dieser ganzen Amnesie-Erfahrung zu schützen. Als ich ihm später erzählte, was passiert war, war er verblüfft, und dann sagte er: »Ich habe mich schon gefragt, warum du mich gefragt hast, um wie viel Uhr ich ins Bett gehe.« Und dann lachte er und fuhr weiter Skateboard.

Es war faszinierend gewesen, die Welt aus der Perspektive der jugendlichen Nay zu sehen, aber jetzt, wo ich wieder da war, waren Recycling, Coffeeshops, bizarre Mode und Inflation für mich so normal, wie sie es immer gewesen waren. Ich erinnerte mich noch immer, wie man Auto fuhr und ein Handy benutzte. Und meine innige Liebe zu Leo war genauso stark, wenn nicht noch stärker geworden.

Leos und Simones Unterstützung und Verständnis gaben mir die Kraft, um mich eines Abends hinzusetzen und die Tagebucheinträge zu lesen, die die jugendliche Nay für mich geschrieben hatte. Ich sah, dass sie schrieb, ich hätte große Schwierigkeiten damit, »Nein« zu sagen. Ich sagte Ja, selbst wenn ich irgendetwas nicht tun wollte, und wenn ich doch einmal den Mut hatte, Nein zu sagen, hatte ich solch wahnsinnige Schuldgefühle, dass ich irgendwann in ein riesiges Meer der Scham stürzte und mich am liebsten tief auf dem Grund des Ozeans meiner Unwürdigkeit verstecken wollte. (*Theatralisch*, sagte sie. *Ich weiß*, erwiderte ich, *aber leider wahr.*)

Ihr zufolge hatte das viel zu häufige Jasagen die ganzen Probleme überhaupt erst ausgelöst, und unter gar keinen Umständen würde sie es mir gestatten, dieselben Fehler zu wiederholen. Das führte dazu, dass sie darüber schrieb, wie Zammo aus *Grange Hill* zusammengerollt in einer Ecke lag, vollgepumpt mit Heroin, während der Rest der Zehntklässler »SAG EINFACH NEIN!« rappte. Die jugendliche Nay hatte das Gefühl, dass ich diese Erinnerung brauchte, da sie beim ersten Mal ganz offensichtlich nicht klar genug in mein Unterbewusstsein eingedrungen war.

Trotzdem, ihre Ägypten-Erfahrung hatte mir gezeigt, wie das Leben sein konnte, wenn ich diese ständige Angst endlich loslassen konnte. Wenn ich das Gefühl, bedroht zu werden, loslassen konnte. Sie hatte mir gezeigt, dass es okay war, mir selbst zu vertrauen, und dass ich bei alldem irgendwie beschützt war. Das verstand ich noch nicht ganz, aber ich wusste, dass ich einen Weg finden musste, ihr zu vertrauen, und dachte über das nach, was Old Man Mo zu ihr gesagt hatte, bevor sie ging. Er vergoss eine kleine Träne, als sie sich mit Umarmungen und Dankesworten von ihm verabschiedete, und schenkte ihr ein Fläschchen mit ägyptischem Moschusduft mit den Worten: »Serket wird immer bei dir sein.«

Die jugendliche Nay war, ganz im Gegensatz zu mir, nicht

verschwunden. In meinem Verstand existierte sie noch immer – um genau zu sein, wohnte sie in dem »Haus« –, und sie beobachtete aufmerksam, was ich als Nächstes tun würde. Ich hatte keine Erklärung dafür, warum sie nicht gegangen war, so wie ich, aber während ich mich fragte, wie ich einen Weg aus dieser Situation finden und vor allem, wie ich sicherstellen könnte, dass das nie wieder passierte, stellte ich fest, dass meine Gespräche mit der jugendlichen Nay tagtäglich stattfanden. Vielleicht weil niemand sonst mir irgendwelche Antworten geben konnte, fragte ich lieber sie um Rat als all die anderen Leute in meinem Leben. Jedes Mal, wenn irgendetwas passierte, hakte ich bei ihr nach, und in einer Art innerem Dialog hörte ich ihre Stimme, die mir ihre oft schonungslose Meinung einer Fünfzehnjährigen zu allen Dingen sagte, die die erwachsene Naomi betrafen.

Aber erst an einem sonnigen Julimorgen, während ich auf meinem Bett lag und auf mein schön renoviertes Schlafzimmer starrte, voller Ehrfurcht vor ihr und der massiven Veränderung, die sie in mein Leben gebracht hatte, entschied ich, die Augen zu schließen, tief Luft zu holen und mich wirklich darauf zu konzentrieren, das »Haus meines Verstandes« zu betreten.

Es war leichter, als ich erwartet hatte; ich war so entspannt und konnte deutlich sehen, wie die jugendliche Nay in einem schönen Schlafzimmer im ersten Stock (ein echtes Spiegelbild des schönen Schlafzimmers, das sie mir im wirklichen Leben geschenkt hatte) auf ihrem eigenen Bett lag. Ich konnte sehen, wie ich auf ihrer Bettkante saß und wir beide einander anlächelten. Sie war jung, schön und lebhaft. Erwartungsvolle Energie schien von ihr auszustrahlen. Auf einmal schaffte sie es irgendwie, meinen Verstand zurück in die Zeit zu befördern, zu der das alles angefangen hatte. Sie wollte, dass ich mich an etwas Wichtiges erinnerte. Wir kehrten zurück in die Zeit, als ich fünf war.

Sie: *Erinnerst du dich noch, wie Mum … ich meine Eve uns in einem besetzten Haus untergebracht hat?*

Ich: *Ja, ich glaube schon. Ein Haus aus orangefarbenem Ziegelstein, auf diesem stillen Grundstück, dem mit den chinesischen Nachbarn? Hat Tante June sie nicht beschuldigt, Blacky, den Hund, entführt und gegessen zu haben?*

Sie: *Ärrr … gehört nicht zum Thema! Jedenfalls, erinnerst du dich noch an die Wand?*

Ich: *Die Wand, die Wand … ähm … nein … Augenblick, meinst du vielleicht …? Ach ja! Du meinst diesen Abend, an dem ich und Simone zwei kleine Bleistiftstummel genommen haben? Ich weiß nicht, wessen Idee es war …*

Sie: *Es war deine.*

Ich: *Ja, jetzt erinnere ich mich. Ich entschied, das Licht vom Flur zu nutzen, um die Wand neben unserem Bett vollzuzeichnen … Ja, ich habe Pferde und einen großen Park gezeichnet, in genauen Details, mit Schaukeln und Rutschen. Ich habe eine Post gezeichnet, eine Bank, eine Bäckerei und einen Obst- und Gemüseladen. Habe ich nicht sogar Leute in meine kleine Stadt gezeichnet, und dann … habe ich daneben nicht einen Wald gezeichnet? Mit Bäumen und Waldgeschöpfen und Dschungeltieren?*

Sie: *Und ob du das hast!*

Ich: *Wir haben die ganze Nacht gezeichnet, bis uns die Augen zufielen. Ich war restlos begeistert, dass ich eine Möglichkeit gefunden hatte, einzuschlafen, während ich in der Welt lebte, die ich eben erschaffen hatte, dass ich alles tun und sagen und hingehen konnte, wohin ich wollte! Aber am nächsten Tag, weißt du, ist Eve ausgerastet.*

Sie: *Und wie sie ausgerastet ist! Erinnerst du dich noch,*

dass sie dir Hausarrest erteilt hat? Und sie hat dir einen Eimer mit warmem Seifenwasser und eine Drahtbürste gegeben. Und du musstest jede einzelne Zeichnung wieder abschrubben.

Ich: *Ja, jetzt erinnere ich mich. Gott, ich war am Boden zerstört. Wir hatten beide Stunden damit zugebracht, diese Fantasiewelten voller wundervoller Orte und besonderer Leute zu zeichnen, und dann mussten wir sie zerstören.*

Sie: *Ja, das war megatraurig. Ihr habt beide angefangen zu weinen.*

Ich: *Ja, aber als ich die Tränen in den Augen meiner Schwester sah, ich weiß nicht … da habe ich mich erinnert, wie glücklich meine Geschichten sie gemacht haben. Ich hatte das Gefühl, dass es meine Verantwortung war, ihre Traurigkeit zu verscheuchen.*

Sie: *Daher hast du dir einen Schlüpfer geschnappt.*

Ich: *Einen SCHLÜPFER?!*

Sie: *Ja, erinnerst du dich, aus den Müllsäcken, in denen unsere Kleider waren? Du hast ihn dir auf den Kopf gesetzt, einen Bleistift in den Mund gesteckt, so getan, als wäre es ein Geißblatt, und du wurdest …*

Ich: *Edna Jacobs! Die Waschfrau, die Geschichten erzählte!*

Sie: *Na endlich!*

Ich: *Ich erinnere mich. Das hat Simone zum Lachen gebracht, und ich erzählte ihr weiter die Geschichten, die wir uns ausgedacht hatten, auch wenn wir sie nicht sehen konnten. Weißt du, auch wenn wir alles wieder von der Wand abschrubben mussten, war es im Grunde egal, denn sie erlebten weiterhin tolle Abenteuer. Ja, weil ich wusste, dass ich Edna Jacobs war. Die Waschfrau-Geschichtenerzählerin, und ich würde ihre Geschichten erzählen.*

Sie: *Ja, Sim war richtig glücklich, und ihr habt beide aufgehört zu weinen.*

Ich: *Ich glaube, ich habe mir geschworen, dass ich dieselben Abenteuer erleben würde wie meine Figuren und dass ich ihre Geschichten denen erzählen würde, die sie hören wollten, nur um ihr Lächeln zu sehen und ihre Tränen fortzuwischen.*

Sie: *Absolut.*

Ich: *Aber das war ganz offensichtlich eine psychologische Reaktion auf den Schmerz, dem einzigen Leben, das ich gekannt hatte, entrissen und entwurzelt worden zu sein. Eve lief nicht wegen der Krawalle aus Liverpool und vor Art davon; sie tat es, weil sie sich vor einer Situation häuslicher Gewalt versteckte; das hieß, dass meine Erinnerungen an die Kindheit, die ich bis dahin gehabt hatte, allmählich verblassten. Und ganz offensichtlich hatte ich keine andere Wahl, als mein neues Leben als Geschichtenerzählerin in einem besetzten Haus anzunehmen.*

Sie: *Igitt! Psychogeschwätz!! Wen interessiert das denn?*

Ich: *Aber ich war fünf.*

Sie: *Logo, klar! Und du wusstest schon damals, was du später werden wolltest! Was du mit deinem Leben anfangen wolltest. Du hast es nur vergessen!*

(Vor meinem geistigen Auge sah ich mich auf das Bett kriechen; sie rutschte weiter, und ich legte mich neben sie. Wir lagen beide da und starrten hoch an die Decke des Hauses meines Verstandes.)

Sie: *Erinnerst du dich noch an Joseph und seine Videokamera? Die ganzen Theaterstücke und Musicals und Gesangsnummern, die wir für ihn aufgeführt haben?*

Ich: *Ich wollte immer die Regie führen.*

Sie: *Du meinst, du wolltest alle herumkommandieren!*

Ich: *Ha, ha, ha! Ja!*

Sie: *Erinnerst du dich noch, wie du danach Schauspielerin werden wolltest und ständig vor dem Spiegel gesessen hast, an einem Stift geraucht und so getan hast, als wäre er eine Benson & Hedges, und als wärst du irgendeine drogenbenebelte Verbrecherin, die von einem Polizisten aus* The Bill *vernommen wird. Ähm, Mann! Das mit dem drogenbenebelten Teil hast du aber ein bisschen zu weit getrieben.*

Ich: *Ja, aber mein Monolog darüber, dass ich eine Petze wider Willen war und meinen »knallharten« Gangsterfreund hochgehen ließ, war einfach umwerfend. Er hatte Tränen und alles.*

Sie: *Wir waren gut in englischer Sprache und Literatur, stimmt's? Das war unser Lieblingsfach in der Schule. Ich wusste, dass ich Journalistin werden wollte, als Miss Doughtily mir eine Eins gab für meine mit Teebeuteln nachgedunkelte veronesische Zeitung und meinen supertollen Artikel über den Skandal, dass Romeo und Julia es miteinander trieben.*

Ich: *Gott, ja! Ich wollte mehr Shakespeare, und ich verstand Chaucer wirklich; diese Sache mit Liebe im Himmel und Qualen in der Hölle, das habe ich kapiert. Erinnerst du dich noch an Mr. Marsham, unseren Lehrer in englischer Literatur?*

Sie: *Und seine bunten Fliegen, die immer perfekt zu seiner Brille passten, und seine gestreiften Hemden?*

Ich: *Ha, ha, ha! Oh Mann, ich verschlang jedes Buch, das er mir hinlegte, und alle anderen lästerten und stöhnten. Aber ich kreischte jedes Mal entzückt auf über den schieren Umfang der Werke und erkundigte mich, während ich mir nervös auf die Lippe biss, wie viel Zeit wir hätten, um diesen wundervollen literarischen Berg zu besteigen.*

Sie: *Oh mein Gott! Hör auf, Frau! Du hast es kapiert! Wir lieben Worte. Wir lieben es zu schreiben! Also SCHREIB!*

Und so akzeptierte ich schließlich, dass ich mir nicht eine Million Gründe einfallen lassen musste, um zu schreiben, und angespornt von dem Gespräch, das ich und die jugendliche Nay über meinen Verstand und unsere Erinnerungen geführt hatten, begann ich Kurzgeschichten zu schreiben, die auf meinen megadurchgeknallten Erfahrungen beruhten. Ich tauschte den Selbstbefähigungskurs gegen einen Creative-Writing-Kurs. Dadurch kam ich aus dem Haus und mit Leuten zusammen, die ihre eigenen Geschichten mitteilen wollten.

Erst nachdem ich meine erste witzige Geschichte mit dem Titel *Der Backfolie-Krieg* (es ging darum, dass ich wütend war, weil ich meinen Weihnachtstruthahn verbrannt hatte) laut vorgelesen und anschließend eine Runde Applaus bekommen hatte, begann ich, das, was die jugendliche Nay gesagt hatte, wirklich ernst zu nehmen.

Katie und Simone lasen meine Kurzgeschichten und waren begeistert, und nachdem ich wieder einmal einen Tag lang in meinem Zimmer gesessen und voller Ehrfurcht vor der jugendlichen Nay auf die Hollywoodwände gestarrt hatte, meditierte ich und betrat »das Haus«, wo ich sie in ihrem Schlafzimmer an einem Schreibtisch sitzend vorfand, einen Stift in der Hand.

Sie: *Und, gefällt dir dein neues Schlafzimmer?*

Ich: *Sehr.*

Sie: *Und die Farbe – sie ist krass, oder?*

Ich: *Krass?*

Sie: *Neues Wort. Nichts ist noch supertoll oder mega oder spitzenmäßig; es ist alles krass – hat Leo mir gesagt.*

Ich: *Cool.*

Sie: *Nein!*

Ich: *Was?*

Sie: *Niemand sagt noch cool – so lahm.*

Ich: (Fühlte mich wie eine Mutter, die völlig den Bezug verloren hat.) *Na ja, ich mag das Schlafzimmer, vielen Dank, und auch die Möbel.* (Sie hatte völlig über die Stränge geschlagen, und meine Ersparnisse hatten gelitten.)

Sie: *Na ja, wie wär's dann damit?*

Ich: *Womit? Schreiben? Das tue ich doch!*

Sie: *Logo, klar! Aber …*

Ich: *Warte! Warum bist du immer noch hier?*

Sie: *Wen kümmert das denn? Du willst doch sowieso nicht zurück in diese Kleinstadt! Schreib die Geschichte auf!*

Ich: *Was?*

Sie: *Ja, schreib darüber, was mit mir passiert ist; die Leute müssen das* absolut *wissen.*

Ich: *Meinst du das ernst?*

Sie: *So ernst wie dein grauenhafter Kleidungsstil. Schreib die Geschichte, meine Geschichte – nein, unsere Geschichte – und erzähl sie den Leuten.*

Ich: (Glühbirnen-Moment)

Sie: (lacht) *Und vergiss nicht, mir zu schreiben und zu erzählen, wie alles läuft!*

Das, glaube ich, war der Augenblick, als die jugendliche Nay und ich zueinanderfanden und begannen, eins zu werden. Und das war der Punkt, an dem sich alles zu ändern begann.

Monate verstrichen, und das Schreiben hielt mich bei der Stange. Ich brachte alles, was mir – und der jugendlichen Nay – passiert war, in Ordnung. Ich war mir noch immer nicht sicher, wie ich mit meinen Freunden umgehen sollte, daher benutzte ich das Schreiben als Ausrede, warum ich auf einmal nicht mehr erreichbar war, bis ich mir irgendetwas überlegt hatte. Durch den Schreibkurs fand ich ehrenamtliche Arbeit bei ein paar Kurzfilm-Sets als Requisiten- und Set-Designerin, und ich begann mich darauf zu freuen, ins Bett zu gehen und zu versuchen, die Nacht gut durchzuschlafen, um für den nächsten Tag ausgeruht zu sein.

Eine Struktur entwickelte sich in meinem Leben, und diese Struktur ließ allmählich einen Zweck erkennen. Ich begann aus dem schwarzen Loch herauszuklettern, das mich die meiste Zeit meines Lebens zu verschlingen gedroht hatte, und ich erkannte allmählich, dass die jugendliche Nay vielleicht doch recht hatte. Vielleicht war es noch nicht zu spät für mich, und ich konnte meinen Weg finden; meine Richtung finden, Lebenssinn. Aber wie bloß?

Ich stellte fest, dass ich, indem ich ihre Geschichte aufschrieb, allmählich erkannte, dass diese, wie ich es empfand, traumatische Erfahrung vielleicht doch etwas Positives bewirken konnte.

Und dann, von einer Sekunde zur nächsten, änderte sich wieder alles.

Eve zog nach Manchester.

Abgesehen von dem einen Mal, als Simone am Tag ihrer Abschlussfeier versucht hatte, eine Brücke zwischen uns zu bauen, hatte ich mit Eve seit fast vier Jahren keinen direkten Kontakt mehr.

Und jetzt, da ihre Alkoholabhängigkeit immer schlimmer geworden war und sie kurz davorstand, ihren Job zu verlieren, hatte Simone sie eingeladen, bei ihr zu wohnen, und ihr ihre Hilfe dabei angeboten, einen Platz in einer Entzugsklinik zu finden. Ich war schockiert.

Dass Eve ein halbes Jahr nach meiner Amnesie nach Manchester zog, weckte Ängste und widersprüchliche Gefühle in mir. Ein Teil von mir wollte ihr in die Arme fallen und ihr alles erzählen, was ich mit dem Gedächtnisverlust durchgemacht hatte, aber der andere Teil sagte: *Nein, vertrau ihr nicht, du wirst nur enttäuscht.*

Simone hatte ihr von dem Gedächtnisverlust erzählt, aber ich hatte nie gefragt, was Eve darüber dachte. Ich hatte es schon schwer genug mit all dem, was eben erst passiert war, und hatte Angst, es könnte jeden Augenblick wieder passieren.

Es war seltsam, Eve zum ersten Mal zu sehen; sie hatte stark abgenommen und sah blass aus. Ich war von dem Filmset, bei dem ich arbeitete, zu Simone gefahren, um Leo abzuholen. Eve bot mir ein Abendessen an, und während ich aß, machten wir Small Talk. Sie stellte mir Fragen nach Leo und versuchte, mein Leben ein bisschen kennenzulernen, aber es fühlte sich angespannt, fast gezwungen an. Ich wollte so bald wie möglich gehen.

Als Leo und ich nach Hause kamen, dachte ich noch immer an Eve und wie zerrissen alles schien. Nachdem sie fünfzehn Jahre lang fast völlig aus meinem Leben verschwunden war, war sie jetzt wirklich wiedergekommen, um zu versuchen, eine Rolle zu spielen, die nicht länger nötig war? Es fühlte sich nicht richtig an. Ich fühlte mich ängstlich und hilflos, daher rief ich Nat und Marcy und Katie an, um bei ihnen Trost zu finden; sie waren sich einig, dass es kein paranoides Denken war und dass ich berechtigte Gründe hatte, ihr nicht zu vertrauen. Eve war Alkoholikerin. Sie war in meiner späten Kindheit und meinem Erwachsenenleben lange Zeit eine funktionierende Alkoholikerin gewesen, und durch das jahrelange Zusammenleben mit ihr hatte ich gelernt, dass man dem, was sie sagte, und dem, was sie letztendlich tat, nie wirklich vertrauen konnte. Das hatte es mir schwergemacht, denn ich liebte sie noch immer bedingungslos. Aber diese Liebe hieß, dass ich auch dieses Gefühl von

Verantwortung mit mir herumtrug, eine Überzeugung, dass ich Eves Alkoholismus entweder verursacht oder zumindest irgendwie dazu beigetragen hatte.

Als ich älter wurde, erkannte ich, dass sie, um den Kreislauf des Selbstmissbrauchs fortführen zu können, allen außer sich selbst die Schuld an dem geben musste, was sie tat. Manchmal schloss das meine Schwester oder mich mit ein. Obwohl ich alles tat, damit es ihr gut ging, und ihr sogar ihren Lieblingsalkohol und Gras kaufte, wenn sie zu Besuch kam, waren die Schuldzuweisungen immer da. Manchmal versuchte ich mit ihr ein Gespräch darüber zu führen, wie besorgt ich wegen ihres Trinkens war, aber dann weinte sie immer nur und beschuldigte mich, sie zu verurteilen. Wenn ich sie wegen irgendetwas um Rat fragte, hatte sie irgendwie das Gefühl, ich würde es ihr vorwerfen, dass sie mit dem Postboten durchgebrannt war, als ich achtzehn war, und nach London verschwunden war, und dann weinte sie wieder. Danach fühlte ich mich jedes Mal einfach nur schlechter, daher hörte ich irgendwann auf, es zu versuchen.

Trotzdem, obwohl ich wusste, dass die Schuldzuweisungen kommen würden, traf es mich jedes Mal wie eine unerwartete Ohrfeige. Nachdem es jahrelang so gegangen war, hielt ich, als ich achtundzwanzig war, den Stress dieser Unberechenbarkeit nicht mehr aus, daher schrieb ich ihr einen langen Brief und erklärte ihr, wie ihr Alkoholismus mich beeinträchtigte, und dann schloss ich sie aus meinem Leben aus. Das war vor vier Jahren, und jetzt … jetzt war sie wieder da, und ich hatte keine Ahnung, wie ich mit ihr umgehen sollte.

Eines Abends, nach meinem Arbeitstag an einem Filmset in Blackpool, erzählte ich Leo eine Geschichte und brachte ihn zu Bett. Dann, in dem stillen Haus, versuchte ich an die Zeit –

um 1993/94, als ich siebzehn oder achtzehn war – zurückzudenken, als meine Mum Alkoholikerin wurde. Es war alles verschwommen, und da es keine Tagebücher gab, auf die ich zurückgreifen konntc, entschied ich, dass es mir helfen könnte, aufzuschreiben, woran ich mich erinnern konnte.

29. Dezember 2008

Liebe jugendliche Nay,
das Erinnern ist mir schwergefallen, da ich anfangs keinen einzigen Grund finden konnte, warum oder auch nur wann oder wie es angefangen hat. Aber jetzt ist mir klar, dass es einfach eine Ansammlung von Erfahrungen war, die mir, als sie eines Tages zusammengefügt wurden, vor Augen führten, dass Eve tatsächlich ein Alkoholproblem hatte. Vielleicht ist es für sie genauso – dass es nicht nur einen einzigen Grund gibt, weshalb sie trinkt; vielleicht sind es viele Gründe, die sich zu einem einzigen zusammenfügen. Vielleicht.
Ich erinnere mich an Bruchstücke. Zum Beispiel damals, als ich ungefähr siebzehn war und ich und Sim uns weigerten, auf das Kind der Nachbarin aufzupassen, damit sie und Eve zusammen ausgehen konnten. Wir hatten diese hitzige Auseinandersetzung, und Simone schnappte sich eine Flasche Wein aus dem Kühlschrank und zertrümmerte sie auf dem Betonweg im Garten.
Und dann wurde mir klar, dass all die Male, die sie vermisst wurde und wir bei den Nachbarn klopften und nach ihr suchten, letztendlich Sinn ergaben. Sie amüsierte sich gern, sie ging gern aus, sie trank gern. Es störte mich nicht einmal, dass sie mir in ihrem betrunkenen Zustand eine Ohrfeige gab und mir sagte, dass sie mich liebte, wenn sie, Tante Gina und Tante Becca vom Club zurückkamen. Es war witzig, ihnen dabei zuzusehen, wie sie in der Küche tanzten und sich Spiegeleier-Sandwiches

machten, während sie zusammen darüber lachten, was in den Kneipen passiert war. Es schien alles völlig aus dem Ruder zu laufen, als Joseph ging. Ihr Trinken wurde über Nacht schlimmer, und dann begann sie Dinge zu tun, die mehr als peinlich waren. Ich nehme an, die Flasche zu zertrümmern war Simones mutiger Protest. Aber an dem Punkt hatte ich mich von meiner Realität bereits völlig distanziert. Ich war im Begriff, zu Tante Gina nach London zu ziehen, und ich war so wütend auf Eve, weil sie mich hinausgeworfen hatte, weil mit Art in Liverpool alles gründlich schiefgegangen war und ich nicht mehr mit ihm redete.

Ich wollte nur noch möglichst weit weg von allem, selbst von meinem eigenen Verstand.

Ich nehme an, der Schmerz, den ich unterdrückte, entwickelte sich zu Groll, und jedes Mal, wenn ich wieder nach Wolverhampton kam, um sie und meine Schwester zu besuchen, und sah, dass ihr Trinken sich verschlimmert hatte, distanzierte ich mich mehr. Und dann, als Joseph verschwand, na ja, da stürzte sie vor Schmerz und Verzweiflung völlig ab und begann jeden Tag zu trinken.

Je mehr ich über meine Erfahrungen mit meiner Mum schrieb, desto mehr begann ich, all die negativen Emotionen ans Licht zu holen, die ich im Laufe der Jahre vergraben hatte. Und während ich schrieb, konnte ich erkennen, wann genau ich die Vorstellung aufgab, dass sie je eine Mum für mich sein würde.

Ich war achtzehn und lebte bei Lou und versuchte das Geld zusammenzubringen, um nach Kanada zu gehen, als mein Exfreund – der typische emotionale Vampir – mich eine steinerne Treppe hinunterjagte. Ich stürzte, er zerrte mich vom Bo-

den hoch, drückte mich gegen eine Telefonzelle und biss und saugte an meinem Hals, bis er einen riesigen roten und geschwollenen Fleck hinterließ. Ich war so verstört und verängstigt, dass Lou Eve, als sie am nächsten Tag zu Lou kam, erzählte, was passiert war. Ein Teil von mir wollte, dass Eve zu ihm ging und ihm einen Schlag gegen seinen drogenbenebelten Kopf verpasste. Aber ich glaube, aufgrund ihrer Angst vor einer Situation, die vermutlich außerhalb ihrer Kontrolle zu sein schien, trank sie stattdessen, und ich bekiffte mich.

Das war der Tag, an dem ich begriff, dass sie niemals die Mutter sein würde, die ich wollte oder brauchte. Nicht lange danach fühlte ich mich wegen dieses gewalttätigen, drogensüchtigen Dracula-Stalkers so gestresst, dass ich meine beiden Teilzeitjobs verlor, jede Menge Ecstasy, Acid und Speed zu nehmen begann und schließlich einen Nervenzusammenbruch hatte. Ich zog wieder zu Art und brachte möglichst viel physischen und emotionalen Abstand zwischen Eve und mich. Was leicht war angesichts der Tatsache, dass sie nach London gezogen und noch tiefer in ihre Alkoholabhängigkeit abgerutscht war.

Drei Jahre später, als Leo geboren wurde, versuchte ich Brücken zu bauen, und sie kam einmal im Jahr nach Manchester, um uns zu sehen. Aber wegen ihres Trinkens graute mir bald vor ihren Besuchen. Sie bewirkten mehr Schaden als Gutes.

Ihre letzte Chance verspielte sie, als sie versuchte, Bacardi Breezer in Leos Power-Ranger-Becher zu gießen, und behauptete, es wäre wie Saft. Mein Sohn war acht! Das, zusammen mit ihrer im betrunkenen Zustand vorgebrachten Enthüllung, Art sei nicht mein richtiger Vater, war der Tropfen, der bei mir das Fass zum Überlaufen brachte. Ich begann viel Kokain zu nehmen und hatte meinen zweiten Nervenzusammenbruch. Ich war neunundzwanzig.

Ich entschied, dass das Einzige, was ich tun konnte, war, sie endgültig aus meinem Leben auszuschließen. Und ich sagte allen, die mich nicht kannten, dass ich den Tod meiner Mutter betrauerte.
Es war damals für mich die einzige mögliche Art, damit umzugehen.
Und jetzt ist sie wieder da, und ich weiß nicht, was ich tun soll.
Ich will dich, kleine Naomi, nicht enttäuschen, aber ich weiß mir keinen Rat.
Ich brauche Hilfe.

Die erwachsene Naomi x

Ihr so zu schreiben, wie sie mir geschrieben hatte, half mir im Bewusstsein zu behalten, dass die jugendliche Nay von außen zusah und dass es an mir war, sie zu beschützen. Ich musste jetzt ihre Serket sein. Sie hatte sich die Schuld daran gegeben, dass das alles angefangen hatte, und wollte die Dinge zum Besseren wenden, und ich hatte allmählich den Verdacht, dass sie in der Nähe herumhing, um zu sehen, ob ich das weiterführen würde, was sie angefangen hatte. Dass ich unsere Geschichten aufschrieb, war bei alledem meine Art, ihr zu der Erkenntnis zu verhelfen, dass sie voller Potenzial gewesen war, auch wenn sie es vor siebzehn Jahren vergraben hatte.

Und dann änderte sich alles. Wieder einmal.

Ich hatte es versucht, ich hatte es wirklich versucht. Ich erlaubte Simone sogar ein paarmal, mit Eve zum Abendessen zu mir nach Hause zu kommen. Jedes Mal, wenn sie kamen, brachte Eve mir Blumen mit, oder eine hübsche Vase, um sie hineinzustellen. Daher wusste ich, dass sie sich auch

Mühe gab. Aber ich fand es unbeholfen und verkrampft. So vieles war ungesagt geblieben, und ich wollte sie konfrontieren, aber ich hatte nicht das Gefühl, dass ich das konnte, da sie sich gerade selbst in einer emotional heiklen Lage befand. Irgendetwas musste passieren. Eines Abends bekam ich, worum ich gebeten hatte.

Da ich ihre Gesellschaft vermisste und unbedingt etwas Zeit mit ihr allein verbringen wollte, rief ich Simone an, um sie zu fragen, ob sie mit mir ins Kino gehen wollte. Nur wir beide. Leo war bereits bei ihr zu Hause, und sie bat Eve, für ein paar Stunden auf ihn aufzupassen. Anfangs war ich zögerlich; Eve schien leicht erregbar, und ich hatte den Verdacht, dass sie an dem Tag vielleicht schon getrunken hatte. Aber ich wollte ihr keine Vorwürfe machen und ihr nicht das Gefühl geben, dass sie ungerecht behandelt wurde.

Leo war draußen und spielte mit seinen Freunden, als ich kam, daher sagte ich ihm leise, wenn irgendetwas passierte, solle er zu Simones Freundin Marianne gehen, und sie würde mich sofort anrufen.

Ich nehme an, ich wollte Eve zeigen, dass ich trotz allem, was passiert war, noch immer Versuche unternehmen konnte, ihr zu vertrauen. Meine Versuche waren vergeblich. Als wir vom Kino zurückkamen, sah ich nach Leo, der noch immer bei seinem Freund zu Hause spielte.

»Ich wollte dir nur Bescheid geben, dass ich wieder da bin, mein Sohn.« Ich steckte den Kopf durch die Tür und sah, dass er mit seinem Freund Tom an der PlayStation spielte. Leo nickte.

»Alles okay?«, fragte ich ihn.

»Ja, aber Nanna hat sich komisch benommen.«

Mein Herz begann zu hämmern. »Wie komisch?« Ich wusste bereits, dass er meinte, dass sie betrunken war.

Er wandte sich vom Bildschirm ab, schenkte mir ein süßes Lächeln und zuckte die Schultern. »Du weißt schon, seltsam komisch.«

»Oh, okay.« Ich holte einmal tief Luft. »Na ja, ich bin jetzt bei Sim zu Hause, das heißt, ich komme und hole dich ab, wenn wir gehen«, sagte ich zu ihm.

»Okay.« Er wandte sich wieder zum Bildschirm um und spielte weiter.

Bis ich die geschlossene Wohnanlage durchquert hatte, hatte die Angst, die ich empfand, Erinnerungen an Verrat aus den dunklen Winkeln meines Verstandes hervorgeholt und mich in Rage gebracht. Ich stürmte in Simones Wohnzimmer. »Hast du getrunken?«, brüllte ich Eve an.

»Nay, beruhige dich«, schaltete Simone sich ein.

»Mich beruhigen? Verdammt, ich soll mich beruhigen? Soll das ein Witz sein, Simone? Eine einzige Chance ...« Ich wandte mich an Eve. »Ich gebe dir eine einzige Chance, und was tust du? Wie kannst du es wagen, dich zu betrinken, während du auf mein Kind aufpasst?!«

»Nay.« Simone trat auf mich zu.

Eve erhob sich. »Na und?«, brüllte sie zurück. Sie lallte ein wenig. »Du verstehst das nicht. Ich wollte gar nicht babysitten, ich wollte mit euch beiden mitkommen.«

»Was? Warum hast du denn nichts gesagt?«, fragte Simone sie.

»Ihr habt mich ja nicht gefragt.« Tränen traten ihr in die Augen. »Ich will überhaupt nicht hier sein. Ich hasse dieses verdammte Haus!«

»Warum zum Teufel bist du denn dann überhaupt hier?«, sagte ich. »Pack deinen Koffer und fahr zurück nach London.«

»Das kann ich nicht.« Sie trat ans Fenster und begann zu

weinen. »Sie wollen mich dort nicht mehr haben. Sie haben gesagt, dass ich eine Alkoholikerin bin. Ich musste hierherkommen, aber ich will überhaupt nicht hier sein.«

»Ach Gott, du Ärmste.« Ich sah rot, fasste das, was sie eben gesagt hatte, als Zeichen der Undankbarkeit für all das auf, was Simone für sie getan hatte. »Es tut mir ja so leid, dass du hierherkommen und tatsächlich etwas Zeit mit deiner Familie verbringen musstest.«

Dann holte ich zu einer Tirade aus. Ich schrie sie an, ich hätte ihr seit Jahren gesagt, sie hätte ein Alkoholproblem, und es sei schon traurig, dass sie sich von der Familie ihres Chefs sagen lassen musste, was sie zu tun hätte, anstatt auf ihre eigenen Kinder zu hören. Simone versuchte die Wogen zu glätten, aber ich rastete nur noch mehr aus. Ich war endlich an meine Grenzen gestoßen, und alles, was ich ihr schon immer sagen wollte, platzte aus mir heraus, angefeuert von einer entsetzlichen Wut.

»Du bist unverantwortlich«, schrie ich sie an, »und egoistisch, und jahrelang hat sich alles immer nur um dich gedreht, während ich und Simone zusehen mussten, wie wir uns schützen!« Ich schlug mir hart auf die Brust, betonte jedes einzelne Wort.

»Na ja, du verstehst das nicht! Das Leben, das ich hatte, die Dinge, die ich durchgemacht habe, meine Mum …«, weinte sie.

»Oh mein Gott, reiß dich zusammen, Frau. Wir haben alle schlimme Dinge mitgemacht, und in Sachen dysfunktionale Mütter kann ich es durchaus mit dir aufnehmen«, brüllte ich, »aber irgendwann ist man selbst für sein Tun verantwortlich; du kannst nicht ständig jedem die Schuld an den Entscheidungen geben, die DU triffst.«

Wir drehten uns stundenlang im Kreis. Ich beschuldigte

sie, das Opfer zu spielen, und wie langweilig das allmählich sei, und sie verteidigte sich lallend und erklärte, sie wolle nicht aufhören zu trinken oder in eine Entzugsklinik gehen (nein, nein, nein), während Simone versuchte, die Lage zu beruhigen.

Schließlich rieb sich Simone entnervt die Stirn. »Nay, Mum, es hat keinen Sinn, dass wir immer wieder über dasselbe reden. Ihr seid beide verletzt, wir alle sind verletzt, aber wir müssen einen Weg finden, um nach vorn zu blicken; wir müssen eine Lösung finden. Mum.« Sie wandte sich an Eve, die inzwischen weinend am Fenster stand und eine Zigarette rauchte. »Ich verstehe ja, dass du nicht hier sein willst, und ja, es ist nicht ideal, mit mir zusammenzuleben, aber ich versuche, dir zu helfen, und was gibt es denn für eine Alternative? Du gehst zurück nach London, und dann was? Sie werden dir deinen Job nicht wiedergeben. Sie haben dich sehr gern und sorgen sich um dich und wollen, dass du wieder gesund wirst; denk doch zumindest darüber nach, zuerst gesund zu werden, und dann kannst du vielleicht später wieder zurück nach London gehen.«

Simone holte einmal tief Luft und wandte sich an mich. »Nay, ich weiß, du bist wütend, und du hast jedes Recht dazu, und nicht nur wegen heute Abend. Ich habe gesehen, wie sehr die Dinge, die Eve gesagt und getan hat, dich aufgewühlt haben, und du fühlst dich zu Recht so, wie du es tust, aber es ist schon spät, und wir kommen jetzt einfach nicht weiter. Warum holst du nicht Leo ab und fährst nach Hause?«

Sie hatte recht. Es hatte keinen Sinn, sich mit jemandem zu streiten, der betrunken war, und ich konnte keine Lösung sehen; ich wollte nur noch, dass Eve ging. Aber an dem Punkt wurde mir bewusst, dass ich erschöpft war, und mir fiel wieder ein, dass am nächsten Tag Schule war. Leo sollte längst im Bett sein.

Ich holte ihn ab, und wir fuhren nach Hause. Sofort als ich Leo ins Bett gesteckt hatte, war er auch schon eingeschlafen. Ich saß noch bis zum frühen Morgen unten und sah endlich den Zusammenhang zwischen meiner zerbrochenen Beziehung zu meiner Mutter und meinem zerbrochenen Selbstgefühl. Ich versuchte zu rauchen, aber davon wurde mir erst recht schlecht. Letztendlich erkannte ich, dass das, was ich empfand, tiefe Traurigkeit war. Ich hatte mich bei nichts von dem, was ich gesagt hatte, gut gefühlt. Tatsächlich empfand ich nur Mitleid mit uns allen und dieser ganzen schmerzlichen Situation. Wir steckten alle seit Jahren in einer mächtigen Dreiecksbeziehung fest, und die Rollen, die wir früher gespielt hatten, hatten uns still und heimlich wieder eingeholt: Eve war das Opfer, Simone die Retterin und ich die Böse. Im Laufe der Jahre hatten wir die Rollen manchmal getauscht, aber eines wusste ich sicher: Wir steckten alle in einer Sackgasse.

Während ich Leo am nächsten Morgen für die Schule fertig machte, bekam ich eine SMS von Simone, in der sie mir sagte, dass Eve in der Nacht zuvor weggelaufen und auf Sauftour gegangen war. Ich war wütend. Und unter dieser Wut lag Angst, und diese Angst kämpfte mit meinen zugrunde liegenden Schuldgefühlen wegen der Dinge, die ich am Abend zuvor zu meiner Mum gesagt hatte. Nachdem ich jahrelang ein schlechtes Gewissen hatte, wenn ich ihr offen die Meinung sagte, und das Gefühl hatte, irgendetwas falsch zu machen, und dass das der Grund war, weshalb sie trank, sehnte ich mich so danach, mich anders zu fühlen – anders mit ihr, anders mit mir selbst. Es war zu schmerzlich. Ich wollte, dass sich die Dinge zum Besseren wendeten. Vielleicht erklärt das, was als Nächstes passierte.

28. Februar 2009

Liebe jugendliche Nay,
ich hatte eben einen fürchterlichen Krach mit Simone. Die Hälfte von dem, was ich zu ihr gesagt habe, weiß ich schon gar nicht mehr; ich habe nur geweint und sie am Telefon angeschrien.
Nach dem Streit an dem Abend neulich ist Eve weggelaufen und auf Sauftour gegangen.
Gestern spätabends wurde sie von einem Paar betrunken auf dem Boden liegend aufgefunden. Sie gingen das kleine Adressbuch durch, das sie bei sich hatte, und riefen Simone an. Sie versuchte mich vorzubereiten, aber ich war trotzdem beschämt, als ich ihr Gesicht sah. Ich schwöre, sie sah aus, als hätte sie zehn Runden mit Mike Tyson gekämpft. Ich rechnete halb damit, zu sehen, dass ihr Ohr abgebissen war, denn sie war kaum wiederzuerkennen. Ihre Oberlippe blutete, war aufgeplatzt und auf die doppelte Größe angeschwollen, ihr linkes Auge war tiefviolett und rot umrandet, und eine Seite ihres Gesichts war blutig aufgeschürft. Es sah aus, als hätte der Asphalt versucht, ihre oberste Hautschicht abzukratzen. Das Paar sagte, sie sei stark betrunken gewesen und hätte zusammenhangsloses Zeug geredet, und sie dachten, sie sei zusammengeschlagen und zum Sterben liegen gelassen worden.
Weißt du was? Ein Teil von mir wollte am liebsten in Tränen ausbrechen und an ihre Seite stürzen, sie umarmen und sich für das entschuldigen, was ich am Abend zuvor gesagt hatte. Aber stattdessen stand ich nur da und starrte sie an und suchte nach einer Spur Unaufrichtigkeit hinter ihren geschwollenen Augen, während sie sich weinend entschuldigte. Die stets mitfühlende Simone versuchte mich zu ermuntern, sie zu umarmen, aber ich sah meine Mum nur fassungslos an und trank meinen Tee. Abschen darüber, dass sie sich das antat, und Verzweiflung da-

rüber, dass meine Schwester sie und ihr Drama wieder in unser Leben geholt hatte, durchströmten mich, und weißt du was? Ich empfand kein Mitleid mit ihr. Jede Empathie war mir abhandengekommen. Alles, was ich denken konnte, war: Ich will, dass sie nach Hause fährt. Ich will, dass sie geht und in ihr kleines möbliertes Zimmer in London zurückkehrt und sich in ihrem Alkohol und ihrem Elend ertränkt und mich und meinen Sohn da herauslässt. Simone sagte, unter gar keinen Umständen würde sie sie zurückschicken, und sie hätte die volle Absicht, Eve zu helfen, nüchtern zu werden, und sie zu ermuntern, in Manchester zu bleiben.
Als ich heute Morgen aufgewacht bin, dachte ich, ich halte das einfach nicht mehr aus, und ich habe eben mit Sim telefoniert und ihr gesagt, ich würde es ihr nie verzeihen, dass sie Eve wieder hierhergeholt hatte.
Ich glaube, irgendwo tief in mir weiß ich, dass ich diese Situation herbeigeführt habe, den Streit herbeigeführt habe, denn ich brauche einen Ausweg, um mich nicht mehr für Eve und ihre Alkoholabhängigkeit verantwortlich zu fühlen.
Ich brauchte einfach einen Ausweg.

Alles Liebe,
die erwachsene Naomi x

Um das alles zu verstehen, nahm ich mir die Diplomarbeit, die ich geschrieben hatte, als ich in dem Obdachlosenheim wohnte. Darin ging es um erwachsene Kinder von Alkoholikern und ihre Bewältigungsstrategien – oder, in meinem Fall, das Fehlen dieser Strategien.

Ich zitierte darin aus einem Buch von Janet G. Woititz, demzufolge »erwachsene Kinder von Alkoholikern oft eine dysfunktionale Kindheit haben, die ihnen wenige oder gar keine ›normalen Lebenserfahrungen‹ bietet, daher versuchen sie von selbst darauf zu kommen, wie ein korrektes Verhalten aussieht, damit andere nicht bemerken, dass sie tatsächlich nicht wissen, wie sie agieren, reagieren, reden oder einfach nur sein sollen. Ihre Gefühle gegenüber sich selbst sind das Gegenteil des fröhlichen Bildes, das sie nach außen hin vermitteln – im Allgemeinen fühlen sie sich unsicher, unzulänglich, langweilig, erfolglos, verletzlich, nicht liebenswert und ängstlich.«

Offenbar zerstörte ich aufgrund meiner »schlecht angepassten Bewältigungsstrategien« jede erwachsene Fähigkeit, die ich besaß, um eine gesunde reife Identität zu entwickeln. In meiner Diplomarbeit stand, dass viele erwachsene Kinder von Alkoholikern versuchten, es allen recht zu machen, um sich selbst zu schützen, und ständig nach Anerkennung durch andere suchten, wodurch sie Gefahr liefen, ihre eigene Identität zu verlieren. Auch das leuchtete mir ein. Ich war dieses erwachsene Kind, und ich hatte meine Identität verloren. Es fehlte mir an Bewältigungsstrategien, um mit bestimmten Lebensereignissen umzugehen. Nach dem, was ich las, ahmte ich die Strategien der alkoholabhängigen Eltern nach, wozu unter anderem Vermeidungs- und Fluchttaktiken gehörten. Ich konnte nicht umhin, die Ironie darin zu sehen.

In den folgenden Wochen machte ich völlig dicht und zog mich immer mehr zurück. Ich redete auch nicht mehr mit Simone. Nach unserem Streit wollte ich keinen Kontakt mehr zu ihr oder Eve haben. Ich war zu wütend, verletzt und aufgelöst von allem, was passiert war.

Ich zog mich in meinen Kokon zurück und legte meinen Verstand in jene warme und behütete imaginäre Welt, die ich als Kind gekannt hatte. Ich wurde wieder Edna, die

Geschichtenerzählerin (abzüglich der Reizwäsche auf meinem Kopf), und ich schrieb Geschichten, in denen ich mir Figuren ausdachte, die taten und sagten, was ich von ihnen wollte, und bei denen ich mir all die Happy Ends ausdenken konnte, die ich mir wünschte.

Ich war so verwirrt und voller widersprüchlicher Gefühle, dass ich mich manchmal am liebsten verlieren wollte. Mein Verstand wollte dasselbe Muster der Zersplitterung wiederholen, die vertraute Rolle des missbrauchten und verlassenen Kindes annehmen und sich dann wieder in die Erwachsene zersplittern, die ein besseres Leben wollte. Nur dass diesmal etwas anders war – ich hatte die jugendliche Nay, und ich konnte spüren, dass sie mich beschwor, zu bleiben, wo ich war.

Zu meinem Erstaunen unterstützten Dean, Katie, Marcy und Nat mich in meinem Entschluss, Simone oder Eve nicht zu sehen, und ermunterten mich, stattdessen mit ihnen zu reden, wann immer ich es müsste.

Ich fühlte mich in einem Kindheitsmuster gefangen, in dem ich der festen Überzeugung war, dass ich unwichtig war. Dass letztendlich, egal, wie ich mich fühlte oder wie sehr jemand mich zu lieben behauptete, immer irgendetwas passieren würde (die Gewalt oder der Missbrauch), was die Grundvoraussetzungen meiner Lebensgeschichte festigte.

Ich bin unwichtig.

Daher tauschte ich die Joints gegen Krispy-Kreme-Donuts und schrieb über meine Vergangenheit und mein Leben mit Eve und Simone. Je mehr ich schrieb, desto nachsichtiger wurde ich mit der kleinen Naomi. Als ich zehn Jahre alt war, wurde ich zum zweiten Mal in meinem Leben sexuell missbraucht, und das war die Zeit, als ich meine allererste Zigarette rauchte.

Ich fühlte mich, als wäre mein Leben ein langes Tennessee-Williams-Stück. Ein Erinnerungsstück, bei dem die Figur ein Ereignis in der Gegenwart erlebt, das ein überwältigendes Trauma aus der Vergangenheit hervorholt, sodass die Zeit eine Art Schleife bildet und diese Figur der Gegenwart nicht entkommen kann, bis sie der Vergangenheit entkommen ist.

Dann schrieb mir die Filmproduktionsgesellschaft eine E-Mail und fragte mich, ob ich bei dem letzten der vier Filme, für die ich mich gemeldet hatte, mitarbeiten könnte.

Immersion war ein abstrakter Kurzfilm über den Verlust der Sprachen weltweit, in dem es darum ging, wie jede Generation immer weniger in ihrer Muttersprache sprach und allmählich die Verbindung zu ihrer Geschichte und ihrer Abstammung verlor. Die Hauptfigur war ein französisches Mädchen, Angélique, und die Regisseurin, Roberta, war eine berufsmäßige Künstlerin, die den Schwerpunkt sehr auf die Kinematografie legte. Ich liebte ihre Leidenschaft und ihr ansteckendes Bedürfnis, ihre eigene Vision zu verwirklichen. Es wurde in Liverpool gedreht, der Stadt, in der ich geboren war. Und während der Drehs begriff ich allmählich, dass es bei *Immersion* im Grunde um den Tod ging.

In einer Szene musste Angélique mit geschlossenen Augen dastehen, damit Roberta die Illusion schaffen konnte, die Menge, die an ihr vorbeiging, würde im Zeitraffer gehen, während Angélique in Echtzeit völlig still dastand. Es war ein kalter Märztag, daher stand ich abseits der Kamera mit Jacken und Decken bereit, um etwas Wärme zu bieten, wenn die Dreharbeiten unterbrochen wurden. Als ich während einer Pause auf die Schauspielerin zutrat, fiel mir etwas an ihrer Strumpfhose auf. Es war ein wunderschöner grüner

Schmetterling mit blauen Tupfen, ein seltsamer Anblick für einen kalten Wintertag. Der Schmetterling ließ zu, dass ich ihn von ihrem Bein nahm und ihn ihr auf die Hand setzte. Wie durch ein Wunder flog er nicht davon. Wir riefen Roberta herüber, und sie bannte ihn prompt auf Film – den Schmetterling, der friedlich in der flachen Hand der Schauspielerin saß. Er machte die Szene vollkommen, und wir konnten nichts anderes als Schicksal darin sehen, denn als sie die Aufnahme beendete, versuchte sie den Schmetterling von Angéliques Hand zu nehmen, und er flog davon.

Ein tröstlicher Frieden senkte sich über die Crew, als wir zurück zu Robertas Wohnung fuhren, wo sie uns ein Mittagessen anbot. Ich konnte nicht aufhören, an den Schmetterling zu denken, und ich begriff erst später, als wir eine Szene in Robertas kleiner Küche drehten, warum. Wir brauchten keine komplette Crew, daher waren wir nur zu viert, während wir darauf warteten, dass Angélique sich fertig machte. Bill, der Tonassistent, stellte das Mikrofon ein. Chris, der Kameramann, baute das Stativ auf, und ich richtete die notwendigen kulinarischen Dinge auf dem Tisch her. Roberta sah durch die Kamera und redete durch ihre Winkel und Einstellungen mit uns. Auf einmal brüllte sie: »Oh mein Gott, meine Mum!« Wir alle sahen in die Richtung, in die sie die Kamera hielt. Es war ein wunderschönes Schwarz-Weiß-Foto einer weißhaarigen, schmalgesichtigen, hübschen Frau, und ein fast engelsgleiches Licht war in ihren Augen eingefangen.

Roberta brach in Tränen aus und sank zu Boden. Ich wusste prompt, dass ihre Mutter gestorben war und dass sie dieses Foto von ihr, auch wenn es vermutlich die ganze Zeit da gewesen war, erst jetzt, als sie durch das Objektiv einer Kamera blickte, irgendwie zum ersten Mal sah. Alle erstarrten. Ich trat auf sie zu, kauerte mich auf den Boden, umarmte sie und sagte ihr, dass alles gut werden würde.

Ich spürte ihren Schmerz. Ich dachte an all die Menschen, die ich geliebt hatte, die entweder aus meinem Leben verschwunden oder gestorben waren, und ich wusste, dass man an den unwahrscheinlichsten Orten und zu den unwahrscheinlichsten Zeiten von einem Verlust getroffen werden konnte. Wie sich herausstellte, hatte Roberta ihre Mutter erst ein paar Wochen zuvor verloren, und so professionell und gefasst sie auch war, schlug sich die Trauer letztendlich ihren Weg hinaus.

Und während ich sie umarmte, verstand ich, dass wir alle in eine Zeit des Verlusts eingetaucht waren, und es wurde klar, was der Schmetterling uns sagte. Das Leben ist kurz, Beziehungen enden, man verliert Menschen; man macht viel Schmerz und schwere Zeiten durch. Alles ändert sich; das ist eine unumstößliche Tatsache. Man wächst, nur um zu erfahren, dass alles verblasst: deine Erinnerungen, selbst deine Sprache und die Verbindung zu den Menschen, von denen du dachtest, sie würden für immer in deinem Leben sein. Aber du musst so sein wie der Schmetterling auf Angéliques Hand, um deinen Platz kämpfen, um deinen Zweck kämpfen, dich gegen einen scharfen, kalten Wind behaupten. Und um dein Leben wahrhaftig zu leben, musst du den Verlust erfahren, den Tod selbst erfahren, du musst dein wahres Selbst erkennen, musst erkennen, wer du wirklich bist.

Und während die jugendliche Nay vom Haus meines Verstandes aus zusah, fühlte ich, dass diese Erfahrung ihr geholfen hatte, die zukünftige Welt, die sie für eine Tragödie hielt, zu begreifen. Sie begann zu sehen, dass die Welt, um das Neue anzunehmen, den Tod des Alten erfahren musste. Heute eine Sprache verlieren, morgen eine neue erschaffen. Eine globale Sprache erschaffen. Sie digital machen. Für manche würde es schmerzlich sein; für andere würde es ein Fortschritt sein.

Das Erlebnis beim Dreh zeigte mir, dass ich Platz für Neues schaffen musste. War Eves Erscheinen nur ein weiteres Anzeichen dafür, dass es an der Zeit war, die anderen Teile von mir loszulassen, die in der Vergangenheit verhaftet waren? Wenn ja, dann war es vielleicht nicht unbedingt etwas Schlechtes, dass sie aufgetaucht war. Vielleicht war es an der Zeit. Wenn ich mit siebzehn Jahren Gedächtnisverlust fertigwerden konnte, dann konnte ich vielleicht mit allem fertigwerden.

Vielleicht.

Roberta war eine Fremde für mich, aber in diesem Sekundenbruchteil erlebte ich ihre Verletzlichkeit und ihren Verlust, und ich wollte sie trösten. Während ich sie an mich gedrückt hielt, half mir das letztendlich, Mitleid mit Eve und all dem Schmerz und Verlust, den sie erlebte, zu empfinden. In diesem Augenblick wusste ich, dass ich mir, wenn ich wirklich etwas ändern wollte, wenn ich loslassen wollte, gestatten musste, meinen Schmerz zu erfahren, anstatt zu versuchen, ihm zu entkommen, auch wenn es wehtun würde. Erstens einmal musste ich damit aufhören, dass sich alles nur um Eve drehte, und ich musste damit aufhören, auf die Mutter zu warten, die ich nie hatte. Ich musste akzeptieren, dass ich meine eigene Mutter war und dass ich ein neues Ich zur Welt bringen und es zu der emotional starken, gesunden Frau großziehen konnte, die ich sein wollte. Und zweitens, auch wenn ich wusste, dass das Zur-Welt-Bringen schmerzhaft war, musste ich es diesmal ohne Drogen tun.

13. Au revoir, Paris

Es kommt nicht darauf an, wie jeder dich sieht,
sondern darauf, wie du selbst dich siehst.
Wie siehst du dich selbst?
Mit Augen, die blind sind, oder Augen,
die freundlich sind?
I. J.

»Transiente globale Amnesie?«

»Ja.«

»Transiente globale Amnesie?«

»Genau die.«

»Wie lange schon?«

»Na ja, acht Wochen.«

Meine Erinnerungen waren vollständig zurückgekehrt, und angesichts des Ausmaßes an Veränderung, das die Amnesie herbeigeführt hatte, hatte ich das Gefühl, ein paar Monate zu brauchen, um das alles zu verdauen. Aber sobald das geschehen war, wusste ich, dass ich zu meinem Arzt gehen musste, um zu sehen, ob er mir helfen konnte. Er hörte aufmerksam zu und wandte sich dann zu seinem Computer um. Bei meinem letzten Besuch war vermerkt worden: »Patientin ist mit Gedächtnisverlust aufgrund von Prüfungsstress vorstellig geworden; wurde beruhigt und wieder nach Hause geschickt.«

Er sagte kein Wort, erhob sich nur von seinem Stuhl, öffnete die Tür und verließ das Zimmer. Ein paar Augenblicke später kam er mit einem angespannten Lächeln im Gesicht wieder.

Ich wusste nicht, wohin er verschwunden war; vielleicht war er nur auf der Toilette gewesen. Aber ich sagte mir, dass es irgendetwas mit der völligen Missachtung meiner Person durch diesen Dr. Davies zu tun hatte. Man sagt einer Patientin, die einem gegenübersitzt und sagt, dass sie wieder fünfzehn ist, nicht einfach, dass sie nach Hause gehen und eine Tasse Tee trinken soll. Nicht bei meiner Vorgeschichte!

Dr. Rahman entschuldigte sich und versicherte mir, dass er alles tun würde, was in seiner Macht stand, um dafür zu sorgen, dass das nicht wieder vorkam. Er war nicht allzu beunruhigt, da meine Erinnerungen inzwischen größtenteils zurückgekehrt waren. Ich sagte ihm, ich sei entschlossen, das nicht noch einmal durchzumachen, und ich müsse verstehen, was genau mit meinem Gehirn passiert war. Ich bat ihn, mich an einen Psychiater zu überweisen, und er empfahl, dass wir uns mit der Sozialarbeiterin in Verbindung setzten, die mir zwei Jahre zuvor geholfen hatte, als ich obdachlos war. Und so verließ ich die Praxis mit dem Gefühl, eine Situation besser unter Kontrolle zu haben, die mich viel zu lange kontrolliert hatte. Sobald ich nach Hause kam, warf ich das Rezept, das er mir ausgestellt hatte, in den Papierkorb. Ich wollte der jugendlichen Nay zeigen, dass ich lernen konnte, mein eigenes Antidepressivum zu sein.

Die Dinge begannen sich zu ändern, langsam, leise, fast unmerklich. Trotzdem, es gab noch eine letzte Sache, die ich erledigen musste.

Auch wenn die Geschichte für die jugendliche Nay in dem Moment begonnen hatte, in dem sie in der Zukunft – meiner Zukunft – aufwachte, wurde ich noch immer von dem verfolgt, was vor meinem Gedächtnisverlust passiert war. Meine Geschichte hatte in Paris begonnen, in dem Augenblick, in dem ich Henri, »den Franzosen«, traf, mit dem ich eine leidenschaftliche, stürmische Romanze hatte. Er war die Trennung von ihm, die der letzte Auslöser für mich war, mich überhaupt nicht mehr für mein Leben zu interessieren. In meiner Verzweiflung hatte ich wieder einmal das Gefühl, dass es gar keinen Sinn hatte, zu versuchen, irgendetwas Gutes herbeizuführen, denn egal, was ich tat, ich scheiterte ja doch immer. Natürlich, dass seine Exfreundin um ein Uhr morgens vor seiner Wohnung stand, um mit mir zu »reden«, und mir klar wurde, dass ich mitten in eine unschöne Trennung geraten war, hatte viel damit zu tun. Aber der Magenvirus und die Mandelentzündung, die ich mir danach zuzog, hatten mein Urteilsvermögen beeinträchtigt, und ich gab mir selbst die Schuld an den, wie die jugendliche Nay es ausdrückte, *»durchgeknallten Problemen anderer Leute«*.

Und so dachte ich, selbst nach alldem, was ich durchgemacht hatte, noch immer an ihn. Wir waren Facebook-Freunde, aber unsere Korrespondenz war höflich, mit einem gelegentlichen Kommentar zum Status des jeweils anderen. Von einer kurzen, intensiven Beziehung waren wir zu virtuellen Fremden geworden, und so sehr ich auch tat, als wäre das für mich okay, war es das doch nicht … anfangs.

Hier ist ein Gespräch mit der jugendlichen Nay, als ich eines Tages an meinem Computer saß.

Sie (steckt sich die Finger in den Hals): *Wüüürrrg!!*

Ich: *Aber …*

Sie: *Nein, nein, nein, nein! Das ist absolut durchgeknallt. Er ignoriert dich total!*

Ich: *Aber er bewässert noch immer meine Pflanzen und füttert meine Hühner auf meiner virtuellen Farm.*

Sie: *Ist das dein Ernst?! Park den Mähdrescher, steig aus und komm darüber hinweg!*

Ich: *Aber …*

Sie: *Äh, wie bitte?! Er will lieber deine virtuellen Kühe melken, als mit dir zu reden? Traurig, traurig, traurig! Absolut traurig!*

Ich klappte den Laptop zu.

Sie hatte recht. Wenn ich die alte Naomi loslassen wollte, dann musste ich die gewohnten Arten loslassen, auf die ich Beziehungen zu Männern führte – vor allem das ungesunde Muster, das ich entwickelt hatte, meinen Selbstwert bei Männern zu suchen, die mich retteten oder meine virtuellen Schweine fütterten.

Und so erhörte das Universum die Gebete der jugendlichen Nay, und als ich den Laptop wieder aufklappte, sah ich eine E-Mail von meiner alten Freundin Georgie! Sie kam zurück!

Georgina und ich hatten uns auf der Universität kennengelernt. Sobald sie den Raum betrat, fiel sie mir auf. Sie hatte irgendetwas an sich. Sie war schön, ja, aber es war noch etwas anderes, etwas Ungreifbares, das auch andere sahen. Manche Leute hassten sie dafür; andere waren davon eingeschüchtert oder eifersüchtig. Ich liebte es. Georgina hatte, was ich gern einfach »es« nannte.

Sie war aufrichtig interessiert an anderen Menschen und gab dir das Gefühl, dass ihre Aufmerksamkeit dir und nur dir galt und dass sie in deine Seele sah und glaubte, dass du ein guter Mensch warst, der das Beste verdient hatte. Sie war wie der strahlendste Stern am Himmel. Und Georgie konnte nicht nur harte Gesprächspartner, sondern auch ihre Gegner an der Nintendo-Konsole vernichtend schlagen, fantastische Kuchen backen und eine verdammt gute Margarita mixen.

Als sie die monotone Neun-bis-fünf-Routine nach der Universität satthatte, entschied Georgie, ihre Wohnung für ein paar Monate zu vermieten und auf einem Kreuzfahrtschiff die Welt zu bereisen. Während meiner Amnesie war sie irgendwo mitten auf dem Pazifik unterwegs und feierte im spektakulären Stil mit fantastisch schmeckenden Cocktails und noch fantastischer aussehenden Männern. Sie hatte keine Ahnung, was ich durchmachte, aber sobald sie nach Hause kam, war ich die erste Person, die sie kontaktierte. Leo war bei Art und JJ zu Besuch, daher fuhr ich hinüber zu ihrer Wohnung, um ihr endlich alles zu erzählen.

Sobald ich Georgina dort stehen sah, so fabelhaft wie immer in ihren Jimmy-Choo-Schuhen, jede Pore ihrer sonnengebräunten, ockerfarbenen Haut strotzend vor Gesundheit, brach ich in Freudentränen aus und umarmte sie, bis mir die Arme wehtaten. Sie war noch immer die hinreißende Georgie mit ihrem entzückenden Lächeln, und in ihren orientalisch geformten Augen lag noch immer dieses freche Funkeln.

Es war toll, sie wiederzuhaben. Mir wurde bewusst, wie sehr ich sie vermisst hatte, und zu meiner Freude fand die jugendliche Nay, dass sie *»einfach absolut klasse«* war. Während wir bei einer Flasche Merlot zusammensaßen, unterhielt sie mich mit Geschichten von ihren Abenteuern auf See und kicherte über die »hinreißenden« Männer, die sie heiraten und zu einem Leben voller Champagner und Jachten entführen wollten. Sie war fabelhaft und die einzige weibliche Freundin (abgesehen von Katie), mit der die jugendliche Nay einverstanden war. Wir hatten eine wahrhaft synergetische Beziehung – wir beschützten einander und vertrauten einander, wann immer wir es brauchten.

Und so entschied sie in null Komma nichts, dass wir zusammen übers Wochenende wegfahren mussten und dass wir, damit ich einen Schlussstrich unter die Vergangenheit und die Amnesie ziehen konnte, nach Paris fahren sollten, an den Ort, an dem die Geschichte für mich begonnen hatte.

Außerdem war es eine wunderbare Ausrede, um Beyoncé zu sehen, eine ihrer absoluten Lieblingskünstlerinnen. Sie war eigentlich nicht mein Fall – wenn ich mich nach seelenvoller Musik sehnte, hörte ich die großen Künstler wie Aretha, Al und Marvin –, aber ich begeisterte mich bald für ihre Songs. Es machte Spaß, zu ihren Songs mitzusingen und zu tanzen und in Amerikas Antwort auf die Mädchenpower-Musik, mit einem leichten R&B-Einschlag, zu schwelgen.

Noch entzückter von Beyoncé und ihren Gesangskünsten war ich, als ich ihre Interpretation von »Ave Maria« hörte. Ich wollte sie unbedingt live sehen, daher vereinbarte ich mit Art, dass er Leo übers Wochenende zu sich nahm, und Georgie und ich buchten zwei Konzertkarten, zwei Flugtickets und Hotelzimmer für ein Wochenende in Paris.

Georgie und ich verpassten unseren Flug, weil wir zu lange in der Flughafenlounge herumhingen und Nudeln aßen und Wein tranken. Wir fanden das zum Schreien komisch und buchten auf den nächsten Flug um. Aber spätestens, als ich das nächste Flugzeug bestieg, fragte ich mich, ob das vielleicht ein schlechtes Zeichen war. Vom Schlafzimmerfenster des Hauses meines Verstandes aus verdrehte eine aufmerksame jugendliche Nay die Augen.

Sobald wir in Paris ankamen, wurden die Erinnerungen wieder wach, und ich war mir nicht sicher, ob ich das Richtige tat. In der Metro sah ich mich mit Henri Händchen haltend in einem Schnellzug, während wir auf seinem I-Pod französische Liebeslieder hörten. Als wir das Hotel erreichten, sah ich seine kleine Wohnung mit den Holzböden und dem klapperigen, gusseisernen Fahrstuhl, als wäre ich wieder dort. Ich lag im Bett und fragte mich, ob er in seinem Bett lag und an mich dachte. Die jugendliche Nay verdrehte nur noch die Augen.

Der Tag des Konzerts war seltsam, irgendwie *Twilight-Zone*-mäßig seltsam. Ich hatte nur einen Wunsch – die Champs-Élysées hinunterzugehen. Obwohl ich schon ein paarmal in der Stadt gewesen war, hatte ich noch nie einen Fuß auf diese berühmte Straße gesetzt, die voller unglaublich teurer Boutiquen war. Georgie und ich stiegen immer wieder mit der Metro um und landeten schließlich in einem Arrondissement, in dem wir glaubten, ganz in der Nähe zu sein. Eine hübsche Französin lachte uns aus, als wir sie fragten, wie weit es sei. In gebrochenem Englisch erklärte sie uns, wir hätten es irgendwie geschafft, ans andere Ende der Stadt zu kommen. Das erinnerte mich an das letzte Mal, als ich mich in Paris verlaufen hatte, und wie ich einen Mann (einen Polizisten noch dazu) brauchte, um mich zu retten.

»Was ist denn bloß los mit mir, meinem inneren GPS und Paris?«, sagte ich zu Georgie. »Ich war schon auf der ganzen Welt, aber das hier ist offenbar der einzige Ort, an dem ich mich verlaufe.«

»Süße, das ist doch wirklich egal, wir sind hier!« Georgie reckte ihre Stupsnase in die Luft, ignorierte die Schroffheit, die Paris zu besitzen schien. »Lass uns ein paar Kanapees essen und Champagner trinken.«

Zugegeben, zu dem Zeitpunkt war ich es allmählich leid, ständig über meine Schulter zu sehen und an jeder Straßenecke besorgt zu sein, ich könnte Henri über den Weg laufen, daher klang ein Glas Champagner himmlisch. Dieses Getränk, und mehrere andere danach, sorgten dafür, dass wir zu spät zu dem Konzert kamen, und letztendlich landeten wir inmitten einer großen Gruppe, die aus hauptsächlich französischen Jugendlichen bestand, die darauf warteten, dass Beyoncé die Bühne betrat. Und natürlich, nachdem ich eben erst die Hauptrolle in meiner eigenen Version von *Willkommen im Leben* gespielt hatte – wo ich ZWEIMAL fünfzehn war –, hatte ich wenig Geduld mit schwitzenden, hormongesteuerten, kreischenden Jugendlichen.

Ich wurde in eine sehr kleine Lücke gequetscht, während ich meine Tasche wie wild umklammerte, nur für den Fall, dass einer der kleinen Strolche versuchen sollte, mir meine Euros zu stehlen. Ich musste mich schwer zusammenreißen, um in meinen High Heels nicht in einem verschwitzten Haufen auf dem Boden zu landen. Schließlich blieb mir keine andere Wahl, als mich an die jugendliche Nay zu wenden, die mit verschränkten Armen am Fenster des Hauses meines Verstandes stand und, ja, die Augen nur noch mehr verdrehte.

Sie: *Bist das, ich meine, wirklich du? Du bist kein Opfer; im Ernst, du musst dich zusammenreißen!*

Ich: *Ich weiß. Ich fühle mich nur nicht wohl; ich will nach Hause.*

Sie: *Seit wann haben wir uns denn davon abhalten lassen, dass wir uns nicht wohl gefühlt haben? Seit wann hast du dich davon abhalten lassen? Warum hast du diese verdammte Angst vor allem? Das ist doch irgendwie mehr als lahm; das ist … wer bist du eigentlich, Frau? Lebe ein bisschen! Mein Gott!*

Sie hatte recht; seit der Amnesie war fast ein Jahr vergangen, und sie beobachtete mich, und ich beobachtete sie dabei, wie sie mich beobachtete, und sah noch immer alles durch ihre Augen. Das war nicht gut. Ich konnte spüren, wie ich langsam wieder in meine lähmenden Ängste abrutschte. Ich begann die Tatsache, dass ich noch immer nicht mit Simone und Eve redete, als großen roten Stempel auf dem Vertrag meines gescheiterten Lebens zu benutzen.

Gott, ich war auf einem Konzert – einem Konzert! –, und ich flippte aus, weil ich eingequetscht wurde. Als ich an die jugendliche Nay schrieb, hatte ich Teile von mir gefunden, die ich vergraben hatte: die Überlebende, die Kämpferin *und* die Diva. Sie hatte mir eines klargemacht: dass ich, egal, was ich im Leben erfuhr, immer überleben und mich anpassen konnte und würde. Jetzt holte ich einmal tief Luft und atmete ihre Gedanken ein, die mir einen kleinen Anstoß von Mut gaben. Ich streifte meine High Heels ab und schlüpfte in die flachen Ersatzschuhe, die ich in meiner Tasche dabeihatte. Ich nahm ein dünnes Söckchen aus der Tasche, machte einen Knoten hinein und strich mir die Haare nach hinten. Ich nahm mein Halstuch ab, wischte mir über die Stirn und band die Griffe meiner Tasche zusammen, um sie zu sichern. Ich drückte mich nach links, nach rechts, nach vorn und nach hinten, um den ahnungslosen Jugendlichen zu verstehen zu geben, dass ich mir meinen rechtmäßigen Platz eroberte und gewillt war, kämpfend unterzugehen – nein, ihn zu verteidigen. Und dann war das alles vergessen, als Beyoncé über die Bühne schwebte, glitzernd und glamourös, und eindringliche Lieder über unabhängige Frauen und Ringe, die ihnen angesteckt wurden, zu schmettern begann.

Sie war unglaublich, wunderschön und faszinierend. Ich hing an jedem ihrer Worte und staunte über jeden Tanzschritt. Ich schwebte in einem Meer seelenvoller Rufe, tief empfundener Wehklagen und erhebender Melodien und lauschte auf einen Liedtext, der mir aus dem Herzen sprach und mir half, meine eigenen Gedanken zu einem besseren, friedlicheren Ort zu führen, erst recht, als sie ganz in Weiß gekleidet die Bühne betrat und, mit einem azurblauen Meer im Hintergrund, »Ave Maria« sang. Die Farben erinnerten mich an Ägypten, und ein fließendes Gefühl von Freiheit erfüllte mich.

»Hier kommt dein Song, Nay!«, rief mir Georgie über die Menge hinweg zu.

Während Beyoncé sang, umgaben ihre Tänzerinnen sie und hüllten sie von Kopf bis Fuß in ein weißes, aus Seide und Spitzen gefertigtes Hochzeitskleid mit Schleier. Ich musste unwillkürlich an all die Männer denken, mit denen ich Beziehungen zu haben versuchte, während ich verletzt war, und die Tränen flossen. Es war mir egal, wer mir zusah (obwohl ich mir sicher bin, dass es nicht viele waren, angesichts der Tatsache, dass ein internationaler Popstar auf der Bühne war). Ich schluchzte zu dem opernhaften Lied mit, in dem sie von einem kleinen Mädchen sang, das verloren, einsam und verletzt war und manchmal nicht dazugehörte, aber wusste, dass immer irgendjemand da war, der auf sie aufpasste.

Das Bild dieser Sängerin, die dort stand, dieser jungfräulichen Braut, die darauf wartete, dass der Eine kam und ihre Hand nahm, gestattete es mir, um dasselbe Bild zu weinen, das ich immer von mir selbst gehabt hatte – das dieses kleinen Mädchens, das im Dunkeln verloren war und darauf wartete, dass irgendein Licht kam und meine Hand hielt. Ich weinte tiefe, heilsame Tränen, während sie dieses Lied sang. Ich ließ die Überzeugung los, dass ich gerettet werden musste, und ich ließ das Bedürfnis los, meine Identität auf die Opferrolle zu gründen.

Während sie über die Bühne schwebte und das Kleid sich mit ihren sanften Schritten bewegte, strahlten die blauen Scheinwerfer das Kleid an und hüllten Beyoncé in einen himmelblauen Schimmer. Mir wurde bewusst, dass ich es war, die dieses Kind aufgegeben hatte. Ich hatte meine wahren Wünsche – und mich selbst – missbilligt und mich dem gebeugt, was andere von mir wollten und erwarteten, nicht dem, was ich selbst wollte und brauchte. Naomi Jacobs hatte Naomi Jacobs verloren, und die jugendliche Nay war zurückgekommen, um sie zu finden. Um mich zu finden. Sie hatte mich fort zu meinen eigenen blauen Himmeln und azurblauen Meeren geführt und mich mit auf eine Reise so tief in mich hinein genommen, dass ich mein wahres Selbst nicht länger leugnen konnte. Mich selbst als Seele. Mich selbst als Körper. Mich selbst als kostbaren und empfindsamen gebrochenen Verstand, der heilen musste.

Der Song erreichte ein Crescendo, und die Soprantöne vibrierten über der stillen Menge. In diesem Augenblick wusste ich, dass jeder Mann, dem ich in meinem Erwachsenenleben je begegnet war, der Eine für mich war, aber nur für die Zeit, zu der er es sein sollte. Der wiederkehrende Schmerz rührte daher, dass ich an etwas festzuhalten versuchte, was nicht länger für mich bestimmt war. Ich war nicht zurück in Paris, um Henri loszulassen. Ich war zurück in Paris, um eine siebenundzwanzigjährige Überzeugung loszulassen, die für mich nicht länger funktionierte: die Überzeugung, dass ich ein Opfer war und dass ich für jemanden nur dann etwas wert war, wenn ich gerettet wurde.

Während die Tänzerinnen Beyoncés Hände nahmen und sie die Stufen zu der riesigen Wand aus hellblauem Himmel und weißen Wolken hochführten, war ich auf einmal der festen Überzeugung, dass ich mich, wenn ich eines Tages einem anderen Mann begegnen sollte, nicht mehr wie ein Opfer fühlen würde, das gerettet werden musste. Ich würde mutig und liebevoll sein und selbst auf mich aufpassen. Unsere Beziehung würde nicht damit beginnen, dass ich die Jungfrau in Nöten spielte und er sein Schwert (ähm) zückte und zu meiner Rettung eilte. Nein, wir würden uns auf Augenhöhe begegnen, ganz gleich, was wir durchgemacht und welche Narben wir davongetragen hatten; wir würden sie als Beweis unserer Kraft und nicht als Schwäche ansehen. Genau das würden wir im jeweils anderen feiern und es nicht fürchten, mit einem Etikett versehen und uns davor verstecken. Ich wusste, dass ich das auch in meinen Freundschaften brauchte.

Nur weil einmal jemand dahergekommen war und alles aus dem Gleichgewicht geworfen hatte, hieß das nicht, dass ich, Naomi Jacobs, dieses Gleichgewicht nicht wiederfinden konnte. Das Feminine finden, die Frau in mir, das Kind, die Jugendliche und die Mutter, die alle zusammenarbeiteten, um mich zu heilen, die mich mit der Kraft und Liebe ergänzten und versorgten, die ich brauchte, um meinen Selbstwert und mein Selbstvertrauen zu stärken.

Um mich zu stärken.

Die letzten Klänge des »Ave Maria« verhallten, und die Bühne wurde langsam dunkel. Während ich dort stand und meine Tränen fortwischte, wusste ich, dass ich auch die dunkle Seite von mir annehmen musste. Sie war der Teil, von dem die Angst herrührte, aber auch der Teil von mir, der sich zur Wehr setzte, meine Ecke verteidigte. Ich musste die Schatten annehmen, die die destruktive Seite verborgen hatten, die Stimme besiegen, die mir sagte, ich könne ohne irgendeine bewusstseinsverändernde Substanz nicht zurechtkommen. Wenn ich den Schatten annehmen konnte, dann konnte ich ihn vielleicht loslassen. Seine Macht über mich brechen.

Während die Menge jubelte und nach einer Zugabe rief, dachte ich ein paar Stunden zurück, als ich in dem Hotelzimmer jammerte, ich hätte zugenommen, seit ich mit dem Rauchen aufgehört und mich stattdessen auf Green &

Black-Schokolade gestürzt hatte. Georgie tat alles, um mich zu überzeugen, dass ich mit meinen kleinen Brüsten, meiner schlanken Taille und meinen kurvenreichen Hüften und Schenkeln noch immer toll aussah. Ich stand vor dem Spiegel und sah wütend auf meinen Körper, angewidert davon, wie sehr ich mich hatte gehen lassen.

Sie sprang vom Bett auf und hielt mich an den Armen fest. »Okay, leg deine Hände hierhin.« Ich legte die Hände neben meinen Brüsten an meine Seiten. »Und jetzt«, fuhr sie fort, »gleite mit den Händen an deinem Körper so weit wie möglich nach unten.« Ich kicherte nervös, während ich den Konturen meines Körpers folgte, und nahm die Hände fort, als ich meine Taille erreichte.

»Nein, nein, ich kann das nicht; das ist so albern.« Ich kam mir idiotisch vor, wandte mich vom Spiegel ab und schloss beschämt die Augen. Georgie hielt mich an den Schultern fest und drehte mich wieder zum Spiegel um.

»Nein, hör zu, du musst deinen Körper, deine Figur annehmen. Du bist nicht ungesund oder fettleibig. Du bist hinreißend, Süße. Du bist sexy. Aber nur du selbst kannst dir das sagen.« Sie legte meine Hände an meine Taille. »Mach weiter«, befahl sie. Ich tat es, holte einmal tief Luft und nickte zustimmend. Schließlich taten manche Frauen das hier jeden Tag; was war schon dabei, mit den Händen über den eigenen Körper zu gleiten, um seine Figur zu bewundern? Ich hatte es schon oft allein getan. Allerdings war mir nicht bewusst gewesen, dass es, wenn ich es vollständig bekleidet vor einem Spiegel, vor meiner besten Freundin tat, so viele Gefühle von Scham und Verlegenheit hervorrufen würde. Als meine Hände meine Hüften erreichten, brach ich in Tränen aus und ließ beschämt den Kopf hängen. »Ich kann das nicht. Es tut mir leid. Ich finde nicht, dass ich sexy bin. Für mich sieht das nicht sexy aus. Ich fühle mich nicht sexy; ich fühle mich fett«, schluchzte ich.

Georgie stürzte auf mich zu und umarmte mich fest. »Schon gut, Nay. Aber im Ernst, du musst einen Weg finden, deinen Körper zu lieben. Weißt du eigentlich, wie traurig es ist, dass so viele Frauen und junge Mädchen ihren Körper hassen, nur, weil wir alle glauben, wir sollten diesem unrealistischen Ideal gerecht werden? Egal, was für eine Figur du hast, du musst wissen, dass du eine begehrenswerte, sinnliche und sexy Frau bist.«

Die jugendliche Nay sah mit Bedauern zu, während sie an all die Zeitschriften dachte, die sie gelesen hatte, als sie in der Zukunft aufwachte, und an die retuschierten Größe-Null-Models.

Vielleicht war es der Missbrauch, den mein Körper erst durch die Hände anderer und dann durch meine eigenen Hände erlitten hatte. Vielleicht war es die vertraute Zurückweisung, die ich von Henri zu spüren bekommen hatte, der mich ignorierte. Vielleicht war es die Taille in meiner Jeans, die jeden Tag straffer saß. Oder vielleicht waren es die gescheiterten Beziehungen zu meinen Freunden und die immer breiter werdende Kluft zwischen mir und meiner Schwester. Was immer es war, es trug dazu bei, dass ich mich grässlich mit mir selbst und erst recht mit meinem Körper fühlte.

Aber irgendetwas änderte sich, während ich auf dem Konzert dort stand. Die jugendliche Nay rief mir in Erinnerung, wie sie im Urlaub in Ägypten mit all den Männern geflirtet hatte, und an das Date mit Ahmed. Sie hatte mir gezeigt, dass ich dem Teil meiner Weiblichkeit, der sexy und sinnlich war, Ehre erweisen musste, dass es völlig in Ordnung war, mich an meinem Körper zu erfreuen und mich mit all meinen Kurven, Grübchen und Fettpölsterchen zum Ausdruck zu bringen.

Als sie die Kontrolle über meinen Körper hatte, begriff die jugendliche Nay, dass er mich nicht enttäuscht hatte, dass er mein Freund war, dass er mich beschützt hatte. Und so wusste ich auch auf diesem Konzert, dass es in Ordnung war, dieses tief sitzende Gefühl körperlicher Unzulänglichkeit loszulassen. Es war okay für mich, all die Veränderungen anzunehmen, die mein Körper durchmachte. Irgendwo musste ich anfangen, und Gefühle von Hass auf meinen eigenen Körper zu hegen musste aufhören.

Die Scheinwerfer gingen wieder an, und Beyoncé begann den nächsten Song. Während ich zusah, wie diese schöne, athletische Frau anmutig über die Bühne wirbelte und tanzte, wusste ich, dass ich die Kurven und Konturen meines Lebens annehmen musste, wenn ich mich in meinem Leben ebenso leicht bewegen wollte, wie sie es in ihrem Körper tat, unabhängig von der Kleidergröße. Ich nahm meine Hände und folgte, angefangen seitlich an meinen Brüsten, den Konturen meines Körpers und schwang inmitten einer Menschenmenge auf einem Konzert in Paris die Hüften. Die jugendliche Nay hatte recht. Mein Körper hatte mich nicht verraten; er hatte zu mir gehalten. Er hatte all die Schläge und Verletzungen und Vergewaltigungen eingesteckt und funktionierte noch immer für mich. Mein Körper war mein getreuer Freund, und ich hatte keinen Grund mehr, mich vor seiner Kraft zu fürchten.

Ich stand stolz da, als der Song endete, und wischte die letzten Tränen fort. Ich fühlte mich, als hätte ich mich endlich von dem Schmerz vergangener Beziehungen verabschiedet, die nie eine echte Chance hatten, da sie von Anfang an so ungleich waren. Ich hatte viel zu lange gelitten, vor allem in meiner Beziehung zu mir selbst.

Während ich den Rest des Abends durchtanzte und zu noch mehr Songs von Liebe und weiblicher Befähigung mitsang, ließ ich Stück für Stück, Text für Text, Note für Note, die Kindheitsfantasie von dem gut aussehenden Prinzen los, der auf einem großen weißen Pferd angaloppiert kam, um mich von einem dunklen und bedrückenden Ort zu erretten. Ich ließ das Bedürfnis los, geheiratet zu werden und einen Ring am Finger zu tragen, um mich sicher zu fühlen. Ich ließ das Bedürfnis los, Kinder zu bekommen, um meine Weiblichkeit zu rechtfertigen, und den Wunsch, andere zu bemuttern, um mir ein Gefühl von Selbstwert zu geben. Ich ließ das Gefühl los, mich schlecht zu fühlen, wenn ich nicht so aussah wie die Frauen in den Modezeitschriften und auf den Reklametafeln. Ich ließ den Glauben los, ich könne mit dem Leben oder einer Krise nicht fertigwerden, wenn ich nicht eine Droge zur Hand hatte, die mir dabei half. Ich ließ das Alte los und erklärte der Welt, dass ich bereit für das Neue war, und vor allem ließ ich die Vorstellung los, dass das Einzige, was ich je verdient hatte, das Gefühl war, ein Opfer zu sein.

Und diesmal verdrehte die jugendliche Nay nicht die Augen. Sie reckte die Faust in die Luft, und dann klatschte sie mich innerlich ab.

14. Die Stimme

Im Inneren deines Seins hast du die Antwort. Du weißt, wer du bist, und du weißt, was du willst.
Laotse

Es war an der Zeit, die Gehirnschaufel in die Hand zu nehmen und mit dem Graben zu beginnen.

Als ich aus Paris zurückkam, wusste ich, dass ich, wenn ich meinen Verstand wirklich heilen wollte, tun musste, was die jugendliche Nay zu Ahmed gesagt hatte. Ich musste herauslassen, was meinen Verstand ursprünglich zerbrochen hatte. Therapien hatten mir in der Vergangenheit nicht wirklich geholfen. Jedes Mal, wenn ich dachte, ich hätte einen Durchbruch erzielt, waren die Sitzungen zu Ende, und es blieb mir selbst überlassen, den Dingen auf den Grund zu gehen. Ich fühlte mich immer, als würde ich zwei Schritte vorwärts- und fünf rückwärtsgehen. Aber jetzt wusste ich, dass das mein einziger Weg vorwärts war, und nachdem ich im Laufe der vergangenen zehn Jahre zehn Therapeuten gehabt hatte, hatte ich das Gefühl, dass das hier mein letzter Versuch sein würde.

Ich war schon früher bei meiner Therapeutin, Maria, gewesen, und ich war froh, dass es meinem Arzt gelang, mich erneut an sie zu überweisen. Ich brauchte ein paar Wochen, bis ich anfing, mich zu öffnen – aber ich musste meinen Gedächtnisverlust mit ihr erörtern, wenn ich weiterkommen wollte; ich musste ihr von den Tagebüchern erzählen, vor allem von dem, was die jugendliche Nay geschrieben hatte, und wie ich mich selbst jetzt so anders sah; ich musste über den – erneuten – Zusammenbruch meiner Beziehung zu meiner Schwester und Eve reden, aber wie würde sie darauf reagieren? Zögerlich ging ich die Therapie an und gab nur langsam Dinge preis.

Diese ganze Vorsicht schlug ich allerdings prompt in den Wind, als ich endlich meinen lang erwarteten Termin zur Begutachtung durch wieder einen anderen Psychiater hatte, während ich bereits in Therapie bei Maria war. Ich wusste, dass er kein Experte zu Gedächtnisverlust war, aber ich nahm doch an, er würde mir vielleicht helfen oder zumindest erklären können, was passiert war. Nachdem ich zunächst zu einem auszubildenden Assistenten geschickt wurde, der mir dieselben Fragen stellte, die mir in den vergangenen zehn Jahren immer wieder gestellt worden waren, verlangte ich den Psychiater zu sprechen. Er informierte mich ziemlich herablassend, dass bei mir eine bipolare Störung fehldiagnostiziert worden sei und dass ich zu viel Gras rauchte. Ich wurde erst ängstlich, dann wütend, und dann erklärte ich ihm, seine Einschätzung meines geistigen Zustands sei ausgesprochen unprofessionell.

Seine »Diagnose« half mir nicht weiter. Wenn überhaupt, führte sie nur dazu, dass ich meine geistige Gesundheit, die Episoden der Zersplitterung und die Amnesie weiter infrage stellte. Ich wusste, dass Drogen eine Psychose verschlimmern und sogar Phasen manischer Depression auslösen konnten. Ich wusste, dass Alkohol die Fähigkeit des Verstandes, richtig zu funktionieren, einschränkte. Jeder Missbrauch einer Substanz beeinträchtigte letztendlich den Verstand. Aber meine Probleme insgesamt abzutun und sie auf einen Joint zurückzuführen war meinem Empfinden nach ignorant und arrogant.

Ich brauchte Antworten. Er war mir keine Hilfe, und obwohl ich ihn fragte, ob der sexuelle, physische und emotionale Missbrauch, den ich erlitten hatte, meine Erfahrung mit häuslicher Gewalt in meinen prägenden Jahren, ein alkoholkranker Elternteil oder die Tatsache, dass meine Eltern mich in entscheidenden Entwicklungsphasen im Stich ließen, irgendetwas damit zu tun hatten, konnte er mir keine klare Antwort geben. Nein, der Zusammenbruch meiner Beziehungen und das lähmende Gefühl von Versagen, das ich fast mein ganzes Leben lang empfunden hatte, waren ausschließlich auf den Drogenkonsum zurückzuführen!

Jedenfalls, das alles kam eines Tages in einer empörten Tirade vor Maria ans Licht, als ich ihr unmissverständlich klarmachte, dass ich »vom psychologischen Gesundheitsdienst und seiner Unfähigkeit, mich richtig zu diagnostizieren, die Schnauze endgültig voll hatte«. Nach allem, was ich durchgemacht hatte, hatte ich das Gefühl, mehr Durchblick zu haben und den Job besser erledigen zu können als sie alle.

Zu meiner Verblüffung gab mir Maria recht, und das half mir, den Schwall von Wut einzudämmen. Wir diskutierten über die Symptome und Ursachen jeder möglichen Diagnose, angefangen mit der bipolaren Störung über die dissoziative Identitätsstörung und die »Fragmentierung der Persönlichkeit« bis hin zu der transienten globalen Amnesie. Wir waren uns einig, dass jeder knotige Ast dieses knorrigen Baums von den Wurzeln des Missbrauchs herrührte und mein Verstand sein Bestes tat, um damit umzugehen, ihm einen Namen zu geben, egal, ob Ärzte das verstanden oder nicht.

Marias Respekt vor der Macht des Verstandes war leidenschaftlich und offen.

»Nur, weil es der Verstand ist und man ihn nicht so sehen, fühlen oder berühren kann wie beispielsweise eine Hand, heißt das nicht, dass er nicht echt ist«, sagte sie zu mir, »und es heißt auch nicht, dass er nicht verletzt, geschnitten, gebrochen oder verbrannt werden kann, oder dass diese Wunden nicht echt sind und nicht heilen müssen. Das müssen sie.«

»Und was ist dann mit diesen Episoden der Zersplitterung?«, fragte ich sie. »Mein Verstand hat sich so oft zersplittert, am stärksten, als ich sechs, fünfzehn, achtundzwanzig und dann, im letzten Jahr, zweiunddreißig war.«

»Na ja, ich denke, vielleicht sollten wir noch einmal zu dem Haus zurückkehren.«

»Ich bin mir nicht sicher«, sagte ich. »Das Haus meines Verstandes ist noch immer da, aber irgendetwas ist anders.«

»Okay, was, wenn Sie nicht wirklich wieder hineingehen, sondern irgendwie die Erinnerung an das Haus und all das, was Sie darin durchgemacht haben, noch einmal hervorholen?«, schlug Maria vor.

Ich schloss die Augen. Ich suchte nach dem Haus. Es war fast wie ein schwacher Umriss geworden, ein alter Abdruck seiner selbst. Die jugendliche Nay war noch immer da, noch immer in ihrem Zimmer. Aber sie wartete und sah zu, schweigend und still, während die Wände um sie herum zu verblassen begannen. Seit Paris war sie immer stiller geworden.

»Ich habe nicht das Gefühl, dass ich hineingehen muss«, sagte ich.

»Das müssen Sie auch nicht, Naomi, aber ich will, dass Sie es sich ansehen und mir sagen, was dieses Haus für Sie bedeutet.« Marias Stimme war sanft, fast hypnotisierend.

Ich sah mir das Haus eine Weile an. Anfangs war ich ängstlich, aber während ich mit Maria an meiner Seite dort saß, überkam mich auf einmal das Gefühl, dass alles gut werden würde. Ich erinnerte mich, dass es mein Haus war und dass niemand ohne meine Erlaubnis dort hineingelangen konnte.

»Sicherheit«, sagte ich. »Geborgenheit. Ja, das ist mein sicheres Haus.«

»Ein sicheres Haus«, wiederholte Maria.

»Ich nehme an, das ist es. Ich habe mich immer sicher gefühlt, wenn ich mich in dieses Haus versetzt habe, auch wenn ich Angst davor hatte, was ich in den Zimmern finden würde. Aber«, sagte ich, »in gewisser Weise schien immer alles gut zu werden. Sobald ich das Zimmer, die Antwort gefunden hatte, habe ich die Sache letztendlich zum Guten gewendet und renoviert.« Ich lachte und schlug ein Auge auf. Maria lächelte.

»Das heißt, es war tatsächlich ein sicheres Haus?«, wiederholte sie.

»Auf jeden Fall.«

»Sicher wovor?« Marias wohlklingende Stimme schien mich zu drängen, weiter, tiefer zu blicken.

Ich hörte für einen Moment auf, mich auf das Haus zu konzentrieren, und es wurde völlig dunkel. »Sicher vor den Leuten, die mich verletzen könnten – nein, die mich verletzt haben. Sicher vor dem Schmerz, den sie mir zugefügt haben, sicher vor der Welt, sicher vor dem Feind.« Ich schlug die Augen wieder auf. Ich hatte nicht »Feind« sagen wollen, aber es war mir trotzdem über die Lippen gekommen.

»Feind?«, wiederholte sie.

»Ja, ich nehme es an, wie ein Krieg. Es ist, als ob ich in meinem Verstand jahrelang Krieg geführt habe, und die, die mich verletzt haben, waren der Feind, und das Haus, das ich gebaut habe, war das sichere Haus – nein, ein Krankenhaus oder ein sicheres Haus mit einem Behandlungszimmer –, in das ich mich zurückzog, um zu versuchen, die Wunden zu versorgen. Ich dachte immer, mein Verstand wäre der Ort der Probleme, aber tatsächlich war er eine Zuflucht.«

»Es ist interessant, dass Sie speziell diese Wörter verwenden, Krieg, Feind, Zuflucht«, bemerkte sie. »Manche Leute, die in Kriegen gekämpft haben, in richtigen Kriegen, können eine Art posttraumatischer Belastungsstörung erleiden.«

»Oh Gott! Noch eine Störung – wie viele kann eine einzige Frau denn haben?«, witzelte ich.

Sie lächelte. »Na ja, nach dem, was Sie in Ihrem Leben durchgemacht haben und was Sie mir bis jetzt erzählt haben, denke ich, der Grund, weshalb Sie keine klare Diagnose bestimmen und Ihre Symptome nicht entsprechend definieren konnten, ist, dass Sie vielleicht irgendeine Form spät einsetzender posttraumatischer Belastungsstörung erlebt haben.«

Meine Neugier war geweckt.

»Als Sie als Kind missbraucht wurden, ging Ihr Verstand damit um, indem er sich von Ihrem Körper absplitterte, und Sie haben diese Erinnerung, diesen ganzen Vorfall, einundzwanzig Jahre später noch einmal durchlebt und sich wieder zersplittert«, fuhr sie fort. »Und dann, drei Jahre später, haben Sie sich wieder zersplittert, um wieder fünfzehn zu sein, zu einer Zeit, als Gefühle von Stabilität und Sicherheit weggebrochen waren, und dann …« Sie hielt einen Moment inne. »Sie sagten vorhin, die Ursache dieser ganzen Zersplitterung sei Stress gewesen?«

»Stress?« Ich erkannte allmählich, worauf sie hinauswollte.

»Das heißt, was Ihrem Verstand vielleicht passiert ist, ist, dass er seinen eigenen, einzigartigen Weg gefunden hat, um mit dem Stress des Traumas umzugehen, und jeder zusätzliche Stress durch das Leben oder Leute in Ihrem Leben hat einen so starken Druck verursacht, dass er zu der Störung geführt hat. Es spielt im Grunde keine Rolle, was für eine Art, denn jede Diagnose ist durch die Störung bestimmt.«

»Ich meine, ja, das klingt logisch … eine Störung bedeutet ja im Grunde einen Mangel an Ordnung.« Ich brach ab und verdaute, was Maria soeben gesagt hatte. Allmählich erschien mir das alles logisch. »Ein Mangel an Ordnung in meinem Verstand.« Auf einmal sah ich all die Worte für Störung vor mir: Verwirrung, Unruhe, Chaos – oder, wie die jugendliche Nay sagen würde, ein einfach absolut durchgeknallter Riesenschwachsinn. Es ergab alles Sinn. »Stress.« Ich sprach das Wort laut aus, ein solch harmloses Wort, sechs Buchstaben, so klein und doch so gefährlich mächtig.

Stress, der Grund, weshalb mein Gehirn die Orientierung verloren und angefangen hatte, irgendeine Art mentalen Suizid zu begehen, wie die jugendliche Nay sagen würde.

»Na ja, Stress kann physische Probleme verursachen: Herzinfarkte, Schlaganfälle und vieles mehr. Und wenn er Ihre physische Gesundheit beeinträchtigt, warum dann nicht auch den Verstand?«, überlegte Maria laut.

»Warum nehmen die Leute es dann nicht genauso ernst, wenn es um die geistige Gesundheit geht? Warum die Scham, das Tabu?«

»Die Debatte hierüber tobt noch immer.« Maria nickte wissend. »Aber die Frage jetzt lautet doch, was, wenn überhaupt etwas, können Sie tun, damit das nicht wieder passiert?«

»Na ja …« Ich dachte einen Augenblick nach, und dann erinnerte ich mich an meine neu erworbene Theorie, dass die Antwort auf mein Problem in dem Problem selbst lag.

»Na ja, wenn es eine posttraumatische Belastungsstörung ist, dann kann ich an dem Trauma nicht viel ändern, und im Augenblick ist das der ›Post‹-Teil, aber an der Belastung und der Störung, dem ›ungeordneten Verhalten‹ in meinem Verstand kann ich etwas ändern.«

»Okay.«

»Na ja, erst einmal muss ich verstehen, was genau eine posttraumatische Belastungsstörung eigentlich ist, und dann muss ich mir überlegen, was ich tun kann, um ihren Folgen entgegenzuwirken, falls ich das kann.«

Maria erklärte mir, dass eine posttraumatische Belastungsstörung als eine psychische Erkrankung angesehen werden konnte, die durch ein extremes Trauma verursacht wurde. Die Symptome können von Depressionen bis hin zu Flashbacks reichen. Die Flashbacks können sich in Form lebhafter und verstörender Albträume oder einem unerwarteten Ansturm schmerzlicher Erinnerungen äußern, die so mächtig sein können, dass man sich tatsächlich fühlen kann, als würde man das traumatische Ereignis noch einmal durchleben. In den meisten Fällen wird der Verstand davon verwirrt (das ist dann das »ungeordnete Verhalten«) und löst sich von der Erinnerung, um sie zu begreifen. Manchmal kann sich das in Form einer Zersplitterung äußern, die, wenn sie nicht verstanden wird, weiteres Leid verursacht, das wiederum das ganze Leben einer Person beeinträchtigen kann.

Ich kapierte es absolut; mein Verstand war beeinträchtigt worden, weil ich nicht begriffen hatte, was los war. Ich hatte keine positive Möglichkeit, mit den Flashbacks und der daraus resultierenden Zersplitterung umzugehen, und das stürzte mich noch tiefer in die Krise.

Maria erklärte, dass Leute, die an einer posttraumatischen Belastungsstörung leiden, im Allgemeinen enge emotionale Beziehungen zu Familienangehörigen und Freunden meiden. Es fällt ihnen schwer, sich in diesen Beziehungen auszudrücken, und diese Frustration kann Wut und Trauer hervorrufen, was wiederum ihr Verhalten beeinträchtigt. Das erklärte wiederum den Zusammenbruch meiner Beziehungen zu denen, die mir nahestanden, vor allem zu meiner Schwester, Eve und meinen Freunden.

»Man fühlt sich ständig bedroht, sieht überall Gefahr, selbst wenn keine besteht, und das führt zu Paranoia«, ergänzte Maria.

»Ich habe mich mit anderen Leuten nie wirklich sicher gefühlt«, gestand ich. »Ich habe zu Dates Rasierklingen mitgenommen und mit einem Kricketschläger unter dem Bett geschlafen.«

»Na ja, apropos schlafen, wenn man an einer posttraumatischen Belastungsstörung leidet, kann man die ganze Zeit schlafen und dann tagelang gar nicht schlafen. Man hat Schwierigkeiten, sich zu konzentrieren.«

»Das erklärt, weshalb ich mit der Arbeitsbelastung an der Universität so zu kämpfen hatte.«

»Ja, und um das alles zu bewältigen, haben Sie sich distanziert, haben sich von einem Leben zurückgezogen, das wie ein Film abläuft, bei dem Sie der Zuschauer sind und sich selbst zusehen, völlig immun gegen Ihre Bedürfnisse.«

»Das fing alles an, als ich mich mit der holistischen Therapie selbstständig machte, vor allem als ich andere im Heilen unterrichtete. Ich war kein Teil von dem, was in diesen Kursräumen passierte, daher war es für mich nicht echt.« Allmählich ergab das alles Sinn.

»Letztendlich«, fuhr Maria fort, »kann es so weit kommen, dass jemand aus purem Stress oft zur Selbstmedikation greift. Das kann alles sein, von Alkohol über Drogen bis hin zu verschreibungspflichtigen Medikamenten. Diese Leute haben eine niedrige Impulskontrolle und versuchen angestrengt, nicht den Boden unter den Füßen zu verlieren.«

Das erklärte das Gras und das Kokain und den Keith-Richards-Lebensstil. Ich meine, ein rollender Stein setzt kein Moos an, aber wow, nicht einmal ein bisschen Erde? Während ich mich durchs Leben bewegte, hatte ich nicht die Verantwortung für meinen Drogenkonsum übernommen, sondern stattdessen anderen die Schuld gegeben.

»Wenn man diesen Punkt erreicht hat, findet man sich in einem Kreislauf gefangen wieder, in dem man sich Dinge antut, von denen man weiß, dass man sie nicht tun sollte, aber man kann einfach nicht anders, auch wenn es schädlich für einen ist, und dann, wenn es richtig schlimm wird, führt es letztendlich dazu, dass man sich das Leben nehmen will.«

»Das würde also die Selbstmordneigungen erklären?«, fragte ich.

»Oder, dass Sie andere Leute töten wollen.«

»Das würde meine gewalttätigen Gedanken erklären.«

»Oder, dass Sie jemanden dazu bringen wollen, Sie zu töten«, ergänzte sie.

»Na ja, ganz so weit ist es bei mir nicht gekommen, aber irgendwann hätte ich irgendjemanden vielleicht noch so weit auf die Palme gebracht, dass es passiert wäre«, witzelte ich.

»Und das tun die Leute nicht, weil sie tatsächlich sterben wollen«, fuhr Maria fort. »Im Allgemeinen tun sie es, weil sie mit dem Schmerz nicht länger leben können.«

Ich saß schweigend da und verdaute alles, was sie mir gesagt hatte. Es war, als hätte mir jemand endlich ein Handbuch für meinen verwirrten Verstand gegeben, in dem die wesentlichen Punkte des Inhalts klar, präzise und in der richtigen Reihenfolge aufgelistet waren.

»Ich glaube, jetzt verstehe ich das besser«, sagte ich zu Maria. »Jedes Mal, wenn ich versucht habe, mich freizukämpfen, meine eigene Identität zu begründen, wurde ich zurückgedrängt, und dann habe ich mich zersplittert.« Ich dachte zurück an die Zeit, als ich klein war. »Ich war ein frühreifes Kind; ich hatte gern Aufmerksamkeit. Wenn irgendwo ein Raum voller Leute war, wollte ich alle Augen auf mich gerichtet sehen. Ich schauspielerte, sang Lieder und tanzte. Und dann griff er mich an, missbrauchte mich, als wollte er mich besitzen, haben, was ich hatte. Und dann, als ich ein Teenager war, bezahlte mir mein Stiefdad Tanzunterricht, und mein Selbstvertrauen wurde wieder stärker. Ich war an Inszenierungen und Stücken beteiligt, ich hatte hin und wieder ein Vorsprechen …« Ich konnte fast spüren, wie meine Brust schwoll. »Und dann hörte das alles auf, als er uns verließ und meine Freundinnen in der Schule sexuell belästigt wurden und das Leben meiner Mum bedroht wurde, und, na ja, dann habe ich versucht, mich umzubringen, weil ich nicht unter Kontrolle hatte, was passierte. Und so sehr ich mir auch sagte, dass ich sie hasste, war meine Mum doch die einzige Stabilität, die ich kannte.«

»Und wie ging es danach weiter?«, fragte Maria sanft.

»Na ja, ich habe mir die Schuld an dem gegeben, was meinen Freundinnen passiert ist. Ich dachte, es wäre irgendwie meine Schuld. Danach war es zwischen uns nie wieder so wie früher; sie waren mein Sicherheitsnetz, und das hatte man mir genommen. Ich versuchte so vieles, um uns zusammenzuhalten, aber letztendlich drifteten wir auseinander.« Eine einzelne Träne trat mir in die Augen und kullerte mir über die Wange. Ich wischte sie fort. »Wissen Sie, wie viele Frauen ich in meinem kurzen Leben gekannt habe, die vergewaltigt oder sexuell missbraucht wurden? Zu viele. Viel zu viele.«

»Was ist passiert, nachdem Sie versucht haben, sich das Leben zu nehmen, Naomi?«, fragte Maria zögernd.

»Na ja, ich habe bei Art gewohnt, aber das ist nicht gut

gegangen. Meine Stiefmum Marlene war gegangen, einfach verschwunden, hatte sich nicht einmal verabschiedet.«

»Wie haben Sie sich dabei gefühlt?«

»Damals war ich schockiert, fassungslos sogar, aber ich habe es nicht wirklich verarbeitet, wissen Sie? Ich glaube, ich habe mich wieder zersplittert, und dann, als ich nach Griechenland ging, habe ich erkannt, dass ich wütend auf sie war, weil sie gegangen war. Ich fühlte mich im Stich gelassen; sie war ein Teil meiner Jugend gewesen. Sie war ein Teil meines Versuchs, meine Identität zu finden. Als ich aufwuchs, hatte ich das Gefühl, dass sie mich mehr akzeptierte.«

»Und dann?«

Auf einmal fügte sich alles zusammen.

»Na ja, dann habe ich, Sie wissen schon, Leo bekommen und mich selbstständig gemacht, und ich wurde Heilerin und Lehrerin. Ich habe wieder angefangen anderen etwas vorzumachen. Ich hatte wieder eine Bühne; Leute hörten mir zu und kamen immer wieder, um von mir zu lernen. Ich schuf mir eine neue Nische, eine neue Identität.«

»Und was ist dann passiert?«

»Na ja, ich war im Begriff, meine eigene Schule zu gründen, und dann, na ja, ist meine Welt wieder zusammengebrochen. Eve erklärte mir im betrunkenen Zustand, sie wüsste nicht, ob Art mein richtiger Dad sei, und dass mein Vater möglicherweise auch ein anderer Mann sein könnte.«

Die Tränen flossen schnell und schwer. Maria beugte sich vor und reichte mir eine Schachtel Kleenex.

»Und wieder«, stieß ich schluchzend zwischen Tränen hervor, »zerbrach meine Identität. Ich hing sehr an meinem Vater, seinem Namen, seiner Familie, der einzigen Konstanten in meiner Welt. Und dann wurde er wegen irgendwelcher Dinge, die er durchmachte, unzuverlässig, sodass ich infrage stellte, ob ich wirklich sein Kind war, ob ich ihm wirklich wichtig war, und dann zersplitterte ich mich wieder.«

»Sie haben Ihren Platz in dieser Welt infrage gestellt? Also wer Sie waren?«

»Ja.« Ich sah Maria in die Augen. »Gott, ich habe mich selbst nie wirklich gekannt, nie wirklich gewusst, wer ich bin oder auch nur, wozu ich imstande bin. Jedes Mal, wenn ich es versucht habe, seit ich ein kleines Mädchen war, kam immer irgendjemand oder irgendetwas dazwischen und hat mich aus dem Gleis geworfen, mich zu Boden gestoßen, und dann lag ich da und hatte das Gefühl, nicht wieder aufstehen und nur damit umgehen zu können, indem ich mich zersplittere.«

»Aber Sie gehen damit um. Sie sind damit umgegangen«, versicherte sie mir. »Manchmal, wenn Sie zu Boden gestoßen werden und das Gefühl haben, nicht wieder aufstehen zu können, brauchen Sie Hilfe. Sie brauchen jemanden oder etwas, um Ihnen zu helfen, aufzustehen und weiterzumachen.«

»Selbst das Zersplittern?«

Maria nickte.

Ich war nicht überzeugt. »Aber die meiste Zeit meines Lebens waren das Drogen.«

»Und was ist mit Leo?«

»Na ja, das ist doch klar – natürlich Leo. Ich meine, ich denke oft, ich wäre heute nicht hier, wenn er nicht wäre. Als ich in der Zeit meines Zusammenbruchs oft an Selbstmord dachte, war es immer der Gedanke an ihn, der mich davon abhielt, mir die Rasierklingen ins Fleisch zu schneiden.«

Im Zimmer wurde es still. Ich holte einmal tief Luft und wischte die frischen Tränen fort.

»Oh Gott«, schluchzte ich. »Was, wenn er nicht hier wäre? Dann wäre ich inzwischen tot.«

»Aber er ist hier«, sagte sie leise. »Und Sie sind noch immer hier, und das ist im Moment das Einzige, was zählt. Aber was ist mit Ihnen? Oder auch nur dem Kind oder der Jugendlichen in Ihnen? Haben sie Ihnen geholfen? Haben sie Ihnen wieder hochgeholfen, als Sie zu Boden gestoßen wurden und das Gefühl hatten, nicht mehr weiterzukönnen?«

Ich dachte einen Moment darüber nach. »Ja, ich glaube, das haben die beiden.«

»Nicht *die beiden*. Sie, Naomi! Die beiden waren Sie, und Sie sind die beiden, das heißt, unterm Strich waren Sie es, die Sie bei der Stange gehalten hat; Sie waren es die ganze Zeit, die wusste, wer Sie wirklich sind und wozu Sie wirklich imstande sind, denn Sie waren es, die sich selbst hochgeholfen und weitergemacht hat.«

Ich brauchte eine Minute, um es zu aufzunehmen, aber dann verstand ich schließlich, was sie sagte. Ich *war* es. Ich hatte überlebt. Ich war noch immer am Leben, ich atmete und aß und schlief und lachte und weinte noch immer. Ich lebte noch immer, und ich war noch immer für Leo da, und ich war es, die das getan hatte, und das war das Einzige, was zählte. Ich hatte keinen Grund, darüber nachzugrübeln, dass ich »fast« ausgecheckt hätte. Ich musste mich darauf konzentrieren, dass ich es nicht getan hatte.

Seit ich zurückgekommen war, seit Ägypten, hatten mir die Tagebücher und Kurzgeschichten, die ich geschrieben hatte, Paris und jetzt die Therapie allesamt gezeigt, dass ich die meiste Zeit meines Lebens mit der »Stimme« gelebt hatte.

»Der Stimme?«, fragte mich Maria in einer Sitzung, in der ich einen besonderen Durchbruch erzielte.

Ich nickte. »Ja, und nur um sicher zu sein, habe ich mich bei all meinen Freundinnen umgehört, und manche von ihnen haben nie irgendeine Art psychische Erkrankung erlebt, aber sie haben alle Ja gesagt.«

»Ja wozu, Naomi?«

»Dazu, eine Stimme zu haben. Ich meine, ich weiß, das ist ein Tabuthema, niemand will über die Stimmen in seinem Kopf reden, aber …« Ich brach ab, und als Maria nichts sagte, fügte ich hinzu: »Verdammt, ich werde es jetzt tun, ich muss es tun.«

»Nur zu«, ermutigte sie mich.

»Ich muss diese Stimme in meinem Kopf freilegen, die ich habe, seit ich mich erinnern kann, und die mir immer wieder sagt, dass ich nicht gut genug bin, wissen Sie? Sie sagt mir, dass ich es nicht tun kann, dass ich es nicht tun können werde und dass ich, wenn ich es versuche, scheitern werde. Sie sagt mir, dass ich nicht hübsch genug, groß genug, schlank genug oder talentiert genug bin. Sie sagt mir, dass ich schwach bin, wenn ich vor allem Kraft brauche; sie sagt mir, dass ich dumm bin, wenn ich Weisheit suche; sie sagt mir, dass ich keine Liebe verdient habe, wenn ich Liebe will.« Ich konnte spüren, wie ein starker Schwall von Emotionen an die Oberfläche aufstieg. Ich holte einmal tief Luft. »Sie hat mich an einen Ort der Angst gedrängt, sie hat mich an meiner verletzlichsten Stelle angegriffen, und sie war immer so unversöhnlich, wenn ich einen Fehler gemacht habe.«

Mein Körper begann unter der Wucht dieser Emotion zu pochen. Ich hielt einen Augenblick inne und dachte an all die Frauen, die so ziemlich dasselbe über die »Stimme« zu mir gesagt hatten. »Sie ist so mächtig«, ergänzte ich, während die Tränen immer stärker flossen.

In einem vertrauten, tröstlichen Akt reichte mir Maria die Schachtel Kleenex. Ich nahm mir daraus, putzte mir geräuschvoll die Nase und lächelte.

»Danke.«

»Mächtig inwiefern, Naomi?« Sie wollte, dass ich weiterredete.

»Na ja, ich nehme an, als ich geboren wurde, hatte ich um mich herum einen Raum, und dieser Raum war leer, und im Laufe der Jahre wurde dieser Raum einfach mit Zeug ausgefüllt.«

»Zeug?«

»Ja, einfach Zeug, wissen Sie, von meinen Eltern, Freunden, der Gesellschaft, meinem Umfeld …« Ich ratterte eine Liste herunter. »Aber irgendwann fing es an, dass mein Raum mit irgendwelchem Mist ausgefüllt wurde, grässlichem Zeug, das mir sagte, dass ich falsch war, und dieses Gefühl, falsch zu sein, hat mich bis ins Erwachsenenleben hinein verfolgt.«

Ich sah hinunter auf das grüne Top, das ich trug, und zupfte daran. »Ich hatte die falschen Kleider – sie waren nicht teuer genug. Ich hatte die falschen Haare – sie waren nicht glatt, blond, gelockt oder weich genug. Ich hatte den falschen Körper – meine Brüste waren zu klein oder meine Schenkel zu groß. Ich sprach nicht richtig, oder ich konnte nicht korrekt schreiben. Ich hatte die falsche Hautfarbe, das falsche Geschlecht, die falsche Klasse oder Kultur. Ich war nicht reich genug, schlau genug, clever genug …« Ich holte noch einmal tief Luft und dachte an all die Zeitschriften und Fernsehshows, die die jugendliche Nay in meiner Zukunft gesehen hatte, und wie sie sich dabei gefühlt hatte.

»Wissen Sie, was noch? Mir ist auch klar geworden, dass das Fernsehen meinen Raum ausgefüllt hat, dass Bücher meinen Raum ausgefüllt haben, dass Bilder aus Zeitschriften und Zeitungen meinen Raum ausgefüllt haben.«

Ich begann wieder zu weinen. »Fremde, die mich verletzt haben, Familienangehörige, die mich schikaniert haben. Chefs, die meine Arbeit nicht anerkannt haben, Freunde, die mich kleingemacht haben. Freundinnen, die über mich hergezogen haben. Das alles hat diesen Raum um mich herum ausgefüllt.«

»Und was hat das alles mit der ›Stimme‹ zu tun?«, fragte Maria sanft.

»Das ist alles wie ein Düngemittel; es hilft dieser grausamen Stimme zu wachsen. Dieser ganze Mist, mit dem sie meinem Raum füllt, verleiht ihr Macht. Es war kein Platz mehr dafür, wer ich wirklich war. Und so zerbrach ich in verschiedene Teile, und selbst wenn ich versucht habe, diese Teile zu finden und sie wieder zusammenzusetzen, kam mir die ›Stimme‹ dabei jedes Mal in die Quere.«

»Und was, falls überhaupt etwas, glauben Sie dagegen tun zu können?«

»Ich muss jetzt damit aufhören.«

»Mit der ›Stimme‹?«

»Nein, damit, ihr Nahrung zu geben. Ich muss aufpassen, womit ich meinen Raum ausfülle, und dafür sorgen, dass es kein Zeug ist, das der Stimme Nahrung gibt und ihr noch mehr Macht verleiht.«

»Was hoffen Sie dadurch zu erreichen?«

Ich hielt einen Moment inne und dachte über ihre Frage nach. Ich hatte nie wirklich darüber nachgedacht, was nötig war, außer die Leute, Orte und Dinge in meinem Leben zu ändern, die der »Stimme« halfen. Und dann ging es mir auf.

»Ich nehme an, wenn ich es tue, wenn ich den alten Mist endlich loswerde und meinen Raum mit Erlebnissen und Erfahrungen ausfülle, die gut für mich sind, die mir zeigen, dass ich gut genug bin, na ja, dann werde ich vielleicht meine eigene Stimme finden, die nur das will, was richtig für mich ist. Ja.« Lächelnd wischte ich mir das Gesicht mit noch einem Taschentuch ab. »Vielleicht wird meine Stimme mir zeigen, wer ich wirklich bin, und mir sagen, was ich brauche, um ein authentisches Leben zu führen, ein Leben mit einem geheilten Verstand.«

»Stellen Sie sich einen Moment vor, dass es so wäre – was würde sie zu Ihnen sagen?«

Ich hielt einen Moment inne und schloss die Augen, und dann konnte ich sie deutlich hören, eine Stimme, die sanft und leise und freundlich und voller Liebe zu mir war. Ich hörte zu.

»Sie würde mir sagen, dass ich stark und fähig und weise bin, und dass ich tief in mir weiß, wer ich bin und was ich brauche.«

»Und das ist?«

Ich schlug die Augen auf und lächelte Maria an. »Das muss ich noch herausfinden.«

15. Loslassen

Viele von uns laufen ihr Leben lang vor ihren Gefühlen davon, in dem falschen Glauben, dass sie den Schmerz nicht ertragen können.
Aber sie haben den Schmerz bereits ertragen.
Was sie nicht getan haben, ist, all das zu fühlen,
was sie jenseits des Schmerzes sind.
Sankt Bartholomäus

Ich verließ Marias Praxis voller Entschlossenheit, mein Leben zu ändern. Jetzt begriff ich, dass die Amnesie die Art war, auf die mein Verstand mir sagte, dass der Stress aufhören musste, und ich würde ihn nicht ignorieren. Ich musste weiter an meiner eigenen Rettung arbeiten. Ich musste auf die jugendliche Nay hören, anerkennen, was sie erlebt hatte, und die Veränderungen weiterführen, die sie begonnen hatte. Ich wollte kein Leben, das den Gedächtnisverlust noch länger begünstigte.

Als Erstes musste ich zugeben, dass es, wenn ich etwas Wichtiges begann und nicht zu Ende führte, einen negativen und lähmenden Effekt auf meine Psyche hatte; ich wusste, dass ich mein Psychologiestudium beenden musste. Dieses fehlende Gefühl eines Abschlusses hatte zu dem niedrigen Selbstwertgefühl beigetragen, das ich vor der Amnesie hatte. Ich kontaktierte meine Universität, um mich zu erkundigen, ob es zu spät für mich war, um meine letzten vier Prüfungen noch einmal zu machen. Sie waren sehr entgegenkommend und aufgrund meiner »Umstände« gewillt, mir noch eine Chance (meine allerletzte Chance) zu geben, um die Prüfungen zu machen. Ich machte mich an die Arbeit. Jetzt war Juli, und ich hatte bis September Zeit, um mich vorzubereiten, daher holte ich all meine alten Bücher und Studienunterlagen hervor und erstellte einen Lernplan. Durch die Arbeit an den Filmsets hatte ich mich offenbar an die Routine gewöhnt, zu einer vernünftigen Zeit zu Bett zu gehen, genügend Schlaf zu bekommen und mit Pausen den ganzen Tag über zu arbeiten.

Zu meiner Verblüffung stellte ich fest, dass es mir diesmal Spaß machte, den Stoff zu wiederholen, vor allem den über die abnormale Psychologie und das Gehirn und das Verhalten. Da ich jetzt Wissen aus erster Hand über die Amnesie hatte, hatte ich eine andere Sichtweise auf das Studium des Gedächtnisverlusts und neu gewonnenen Respekt vor dem Gehirn.

Während dieser intensiven Lernphase tauchte auf einmal eine Frau vor meiner Tür auf. Sie stellte sich als Rosalyn vor, meine neue psychologische Sozialarbeiterin. Rosalyn war groß, mit einer aufrechten Haltung und trug ihr rotblondes Haar in einem strengen Bob. Ihre schwarz umrandete Brille und ihr graues Kostüm trugen zu der orakelhaften Wolke bei, die sie umgab. Sie war ernst und präzise, und sie machte mir Angst. Die jugendliche Nay sagte, sie sei wie meine alte Lehrerin Mrs. O'Shea, die, wie man erkannte, wenn man sich wirklich hinsetzte und ihr zuhörte, eine richtig tolle Lehrerin war, von der man viel lernen konnte. Trotzdem, ich kannte Rosalyn nicht, daher entschied ich, ihr nicht zu vertrauen und genau aufzupassen, was ich sagte.

Ich wusste intuitiv, dass Rosalyn eine dieser Frauen war, die sich sowohl auf ihren Instinkt als auch auf ihr Fachwissen als Sozialarbeiterin verließen, und ich wusste, dass ich ihr nichts würde vormachen können. Und so entschied ich, auf meine typische widersprüchliche Art, stattdessen den

Schleier der Illusion über meine ganze Existenz zu hüllen und nervös dahinter hervorzuschauen, wie ein junges arabisches Mädchen, das vor dem autoritären Patriarchen hinter seinem Hidschab hervoräugt.

Rosalyn unterstützte mich in meinem Vorhaben, meine Prüfungen noch einmal zu machen, und befürwortete meine neue Routine. Aber es gab da noch eine Sache – mein dunkles und hässliches Geheimnis, das ich vor ihr auf keinen Fall preisgeben durfte. Ich rauchte wieder regelmäßig Gras. Ich rauchte nicht mehr so viel wie früher, aber trotzdem, ich verspürte noch immer das emotionale Bedürfnis, mich zu bekiffen. Natürlich wusste ich, dass das nicht zu dem psychologisch gesunden Lebensstil passte, den ich mir vorgenommen hatte. In der Vergangenheit hatte ich mehrmals aufgehört und für längere Zeit darauf verzichtet, im Allgemeinen dann, wenn ich am glücklichsten und zufriedensten war. Aber sobald eine Krise eintrat, mit der ich nicht umgehen konnte, griff ich prompt wieder zu den Joints, um die Emotion zu unterdrücken, bis sie sich auf irgendeine andere Weise äußerte. Aber ich wusste, dass ich mit einer sechzehn Jahre alten Gewohnheit nicht so leicht würde brechen können. Ich würde kämpfen, um mich treten und schreien müssen. Ich wollte aufhören, aber wie sollte ich das allein schaffen?

Ich wandte mich an Maria, die einzige Person, von der ich wusste, dass sie zuhören und mich nicht verurteilen würde. Zum ersten Mal in meinem therapeutischen Leben war ich aufrichtig gewillt, einen langen, strengen Blick auf mich zu werfen und die Veränderungen vorzunehmen, die nötig waren, um ein »besseres« Leben zu führen. Ich war froh, einen Raum zu haben – wenn auch nur für eine Stunde in der Woche –, in dem ich dasitzen und ich selbst sein und mit jemandem reden konnte, der mich nicht kannte, der keine emotionale Bindung zu meinem Leben hatte und nur das wusste, was ich jedes Mal, wenn ich auf diesem Stuhl saß, erzählte.

»Warum zerstört man eigentlich, wenn man Geheimnisse hütet, einen solch gewaltigen Teil der Person, die man ist?«, fragte ich sie während einer besonders schwierigen Sitzung.

»Können Sie das genauer ausführen?«, fragte Maria.

Ich nickte. »Mir ist eben klar geworden, dass ich die meisten meiner Probleme habe, weil ich Geheimnisse hüte.« Ich hielt einen Moment inne und dachte noch etwas länger darüber nach. »Ich meine, egal, was dir oder um dich herum passiert, du kannst niemandem sagen, was los ist, aus Angst vor dem, was dir selbst oder deinen Liebsten passieren wird.«

»Ist Ihnen das passiert?«

»Ja. Die Männer, die mich missbrauchten, als ich klein war, sagten mir, sie würden meine Mum und meine Schwester umbringen, wenn ich irgendjemandem erzähle, was passiert ist. Daher habe ich es nie jemandem erzählt.«

»Und wie fühlen Sie sich damit? Gab es noch andere Geheimnisse, die Sie hüten mussten?«, fragte mich Maria.

Ich nickte. »Damit fühle ich mich traurig, und auch wütend, aber so wütend, dass ich es überall hinausschreien will.« Ich dachte an Eve. »Na ja, die Landschaft des Alkoholismus sieht ungefähr genauso aus.«

»Was meinen Sie damit?«

»Wir haben die Fassade der gekünstelten, lächelnden Familie aufgesetzt, die das Geheimnis der Krankheit verbarg, die unsere Familie von innen heraus zerstörte.«

»Was glauben Sie, warum das so ist?«, fragte mich Maria sanft.

»Na ja, weil man Angst hat, dass Leute sich einmischen und das Geheimnis ans Licht kommt, aber jetzt weiß ich, dass ich, wenn ich ein authentisches Leben führen will, keine Angst mehr davor haben darf, diese schädlichen Geheimnisse zu offenbaren, und sie herauslassen muss. Ich bin kein Kind mehr; ich bin eine Erwachsene, und ich fühle mich, als ob ich mit meinem eigenen selbstzerstörerischen Selbst gemeinsame Sache mache.«

Maria fragte mich, ob ich noch irgendwelche anderen Geheimnisse hätte, die ich ihr erzählen wollte. So war es, und ich erzählte ihr, ich hätte trotz allem noch immer das Bedürfnis, mich zu bekiffen. Ich erklärte ihr, dass es die Panik besänftigte, die Angst linderte und dazu führte, dass ich, anstatt nicht zurechtzukommen, dachte: *Alles passiert aus einem Grund; entspann dich, und eines Tages wird alles klar werden.*

Ich musste wissen, ob ich das auch auf natürlichem Wege, ohne Drogen, tun konnte. Ich musste herausfinden, wie ich ohne die Hilfe einer verbotenen Substanz so denken konnte.

Maria schlug mir vor, es Rosalyn zu sagen. Ich brach in Tränen aus und hielt mir die Hände vors Gesicht.

»Naomi, was glauben Sie, wird passieren, wenn Sie es ihr sagen?« Maria beugte sich auf ihrem Stuhl leicht vor.

Mein Herz hämmerte, während ich mich zwang, ihr genau in die Augen zu sehen. »Ich glaube, sie wird mir Leo wegnehmen.«

»Weil Sie Gras rauchen?«, fragte sie mit amüsierter Besorgnis.

»Wegen allem.« Neue Tränen kullerten über meine ohnehin schon nassen Wangen. Noch während ich es sagte, wusste ich, dass es lächerlich klang, aber meine Angst war aufrichtig.

Marias Frage hatte mir geholfen, meine Situation so zu sehen, wie sie war: Ich war eine meditierende, Tagebuch schreibende Frau, die jeden Abend draußen im Garten ein, zwei

Joints rauchte – natürlich nur, wenn Leo fest schlief. Ich war keine harte Drogenabhängige, die ihre ganzen Möbel verkauft hatte und ihr Kind vernachlässigte. Maria versicherte mir, dass Leo nicht in Gefahr war und man ihn mir nicht wegnehmen würde. Das Beste, was ich für mich tun könnte, sagte sie, sei es, Rosalyn zu sagen, dass ich noch immer Gras rauchte.

In diesem Augenblick gab ich mich der Hilfe hin, die mir angeboten wurde. Und ich fühlte mich befreit genug, um für den Rest der Sitzung die Gründe zu erforschen, warum ich überhaupt erst angefangen hatte, Gras zu rauchen.

Nach meinem Selbstmordversuch war ich zu Art nach Liverpool gezogen. Ich war sechzehn, in einer fremden Stadt, auf der schwierigen Suche nach einem Job, ohne Freunde und ohne Richtung. Dann lernte ich Angel kennen, eine kleine, blond gelockte Fünfzehnjährige, die in der Nähe meiner Tante Mae lebte. Angels Mum war mit Tante Mae gut befreundet, und ich lernte die beiden eines Abends kennen, als ich dort war. Angel hatte die Schule nicht abgeschlossen und ernste Probleme mit ihrer Mum. Vielleicht dachte ihre Mum, ich wäre ein guter Einfluss, und als ich mich mit Art nicht verstand, ließ sie mich eine Zeit lang bei ihnen wohnen. Wenn der Freund ihrer Mum dort übernachtete, warteten wir, bis sie eingeschlafen waren, und dann stahlen Angel und ich uns durch das Fenster im Wohnzimmer hinaus und in die schlechte Gegend der Stadt, um mit den jungen Drogendealern an der Straßenecke zu flirten und um einen Fünf-Pfund-Beutel Gras zu feilschen.

Für jemanden, der Trinken hasste, war der erste Beutel, den ich bekam, »in Brandy getränktes und dann bei optimaler Zimmertemperatur getrocknetes Gras für einen milden Rauchgenuss« (der Typ war der Donald Trump der Drogenstraße und ein erfolgreicher Verkäufer). Als ich meinen allerersten Joint rauchte, fühlte ich einen Rausch wie noch nie zuvor, warm und verschwommen und süß, und ich verbrachte die nächsten sechzehn Jahre damit, nach genau demselben Rausch zu suchen. Natürlich fand ich ihn nie.

Mit Marias Hilfe konnte ich erkennen, dass unser Bedürfnis, dieses gespielte kriminelle Verhalten an den Tag zu legen, in all den Jahren für uns beide die einzige Möglichkeit war, unsere unsichere Umgebung und unser instabiles Leben unter Kontrolle zu bekommen. Dass ich meine Familie, so dysfunktional sie auch war, vermisste, schuf eine emotionale Leere, die ich durch die Akzeptanz Gleichaltriger auszufüllen versuchte. In diesem Fall waren das eine Jugendliche, die Probleme mit ihrer Mum hatte, und die Drogendealer an der Ecke.

Jetzt wollte – brauchte – ich Absolution, Gnade, Vergebung, weil ich so schwach war, weil ich zu Drogen griff, wenn mir alles im Leben zu viel wurde, und weil ich nicht »normal« genug war, um mit den Höhen und Tiefen des Lebens so umzugehen wie alle anderen. Es Rosalyn zu sagen schien mir, als wäre ich eine fromme Katholikin, die darauf wartete, in den Beichtstuhl zu gehen, um von ihrem hartgesottenen Priester die Lossprechung von ihren Sünden zu erflehen …

Zu meiner Verblüffung und großen Erleichterung war Rosalyn fantastisch. Sie verurteilte mich nicht und tadelte mich nicht. Stattdessen gab sie zu, sie hätte sich selbst schon gedacht, dass irgendetwas mit mir nicht stimmte, und den Verdacht gehabt, ich hätte wieder angefangen, Gras zu rauchen. Sie nahm ihren Terminkalender, schrieb eine Nummer der örtlichen Drogenberatungsstelle auf und riss die Seite für mich heraus. Sie sagte, sie würde mich an einen Fallbetreuer weiterleiten, damit ich in ihr Zwölf-Schritte-Programm aufgenommen werden und die Hilfe bekommen konnte, die ich brauchte.

Ich hatte mich noch nie so erleichtert gefühlt. Es schien, als wäre ein schweres Gewicht von mir abgefallen, und als könnte ich endlich all die Jahre loslassen, in denen ich Drogen genommen hatte. Den ständigen Kampf der Widersprüche endlich aufzugeben, fühlte sich wie eine Erlösung an. Und das seltsamerweise erst recht, weil Rosalyn jemand war, der mich nicht kannte, aber auf meiner Seite war. Sie war hier, um mir vorübergehende Unterstützung anzubieten. Und als sie mir versicherte, sie hätte absolut nicht die Absicht, mir mein Kind wegzunehmen, war ich so erleichtert, dass ich sie umarmte.

Mehrere Tage später kontaktierte mich eine Frau namens Anna vom Zwölf-Schritte-Programm und vereinbarte mit mir einen Termin bei ihr für die darauffolgende Woche. Ich war nervös und sogar ein wenig skeptisch, aber ich zwang mich, hinzugehen.

Anna war eine kleine, rundliche Frau mit rosigen Wangen und einem buttergelben Lockenschopf, der auf ihrem Kopf in alle Richtungen abstand und mich an die spiralförmigen Schleifen erinnerte, die man auf Geburtstagsgeschenken findet. Sie hatte einen starken Boltoner Akzent und kicherte nach jedem Satz leicht, als wäre es, wenn man das Wort »the« gegen den Buchstaben T tauschte, ein Dialektwitz, in den ich nicht eingeweiht war.

Nach unserem ersten Treffen war mir klar: Anna war eine aufrichtig glückliche Person. Sie spielte es nicht vor; es war keine Schau. Sie hatte ein sonniges Gemüt, was in Manchester (bei dem ganzen Regen) selten war. Im Allgemeinen begegnete ich glücklichen Leuten mit Vorsicht; ich traute ihnen nicht. Ich glaubte, dass es viel zu viel Energie erforderte, ständig glücklich zu sein, und dass irgendwo unter alldem ein Häuflein Elend war, das nur auf den richtigen Augenblick wartete, um sich auf dich zu stürzen und dich mit jahrelang unterdrückter Wut und latenter Feindseligkeit zu verschlingen. Aber Anna stellte diese Überzeugung infrage; und das Beste an ihr war, dass ihr Lebensschwung in keiner Weise herablassend war, weil ich dieses Gefühl hatte, und dass sie genau wusste, was ich durchmachte. Ich konnte mir zwar nicht vorstellen, dass Anna eine Frau war, mit der man Pferde stehlen konnte, aber ich kannte diesen Blick. Es war mitfühlendes Verständnis, gepaart mit einem friedlichen Lächeln und stiller Freude. Das hatte ich bei mir selbst nie gesehen. Ich sah es bei Anna, und ich wollte es nicht nur kennen, sondern selbst besitzen.

Sie ging die Beratungsangebote und wie sie mir am besten helfen könnten mit mir durch. Ich dachte, wir würden die Gründe erforschen müssen, warum ich überhaupt erst angefangen hatte, Gras zu rauchen, wie ich es bei Maria getan hatte, und wie das zu Speed, LSD, Ecstasy und Kokain geführt hatte. Aber so wichtig meine Drogenvergangenheit auch war, brachte Anna das Gespräch doch immer wieder aufs Hier und Jetzt zurück, und darauf, was wir tun könnten, um mich vom Rauchen abzuhalten. Das Bedürfnis, Koks zu schnupfen oder eine Handvoll Speed einzuwerfen, war nicht mehr stark, aber als Erstes, sagte sie mir, müsse ich nach Hause gehen, weiterhin rauchen und meine gewohnte Routine von ein, zwei Joints am Abend beibehalten. Nur dass ich diesmal aufschreiben musste, wann genau ich anfing, einen Joint rauchen zu wollen, und wie ich mich fühlte, bevor ich es tat. Danach sollte ich aufschreiben, wie ich mich fühlte, während ich bekifft war, und schließlich, wie ich mich fühlte und was ich dachte, sobald die Wirkung nachgelassen hatte.

Das tat ich über mehrere Tage hinweg, und dann begann ich ein Muster zu sehen. Das »Negativer-innerer-Dialog-erzeugt-Angst-und-führt-zu-Panik«-Muster. Es schlug zu einer bestimmten Tageszeit – gegen vier Uhr nachmittags – zu, und ich begann unerklärlicherweise ängstlich zu werden. Diese Angst saß dann wie ein kleines Wollknäuel in meiner Magengrube, und bis Leo im Bett war, war ich so angespannt von dem Versuch zu verhindern, dass dieses Knäuel sich entwirrte, dass ich in Panik ausbrach und irgendetwas brauchte, um es zu vertreiben. Wenn ich zu erkennen versuchte, woher das Knäuel kam, wurde ich von entsetzlicher Furcht ergriffen, und das Einzige, was die Macht besaß, sie so weit wie möglich zu verdrängen, war ein Joint. Solange seine Wirkung anhielt, fühlte ich mich ruhig und entspannt, und die Angst legte sich. Sobald die Wirkung nachließ, kehrte die Panik wieder, und ich rauchte noch einen Joint. Und so setzte sich der Kreislauf immer weiter fort.

Nachdem ich dieses Muster etwa zwei Wochen lang aufgeschrieben hatte, erkannte ich, dass ich mich gar nicht mit dem Problem befasste, das mich dazu gebracht hatte, überhaupt erst mit dem Kiffen anzufangen. Ich betäubte das Gefühl nur, stellte es ruhig, bis es aufhörte. Ich musste mich konkret damit auseinandersetzen. Aber das war leichter gesagt als getan, und nachdem ich ein paar Abende lang meine Gefühle beobachtet hatte, bevor ich das Ritual des Rauchens ausübte, ohne die Angst zu verstehen, wandte ich mich schließlich an die jugendliche Nay, die von ihrem Zimmer im Haus meines Verstandes aus schweigend zusah.

Ich: *Was soll ich machen? Ich bin ein nervliches Wrack.*

Sie: *Erinnerst du dich noch, wie die Stimmung zu Hause oft so angespannt war oder wir Stress in der Schule hatten?*

Ich: *Ja.*

Sie: *Und was haben wir dann gemacht?*

Ich: *Ähm …*

Sie: *Wir sind spazieren gegangen.*

Es war eine ganz einfache Sache, aber der Gedanke verblüffte mich dennoch, denn er war mir bis jetzt noch gar nicht gekommen. Körperliche Bewegung war für mich immer eine Möglichkeit gewesen, um abzunehmen oder gesund zu bleiben, aber nie, um mich mit meinen Emotionen zu befassen.

Sie: *Geh spazieren, Mädchen! Oh, und eine Sache noch, erwachsene Naomi, ich weiß, es ist alles rührseliger Kitsch, aber … danke und, irgendwie liebe ich dich.*

Ich: *Irgendwie liebe ich dich auch, jugendliche Nay, und nein, danke.*

Und so begann ich spazieren zu gehen. Etwa eine Stunde nachdem Leo eingeschlafen war, verließ ich das Haus und ging in meiner Straße auf und ab. Manchmal dachte ich dabei an die jugendliche Nay, manchmal hörte ich Musik, aber was am wichtigsten war, ich dachte nicht daran, mich zu bekiffen. Die ersten paar Male rauchte ich nach dem Spazierengehen noch einen Joint, aber ich fühlte mich gut, da ich es hinausgezögert hatte und daher weniger rauchte. Außerdem spürte ich, dass die Gefühle von Angst und nervöser Anspannung allmählich nachließen, und nach einem anstrengenden Spaziergang fühlte ich mich erfrischt und kräftig. Mein Kopf war klarer, und eines Abends erkannte ich die Quelle der negativen Gedanken.

Es ging im Grunde darum, sich geborgen zu fühlen. Der Schlüssel zur Entspanntheit, sobald ich allein war, bestand darin, Gefühle von Geborgenheit und Stabilität zu schaffen, die mir wiederum ein Gefühl von Sicherheit gaben. Als Kind so oft umzuziehen, nachts mit einem Missbrauch zu rechnen, das Fehlen verlässlicher emotionaler Bindungen, all das erzeugte eine ständige zugrunde liegende Anspannung, die sich als Unfähigkeit, mich geborgen zu fühlen, äußerte. Ich hatte mich nie wirklich sicher gefühlt.

Diese »Erkenntnis der Bewegung« zeigte mir ein Leben auf, in dem ich die negativen Emotionen unter Kontrolle bekommen und einen Weg finden konnte, um diese schwer erreichbaren Gefühle natürlichen Wohlbefindens zu erzeugen.

Ohne mich zu bekiffen! Ein zusätzlicher Bonus!

Ich erzählte Anna davon, und die Schritte danach ermunterten mich, weitere Aktivitäten – neben dem Spazierengehen – zu finden, die ich unternehmen könnte, um mich ebenso gut zu fühlen. Ich stellte fest, dass nicht nur das Schreiben, sondern auch Stricken meine Finger beschäftigte, und für Leo, Katie und ihre Kinder Kuchen zu backen war therapeutisch. Wenn ich abends die Kuchen auslieferte, kam ich aus dem Haus, und das Lächeln in den Gesichtern ihrer Kinder, wenn sie in meine Schokoladen-Fudge-Brownies bissen, trug zu einem langsam wachsenden Selbstwertgefühl bei. Ich musste keine Dinge finden, die ich an mir mochte; ich musste mich nur erinnern, was an mir ohnehin schon toll war. Das Leben wurde zu einer ernsthaften Suche nach stimmungshebenden Aktivitäten.

Und dann wurde ich zu einem Ort namens Oddfellows House geschickt, einem kleinen roten Backsteinbau mit einem Parkplatz dahinter, das von der Drogenberatungsstelle als Treffpunkt genutzt wurde. Dort versuchten alle möglichen Leute, einen Weg aus einem ganzen Haufen Schmerzen zu finden. Diese Leute waren ehemalige Heroinabhängige, Crackraucher, Amphetaminschlucker und noch ein paar Alkoholiker. Die meisten waren Männer, ein paar waren Frauen, und jeden Freitagvormittag aßen wir Toast, tranken Tee und redeten darüber, wie es war, von der jeweiligen Droge unserer Wahl loszukommen, und was wir taten, um nicht rückfällig zu werden. Einen Teil des Vormittags verbrachten wir um einen großen Tisch versammelt, mit Akupunkturnadeln in den Ohren (um das Verlangen zu unterdrücken). Wir sahen aus wie eine Art Mischform von Außerirdischen, mit Metallohren, weit aufgerissenen Augen und zahnlosen Mündern (die älteren Drogenabhängigen), während wir zu ergründen versuchten, ob das komische Kribbeln in unseren Ohren tatsächlich gefangene Energie war, die sich freisetzte, oder nur Wachs, das verrutschte. Danach gab es kostenlos wahlweise entweder eine Massage oder Reiki, wozu unter anderem gehört, dass jemand die Hände auf dich legt, um heilende Energie in deinen Körper zu übertragen.

An manchen Freitagen nahm ich an den Gesprächen teil; an anderen wiederholte ich meinen Stoff für die Universität und hörte anderen beim Reden zu, während ich über den Verstand und das Verhalten las.

Jimmy stieß etwa drei Wochen nach mir zu den Sitzungen. Anfangs sagte er nicht viel, daher fiel er mir kaum auf. Er war groß, so groß, dass er sich im Türrahmen bücken musste, hager und hochgeschossen. Er hatte kurz rasiertes, hellblondes Haar und eine bleiche Gesichtsfarbe, und wenn er sprach, lispelte er leicht, da ihm zwei Schneidezähne fehlten.

Ich bemerkte ihn an dem Tag, an dem ein paar von uns schweigend um den Tisch versammelt saßen, während der Gruppenleiter (ich gab ihm den Spitznamen Akupunktur-Typ) langsam von einem zum anderen ging und uns die kleinen Kupfernadeln aus den Ohren nahm. Die Atmosphäre im Raum war absolut entspannt, fast narkoleptisch. Leise Musik lief im Hintergrund, und mein Gehirn fühlte sich an, als würde es sich am liebsten zusammenrollen und einschlafen. Einer der Männer, Joe, ein genesender Alkoholiker, brach das Schweigen. Er begann über Schmerz zu reden – den Schmerz, den er von den Nadeln verspürte, und den Schmerz, den er jetzt verspürte, weil er nicht trank.

»Er ist irgendwie da, wisst ihr?« Er sah in unsere Tischrunde. »Und irgendwie, na ja, weiß ich nicht, was ich mit ihm machen soll. Ich will ihn herauslassen, aber ich weiß nicht, wie. Ohne dass es … ihr wisst schon, irgendwie richtig wehtut. Ohne dass er mich umbringt.«

Wir alle nickten; wir alle verstanden, wovon er redete. Schmerz und was man mit ihm machen soll, wie man ihn ausdrücken soll, wie man mit ihm umgehen soll, wie man ihn bewältigen soll.

Die Stimmung war ernst, und dann meldete sich Jimmy zu Wort. Er schüttelte den Kopf und sagte mit einem breiten Lancashire-Akzent: »Ich weiß, was du meinst, Kumpel; es ist, als ob du versuchst, im Nebel Rotz zu flechten.«

Ich war die Erste, die schallend auflachte. Er sah mich an, im ersten Moment verwirrt, und dann umspielte ein Lächeln einen seiner Mundwinkel, und er begann zu kichern.

Joe begann ebenfalls zu lachen, und dann folgten alle anderen, und der Raum war erfüllt von Gelächter.

Selbst die breiten Schultern des Akupunktur-Typen bewegten sich im Rhythmus zu seinem stillen Lachen auf und ab.

Sobald wir uns beruhigt hatten, erzählte uns der Akupunktur-Typ von organisierten Gruppenwanderungen in den Pennines-Bergen, an denen wir teilnehmen könnten.

Aber dieses Lachen hatte mich dazu gebracht, über emotionalen Schmerz nachzudenken. Wir alle hatten gelacht, aber warum fiel es uns eigentlich so schwer, damit umzugehen? Ich hatte ein über neun Pfund schweres Baby zur Welt gebracht, ohne Drogen. Meine physische Schmerzgrenze war hoch, warum galt dasselbe dann nicht für meinen emotionalen Schmerz?

Das war der Moment, als ich jeden Einzelnen der Männer und Frauen, die um den Tisch saßen, der Reihe nach ansah. Wir waren alle so verschieden – nach dem Alter, dem Geschlecht, sogar nach der Hautfarbe –, aber eines war uns allen gemeinsam: unser Kampf gegen den Schmerz, und wie wir mit der Energie der Verletzung umgehen sollten, bevor sie richtig schmerzhaft wurde, bevor die Energie sich bewegte und uns zu zerstören drohte.

In diesem Augenblick erkannte ich, dass das »E« in Emotion Energie war und die »Motion« die Bewegung dieser Energie war. Wenn sie schmerzlich war, dann war es meine natürliche Reaktion, sie hinauszudrücken; so wie früher, wenn ich mir als Kind einen Splitter einzog und die Erwachsenen mir immer sagten, ich solle ihn drinnen lassen, da mein Körper letztendlich all die nötigen Ressourcen aufbringen würde, um ihn hinauszudrücken. Aber bei der Emotion musste irgendwann in unserem Leben irgendetwas passiert sein, was uns sagte, dass wir der Bewegung Widerstand leisten und stattdessen das Gegenteil tun und sie zurückschieben sollten. Das war der Moment, in dem wir unruhig, ängstlich und panisch wurden, weil wir nicht wussten, was wir damit machen sollten. Daher schoben wir sie zurück und drückten sie nach unten und versuchten sie wieder dorthin zu drängen, woher sie gekommen war: zu ihrem Ursprung. Nur dass die Kraft der Energie so mächtig und so stark war, dass, sobald sie sich zu bewegen begann, keine Kraft in uns stark genug war, um sie für immer unten zu halten.

Während ich in unsere Tischrunde sah, erkannte ich, dass

alles – egal, ob es ein Überfall, ein Tod, eine Vergewaltigung, Prügel, Missbrauch oder Folter war – zu einem einzigen Gedanken führte, einer einzigen negativen Überzeugung von uns selbst, an einen Ort gedrängt, an dem ihr keine andere Wahl blieb, als sich zu krümmen und in sich zusammenzuklappen und einen Druck zu erzeugen, der sich letztendlich bewegen musste. E-motion, Energie in Bewegung. Unser Widerstand gegen diese Bewegung erzeugte den Schmerz, und wir griffen wieder nach irgendetwas – einem Joint, einer Pfeife, einem Drink, einer Nadel –, um ihn dorthin zurückzudrängen, wo er wieder in sich zusammenklappte. Ein ständiges Übereinanderhäufen, Gedanke über Gedanke, Gefühl über Gefühl, immer höher und immer wieder hinuntergedrückt. Wir führten einen Kampf, einen Kampf des Widerstands; und die Droge unserer Wahl war die Waffe.

Das Oddfellows House war für diejenigen, die müde vom Kämpfen und zu dem Schluss gekommen waren, dass der Kampf nicht mehr das Richtige für sie war. Irgendetwas in uns war mit der Idee aufgewacht, wir könnten einen Weg finden, irgendeine Antwort auf den Schmerz. Dass es, wenn wir uns auf ihn zu und durch ihn hindurch bewegten und ihn hinausließen, irgendwie besser für uns sein würde, als uns gegen ihn zu stemmen und von ihm fort zu bewegen und ihn in uns zu lassen. Schließlich war es Energie, und wenn wir diesen Punkt erreichten, den Beginn, bevor sich diese Energie bewegte und zu Emotion wurde, war etwas in uns, tief in uns vergraben, das tatsächlich mit dem Schmerz umgehen konnte.

Wir im Oddfellows House waren nicht im Reinen mit unserem wahren Selbst, dem Teil von uns, der allein uns ein wahrhaftiges Leben ermöglichen würde. Die Stimme, die die jugendliche Nay in Ägypten gesucht hatte, war die Quelle meines wahren Selbst, der Ursprung meiner Lebensenergie. Sie musste sie finden und sie mir zeigen, damit ich meinen Sinn im Leben verstand: Wer ich vor dem Schmerz bin, was mit mir passiert, während ich den Schmerz durchmache, aber vor allem, wer ich nach dem Schmerz werde.

Nach der Gesprächsrunde hatte ich mich im Lesesaal des Oddfellows House mit einer Zeitung zurückgezogen, als sich plötzlich Jimmy zu mir gesellte. Als ich von meiner Zeitung aufblickte, sah ich, dass er sich die Hand rieb; sie war leicht gerötet. Er sah, dass ich ihn ansah, und ich lächelte ihm freundlich zu.

»Ich wollte euch vorhin nicht zum Lachen bringen, weißt du. Ich habe das alles ernst gemeint, und dann stehe ich auf einmal da wie euer verdammter Clown.«

»Nein, schon gut. Manchmal tut es uns allen gut, zu lachen«, versicherte ich ihm.

Er rieb sich wieder die Hand.

»Hast du dich an der Hand verletzt?« Ich nahm an, dass er sie sich verletzt hatte, als er nach einer brauchbaren Vene suchte, um sich seinen täglichen Schuss zu setzen.

»Mein Kind hat mich gebissen.« Seine Miene hellte sich auf.

»Was? Oh, wow! Na, das ist aber ein kleiner Frechdachs, oder?« Warum freute er sich so darüber?

Er schüttelte lachend den Kopf. »Nein, das war meine eigene Schuld. Ich habe ihn damit aufgezogen, dass er eine Kotspur in seinen Boxershorts hat, und dann hat er mich gebissen, und ich sage, was soll das denn? Jetzt habe ich deinen Gebissabdruck auf mir, und er sagt, das ist deine Kinderspur.«

Ich weiß nicht, warum ich diesen Typen so witzig fand, aber ich tat es, und ich schüttelte mich wieder vor Lachen.

Jimmy lachte mit mir zusammen. Dann redeten wir darüber, was es bedeutete, ein alleinerziehender Elternteil zu sein. Er war stolzer Vater eines achtjährigen Mädchens und eines sechsjährigen Witzboldes als Sohn. Ihre Mutter, selbst heroinabhängig, war mit seinem Freund nach Folkestone durchgebrannt. Jimmys Kinder lebten in Pflegestellen, aber er und seine Mutter hatten es geschafft, ein befristetes Sorgerecht für sie zu bekommen, unter der Bedingung, dass er clean wurde und endgültig mit dem Heroin aufhörte, was der Grund war, weshalb er im Oddfellows House war. Bis wir zu Ende geplaudert hatten, war ich überzeugt, dass er seine Berufung als Stand-up-Comedian einfach noch nicht gefunden hatte.

Auf dem Nachhauseweg dachte ich weiter über den Schmerz nach. Jimmy hatte die meiste Zeit seines Lebens Opiate genommen, um sich vor seinem Schmerz zu verstecken. Aber als er wusste, dass nur noch er übrig war, um sich um seine Kinder zu kümmern, entschied er endlich, dass der Schmerz, sie zu verlieren, viel größer sein würde als der Schmerz, den er jetzt empfand.

Fahles, blasses Pferd im Vergleich.

Trotzdem, apokalyptische Reiter einmal beiseitegelassen, ich erkannte, dass Jimmy und ich uns im Grunde nicht unterschieden; wir führten ein unterschiedliches Leben und hatten unterschiedliche Stürme überstanden, aber wir waren beide auf derselben Suche. Jeder von uns musste sich ändern, und wir waren beide im Oddfellows House, weil der Schmerz, so zu bleiben, wie wir waren, noch größer war als der Schmerz, sich zu ändern.

All diese Gedanken wirbelten mir durch den Kopf, als ich nach Hause kam, und ich entschied, so viel wie möglich über Schmerz zu recherchieren. Ich fand eine Unmenge an Informationen, aber eine Sache ließ mich unvermittelt innehalten.

Es war ein Videoclip mit den aufgezeichneten Geräuschen einer Pflanze, die aus einem Samen durch das Erdreich wuchs, um an die Luft darüber zu gelangen. Die Aufnahme klang wie ein Schreien. Das Wachstum dieser Pflanze, die Anstrengung, mit der sie sich gegen die Erde zur Luft und zur Sonne darüber drückte, wo sie blühen könnte, war schmerzlich. Dieser Schmerz wurde durch nichts anderes als Widerstand verursacht, der gegen etwas so Starkes und Mächtiges wie die Erde drückte, und doch fand dieser kleine Keimling einen Weg.

Ich dachte daran, wie Jimmy und ich selbst nach alldem, was wir durchgemacht hatten, noch immer lachen konnten, noch immer Humor im Alltag finden konnten. Und dann begriff ich es: Mein Schmerz war transient, das hieß, er hielt nicht dauerhaft an. Er war vorübergehend, hatte stets einen Anfang, eine Mitte und ein Ende. Ich erkannte, dass ich dieses Wissen als Kraft nutzen konnte, um mich durch die Erfahrung des Schmerzes hindurchzubringen, um es ihm zu gestatten, herauszukommen, anstatt ihn zurückzudrängen. Wenn ich das tat, dann würde ich mich eines Tages vielleicht auf der anderen Seite von ihm wiederfinden.

Jimmy und ich waren die Samen, die wachsenden Blumen; Ereignisse hießen, dass wir auf unterschiedliche Weise wuchsen, aber wir wuchsen dennoch, nur um denselben Ort zu erreichen. Wer wir wirklich waren und wohin wir unter der Sonne gehörten.

Unter Rauchern und Trinkern aufzuwachsen war für mich ein normaler Bestandteil des Alltagslebens, aber es hieß auch, dass Gesundheit bei mir nie im Vordergrund stand. Sport trieb ich ausschließlich in der Schule, und selbst da ließ ich nichts unversucht, um mich vor dem Sportunterricht zu drücken, steckte mir regelmäßig die Finger in den Hals und erklärte Mrs. Dixon of Dock Green (sie war groß und sah aus wie eine Polizistin), ich hätte vier Wochen im Monat meine Periode. Die jugendliche Nay erinnerte mich daran in einem ihrer Tagebucheinträge, als sie anfing, Sport zu treiben. Ich erkannte bald nach der Amnesie, dass ich mich, wenn ich mich um meine geistige Gesundheit kümmern wollte, irgendwann auch um meine körperliche Gesundheit sorgen musste. Vor allem um mein Gehirn, das natürlich alles kontrollierte, was mein Körper tat.

Zum ersten Mal in meinem Leben hieß »persönliche Trainer suchen« nicht, dass ich mir ein Paar maßgefertigte Adidas-Turnschuhe kaufte, die meinen riesigen Größe-43-Füßen passten. Nein, es hieß, dass ich Gary, den »ultimativen Fitnessexperten«, im Internet fand. Er war groß und gut aussehend, und er hatte die strahlendsten blauen Augen und eine erfrischend nüchterne Einstellung gegenüber der Gesundheit, gepaart mit einem freundlichen und verständnisvollen Wesen. Er war ein ehemaliger Athlet und ein fantastischer Trainer. Ich hatte nie jemanden getroffen, der mit dem Kiffen aufgehört und tatsächlich zugenommen hatte, aber ich selbst hatte es geschafft, daher schickte Gary mich zu einem Ernährungsberater und stellte einen gesunden Ernährungs- und Trainingsplan für mich auf die Beine. Offenbar war ich stark dehydriert und hatte eine sehr geringe Lungenkapazität, was, zusammen mit dem Übergewicht, vorübergehende Übel waren, die man in den Griff bekommen konnte, und er sagte mir, wenn ich das Engagement, die Zeit und die Energie aufbrachte, dann könnte ich meine gesundheitlichen Ziele erreichen.

Im Laufe unserer Zeit im Fitnessstudio wurde Gary auch zu einer Art Therapeut, und ich erzählte ihm, dass ich mit dem Kiffen aufhörte und eine Therapie machte, um meine Probleme aufzuarbeiten. Und was noch wichtiger war, ich erzählte ihm, wie ich mein Gedächtnis verloren hatte und wieder fünfzehn Jahre alt gewesen war, wie sich mein Leben als kolossale Enttäuschung für die jugendliche Nay herausgestellt hatte und dass ich mein Versprechen einlösen musste, mein Leben zu ändern. Er hörte aufmerksam zu und versicherte mir dann, er würde alles tun, was in seiner Macht stand, um mir zu helfen, dieses Versprechen einzulösen.

Während einer Trainingsstunde, etwa einen Monat nach Beginn meines Trainings, sagte er etwas zu mir, das so einfach war, aber dennoch die Art und Weise änderte, auf die ich meinen Verstand und seine Funktionsweise sah. Das Training war an diesem Vormittag besonders hart, und während ich auf den Sandsack eintrommelte, brach ich auf einmal in Tränen aus. Ich war es einfach so leid, jeden Abend allein ins Bett zu gehen. Ich vermisste einen Partner. Schließlich erzählte ich Gary, wie ich mich fühlte. Ich erzählte ihm von dem Beziehungsmuster, das für mich nicht mehr funktionierte (Prinz + Prinzessin + Rettung = Disney), und dass ich mir nicht sicher sei, ob ich überhaupt wüsste, wie man auf irgendeine andere Weise eine Beziehung zu Männern führte. Er hörte zu, während er mich anwies, weiter meine Rumpfbeugen zu machen, und ließ mich dann aufhören.

»Jedes Mal, wenn du negativ mit dir selbst redest oder dich kritisierst …«, begann er.

»Ich weiß, ich weiß.« Ich verdrehte die Augen.

»Nein, Naomi, das weißt du nicht.« Er sah mich eindringlich an. »Du steigerst deine Stresshormone. Stresshormone sagen deinem Körper, dass eine Gefahr besteht, und dann sehnt sich dein Körper nach reichhaltigem und süßem Essen, um rasch einen Energieschub zu bekommen.«

»Um der Gefahr zu entkommen?« Ich ahnte, worauf er hinauswollte.

»Ja. Dann produziert dein Körper ein Hormon namens Ghrelin, um sich vor Stress, Angst oder Depression zu schützen …«

»Lass mich raten«, unterbrach ich ihn. »Und dann will ich noch mehr Zucker?«

»Um genau zu sein, macht es dich hungriger; es ist dein Hungerhormon.«

Das war mir alles völlig neu. »Und …?« Ich hoffte, dass er die Antwort hatte.

»Das heißt, wenn du aufhörst, dich wegen jedes Fehlers, den du machst, selbst zu geißeln, und respektvoll mit dir selbst redest, wird dein Körper Oxytocin und Serotonin produzieren, deine Wohlfühlhormone, und diese werden deinem Gehirn helfen, mit Stress umzugehen, und dadurch wiederum deinen Hunger und dein Verlangen nach Drogen verringern.«

»Okay.« Jetzt hörte ich gebannt zu.

»Und Meditation oder Sport produzieren diese Hormone natürlich auch. Sie sind die stärksten Stressabbauer und effektivsten Antidepressiva – viel, viel besser als Drogen.« Er sah mich stolz an, als hätte er mir soeben die Antwort auf den Sinn des Lebens selbst gegeben.

»Okay, und was hat das alles mit meinen Exfreunden zu tun?«

»Ich habe nicht die geringste Ahnung. Frag mich nicht nach Beziehungen; ich versuche noch immer zu verstehen, warum ich heirate.«

Er nahm die ledernen Boxhandschuhe und warf sie mir zu.

»Na ja, du hast gesagt, ein paar von ihnen hätten geraucht,

richtig? Oder übermäßig viel getrunken oder Drogen genommen?«, fragte Gary.

»Ja, bei manchen meiner Freunde habe ich wirklich in die unterste Schublade gegriffen«, sagte ich, während ich die Handschuhe wieder überstreifte.

»Das heißt, wenn du dich ein bisschen mehr um dich selbst kümmerst und eine gesunde Lebensweise lieben lernst, dann wirst du vielleicht einen Mann treffen, der dasselbe tut, und wenn er es tut, dann wird er von Natur aus glücklicher sein, und du wiederum wirst es auch sein. Glückliche Leute sind ansteckend.« Er grinste und hielt den Sandsack fest.

Ich dachte einen Moment darüber nach. *Eine gesunde Lebensweise lieben lernen.* Ich wusste, dass die Leute das seit Jahrhunderten taten, aber für mich war es ein völlig neues Konzept.

»Bewege dich regelmäßig, egal, ob es nur ein zwanzigminütiger Weg zum Geschäft oder eine Runde Schwimmen in deinem örtlichen Schwimmbad ist, und, na ja, du wirst sehen: Die Dinge werden anfangen, sich zu ändern, vor allem dein Verstand.« Er zog den Sandsack zu mir herüber.

Und in diesem Augenblick entschied ich, dass diese ganzen negativen Selbstgespräche einfach aufhören mussten. Ich würde mich nicht mehr selbst geißeln. Stattdessen dachte ich, während ich auf den Sandsack eintrommelte, über dieses einfache Konzept nach: *eine gesunde Lebensweise lieben lernen.* Es war ein Augenblick der Erleuchtung für mich, und er erhellte meinen heilenden Verstand.

Ich bestand meine Abschlussprüfungen mit Bravour und erwarb mein Examen mit Auszeichnung. Ich beendete meine zwölf Schritte und erklärte Anna zum Abschied stolz, dass ich das Programm abgeschlossen hatte. Ich war bereit zu sehen, wie ein Leben ohne Drogen war. Rosalyn bemerkte die positiven Veränderungen an mir und begann davon zu reden, mich zu entlassen, da ich keine Unterstützung von den Sozialdiensten mehr benötigte. Und ich machte Fortschritte mit Maria und erforschte meine Beziehung zu mir selbst und die Arten, auf die ich mich allmählich von einer dysfunktionalen zu einer gesunden Person entwickelte. Wir sprachen ausführlich über meine Beziehungen zu anderen Frauen, vor allem zu Eve und Simone, und wie ich meine Gefühle positiv aufarbeiten könnte, vergangene Ereignisse mit der Gegenwart versöhnen und Heilung in der Arbeit finden könnte, die ich jetzt machte.

Das Leben konnte gelebt werden, wenn ich kleine Schritte machte, immer nur einen Tag auf einmal: kleine Ziele, auf die ich mich konzentrieren konnte, und kleine Belohnungen, wenn ich sie erreichte. Das war meine Existenz, und es war alles, was ich glaubte, bewältigen zu können.

Ich begann zu glauben, dass sich die Dinge, wenn ich so weitermachte, zum Besseren wenden würden und ich letztendlich die Person werden würde, die ich, wie die jugendliche Nay wusste, sein konnte.

Mein wahres Ich.

Und dann, eines Tages, erhielt ich einen Telefonanruf, der alles änderte.

Wieder einmal.

16. Vergebung

Vergebung ist der Duft, den das Veilchen an der Ferse verströmt, die es zertreten hat.
Mark Twain

Es war Mitte Oktober, und Leo war übers Wochenende bei Simone. Obwohl ich noch immer nicht mit ihr redete, wollte ich nicht, dass die beiden sich nicht mehr sahen. Ich hatte entschieden, die Zeit zu nutzen, um meinen Haushalt auf Vordermann zu bringen, und ich steckte bis zu den Ellenbogen in Seifenwasser und machte den Abwasch, als Leo mich anrief.

»Hi, Kumpel«, antwortete ich. »Alles okay?«

»Ja.«

»Was treibst du so?«

»Simone zieht nach Dubai«, platzte er heraus.

»Was?«

»Ja, sie hat gesagt, sie zieht in den Nahen Osten. Um an einer Schule zu arbeiten. Und ich kann sie jederzeit besuchen, wenn ich will.«

»Oh, wow.« Ich war so schockiert, dass ich kaum wusste, was ich sagen sollte. »Ähm, das ist ja echt cool.«

»Ja.« Er schien sich zu freuen.

»Wann fährt sie ab?«

»Äh, einen Moment.« Ich hörte ein gedämpftes Geräusch durchs Telefon. »Sie hat gesagt, nächste Woche.«

Mir fiel fast der Hörer aus der Hand. »Wirklich?« Ich versuchte angestrengt, mir den Kloß im Hals nicht anmerken zu lassen.

»Ja.«

»Das ist ja toll, was, Kumpel?« Ich wusste nicht, was ich sagen sollte, außer zu fragen, wie er sich damit fühlte.

»Ich kann es kaum erwarten, hinzufahren.«

»Was machst du gerade?«, wechselte ich das Thema.

»Ich esse mein Abendessen, und danach gehe ich zum Spielen zu Tom.«

»Cool. Na ja, wir sehen uns, wenn du morgen nach Hause kommst.«

»Okay, Mum. Ich liebe dich, bis dann.«

»Bis dann, mein Sohn, ich liebe dich auch«, flüsterte ich.

Ich starrte in die »samtweichen« Seifenblasen, die durch das trübe Spülwasser schwebten, während drei Gedanken meine Emotionen schlagartig in Panik versetzten: *Ich kann nicht glauben, dass sie mich verlässt, ich kann nicht glauben, dass sie so weit weggeht* und *Wie kann sie es wagen, Eve allein hier in Manchester zurückzulassen, mit keiner anderen Angehörigen als mir.* Das überwältigende Gefühl von Verlassensein löste eine Wut aus, die mich vollständig zu verschlingen drohte, und ich wollte am liebsten jeden einzelnen Teller in der Spüle zerschlagen. So sollte es nicht kommen. In meiner Vorstellung sollte es so ablaufen wie dieser Sandra-Bullock-Film, in dem sie in der Entzugsklinik landet und ihre Sucht letztendlich in den Griff bekommt und den Schaden wiedergutmacht, den sie angerichtet hat. Eve würde Sandras Rolle spielen, und ich würde einen Anruf von ihrer Therapeutin bekommen, die mir sagte, sie wolle eine Familientherapie mit mir und Simone haben, und wir würden alle die Gelegenheit bekommen, unserem Kummer Luft zu machen und ein paar der Wunden zu heilen, die ihr Alkoholismus und ihr destruktives Verhalten geschlagen hatten.

Simones Entschluss, ins Ausland zu gehen, war ein großer

Weckruf. Dieses Hollywood-Happy End würde es niemals geben. Ich fühlte mich wieder wie diese hilflose Jugendliche, deren Schwester nach Malta geflogen war und sie mit Eve allein zurückgelassen hatte, um an unserer kaputten Beziehung zu arbeiten. Indem ich Abstand zu den beiden hielt, hatte ich in den letzten paar Monaten ein gewisses Gefühl von Macht oder Kontrolle über die Situation bekommen. Und jetzt war mir diese Macht im Handumdrehen entrissen worden. Auch wenn ich nicht mit Simone redete, hatte ich doch gedacht, dass sich die Dinge irgendwann wieder einrenken würden. Jetzt fragte ich mich, ob sie das je tun würden.

Ein paar Tage später erhielt ich eine E-Mail von meiner Schwester, in der sie mir erklärte, warum sie wegging und dass sie mich liebte und mich vermissen würde, und weil ich wütend war, schrieb ich ihr zurück und wünschte ihr alles Gute, nach wie vor entschlossen, dass es für mich das Beste war, nicht mit ihr zu reden. Aber offenbar war eine stärkere Macht im Internet am Werk, die dafür sorgte, dass es zusammenbrach und meine Nachricht nicht abgeschickt wurde. Und so saß ich stattdessen bei Maria und erklärte ihr weinend, wie verlassen und wütend ich mich fühlte, weil ich mit der »kranken« Mutter allein gelassen wurde, und dass ich mich fühlte, als hätte ich keine andere Wahl, als für sie da zu sein, wenn sie mich brauchte. Alle möglichen extremen Szenarien überfluteten meinen Verstand. Auch wenn Eve jetzt nüchtern war, traute ich ihr nicht zu, dass sie es über einen nennenswerten Zeitraum hinweg bleiben würde. Ich stellte mir vor, dass sie betrunken und verletzt durch die Straßen torkelte, so wie das letzte Mal, als ich sie sah, und ich als Einzige noch da war, um mich darum zu kümmern. Das wollte ich nicht. Ich wollte nicht, dass das meine Realität war, aber gleichzeitig verspürte ich entsetzliche Schuldgefühle, weil ich für meine Mutter nicht da sein wollte, auch wenn die Situation so potenziell destruktiv für mich war.

Auf ihre ruhige und beschwichtigende Art half mir Maria, meine Gedanken zu ordnen, meine Schwester und meine Mutter als zwei getrennte Wesen zu sehen und nicht als diese böswillige Kraft, die seit meiner Kindheit immer gegen mich gewesen war, dagegen, dass ich zu der Person heranwuchs, die ich immer sein wollte. Außerdem musste ich – zum ersten Mal – aufrichtig versuchen, meine Gefühle von Neid auf Simone zu verarbeiten und hinter mir zu lassen, vor allem auf ihre Fähigkeit, einfach aufzuspringen und zu gehen und die Welt zu bereisen oder an irgendeinem neuen und aufregenden Ort zu arbeiten. Während es mir überlassen blieb, mich mit einer unbekannten Zukunft herumzuschlagen.

Warum schien sie es immer so leicht zu haben? Die Gelegenheiten schienen ihr einfach in den Schoß zu fallen und ihr fantastische Abenteuer zu bieten. Sie hatte eine gute Kreditwürdigkeit, einen sicheren Job und eine Alterspension, und sie hatte einen tollen Freundeskreis, der sie dafür liebte, dass sie sie selbst war, und jetzt würde sie in einer glamourösen Stadt arbeiten und mich hier zurücklassen, damit ich mich allein durchschlug.

Die Menge negativer Emotionen, die in diesen Überzeugungen steckte, würde mehr als eine Therapiesitzung erfordern, um sie zu entwirren. Maria half mir jedoch, Simone als den Menschen zu sehen, der sie war, die mitfühlende Frau und Tochter, die ihrer Mutter nur helfen wollte, so gut sie konnte, und ihr die Hilfe und Unterstützung zukommen lassen wollte, die sie brauchte, um nüchtern zu werden. Sie war nicht nur eine Schwester, die für mich da war, wenn ich sie brauchte, oder eine Tante, die sich um ihren Neffen kümmerte, wenn ich eine Pause brauchte. Sie war auch ihre eigene Person, mit ihren eigenen Ängsten und Hoffnungen und Träumen, und sie versuchte, genau wie jeder andere, ihr Bestes mit den emotionalen Werkzeugen, die sie im Laufe ihres Lebens angesammelt hatte.

Maria half mir zu erkennen, dass die Tatsache, dass Simone ihr Leben lang eine Quelle der Unterstützung gewesen war und mit angesehen hatte, was ich durchmachte, letztendlich ihren Tribut von ihr gefordert haben musste. Sie musste durchaus schwere Schuldgefühle bekommen haben, weil sie die Schwester war, die es zwar nicht selbst erlebt, aber dennoch mit angesehen hatte. So lange war ich diejenige gewesen, die allen erzählte, meine Geschwister hätten meine Erziehung nicht verstanden, da sie nicht die Mutter erlebt hatten, die ich erlebt hatte. Sie hatten die Mutter gehabt, die mit ihnen spielte, Kuchen backte, sie wie Kinder behandelte und ihnen gestattete, ihre Jugend zu genießen. Das war meiner Meinung nach nicht meine eigene Erfahrung gewesen, und ich war zu dem Schluss gekommen, dass es für sie schwierig – nahezu unmöglich – war, einen solch ausgeprägten Unterschied in unseren Erfahrungen zu verstehen. Ich hatte mich immer als die Außenseiterin gefühlt, das zurückgewiesene Kind, dem an allem die Schuld gegeben wurde, während sie diese Seite meiner Mutter gar nicht gekannt oder gesehen hatten. Das heißt, alle bis auf Simone. Eine Schwester, die lange Zeit unter den Folgen dieses Zwists gelitten und sich nie wirklich beklagt hatte und die jetzt, aus Liebe zu der Mutter, die sie hatte, ihr Bestes versuchte, um zu helfen und ihre eigenen Wunden der Vergangenheit zu heilen.

Ich hatte die Dinge nie wirklich aus der Sicht meiner Schwester gesehen, bis Maria mir diese ganze Wahrheit vor Augen führte. Als ich ihre Praxis an jenem Tag verließ, fühlte ich mich versöhnt mit dem Weggang meiner Schwester, auch wenn ich wusste, dass mir eine intensive Phase der Trauer bevorstand, da wir im Begriff waren, das Ende einer Ära zu erreichen, von der ich so lange gewollt hatte, dass sie endete. Eve, meine Schwester und ich hatten so viele Jahre verzweifelt versucht, ein Muster loszulassen – das Dreieck der Alkoholikerin und der Co-Abhängigen. Das hier war ihr Aufbruch in die Unabhängigkeit, und ihr Weggang bewies nicht nur, dass sie es tun musste, sondern auch, dass ich mir über meine Dinge allein klar werden musste. Ich musste akzeptieren, dass es nicht nur Männer waren, an die ich mich Hilfe suchend wandte, wenn ich in einer Krise steckte, sondern auch meine Schwester, und dass ich sie ebenso loslassen musste wie die Männer. Nach meiner Sitzung mit Maria erkannte ich, dass ich im Begriff war zu bekommen, worum ich gebeten hatte. Es war nur nicht so gekommen, wie ich es erwartet hatte.

Trotzdem, ich wusste noch immer nicht, was ich zu Simone sagen sollte, und sah mich außerstande, zum Telefon zu greifen. Es war acht Monate her, seit ich zuletzt ihre Stimme gehört hatte. Aber zum Glück rief sie mich am Abend vor ihrem Abflug nach Dubai an, und unser Gespräch bestätigte alles, was mit Maria ans Licht gekommen war.

»Hi, Süße«, sagte sie leise.

»Hi, Sim.« Ich konnte die Traurigkeit nicht aus meiner Stimme heraushalten.

»Geht es dir gut?«

»Ja.« Nein, es ging mir nicht gut, und so sehr ich mich auch für sie freuen wollte, musste ich doch aufrichtig sein und meinem Unglück Ausdruck verleihen. »Nein, Simone, es geht mir nicht gut, aber das wird es schon noch.«

»Ich weiß, Mädchen. Aber ich muss einfach fahren, Naomi.« Ihre Stimme schwankte. »Ich brauche eine Pause,

Nay. Ich wollte einfach irgendwohin fahren, eine Urlaubskreuzfahrt, nur zwei Wochen in einem Tropenparadies, irgendwohin, wo ich mich eine Weile nur um mich selbst kümmern und mich auf mich konzentrieren kann. Du weißt schon, mir darüber klar werden, was ich für mich selbst will. Und dann hat sich dieser Job angeboten, und ich hatte ein Vorstellungsgespräch, und das ist meine Chance, wegzukommen, verstehst du?«

»Ja.« Ich dachte zurück an Ägypten und das drängende Bedürfnis der jugendlichen Nay, wegzukommen und herauszufinden, wer sie, wer ich wirklich war. Ich verstand es.

»Nicht, dass mit dem alten Ich per se irgendetwas falsch ist.« Sie lachte. »Du weißt schon, im Grunde bin ich noch immer dieselbe. Schwindelerregend, liebevoll, laut, starrsinnig!«

Ich lächelte und wischte die Tränen fort.

»Aber ich bin noch immer fürsorglich; ich bin noch immer mitfühlend und teilnahmsvoll, auch wenn ich eine echte Nervensäge sein kann.« Bei diesen Worten musste ich laut auflachen. »Und ich weiß, dass ich unentschlossen, launisch und aufrichtig sein kann … manchmal zu aufrichtig.« Sie lachte.

»Ja«, gab ich ihr recht, aber das war auch eine Sache, die ich an ihr liebte; man brauchte immer einen Menschen im Leben, der keine Angst davor hatte, aufrichtig zu dir zu sein, und dieser Mensch war für mich Simone.

»Aber du gehst weg.« Mehr Tränen traten mir in die Augen.

»Ich weiß, Süße, aber als ich neulich morgens nach Hause fuhr, nachdem ich meine Freunde zum Flughafen gebracht hatte, wurde ich von Panik überwältigt. Ich versuchte zu überlegen, wie ich das Geld zusammenbringen könnte, um mir eine Auszeit zu nehmen und irgendwohin zu fliegen, ans andere Ende der Welt. Ich flehte Gott an, er möge mir bitte ein Zeichen geben. Ich startete den Wagen, und das Radio ging an, und dann kam da dieser Song, weißt du?« Und sie begann mit einer schrillen, falschen Stimme diesen Crystal-Waters-Song zu singen, in dem es darum geht, dass eine Frau ihren Job, ihren Wagen und ihr Zuhause aufgibt, um zu einem unbekannten Ziel aufzubrechen.

Ich lachte noch immer. Ich kannte den Song, daher sang ich weiter, fast so als würden die *X-Factor*-Juroren persönlich mir dabei zusehen. Sie fiel erneut mit ein, und wir beide sangen uns das ganze Lied gegenseitig durchs Telefon vor, bis wir uns vor Lachen bogen. Es erinnerte mich an die Zeit, als wir klein waren und im Bad saßen (wir dachten, mit der Akustik würden wir wie Whitney Houston klingen) und Lieder schmetterten. Die Tränen versiegten, und mir wurde bewusst, dass wir, wohin in der Welt sie auch ging, immer ein wirklich unzertrennliches schwesterliches Band haben würden, das, egal, wie viel Zeit verstrichen oder wie viel Abstand zwischen uns war, immer da sein würde.

»Süße, es ist nur so, dass ich dich von früher Kindheit an immer unterstützt habe, und ich habe das Gefühl, dass ich jetzt einmal etwas für mich selbst tun muss. Wir haben uns wie Hund und Katze gestritten und einander ständig geärgert, aber ich habe dich durch unsere Höhen und Tiefen hindurch immer geliebt, und das werde ich auch immer tun.«

»Ich weiß.« Sie hatte recht, auch wenn es wehtat, es zu hören.

»Versteh mich nicht falsch, wenn Gott heute zu mir kommen und sagen würde: *Simone, wenn du willst, kannst du die Uhr zurückdrehen und alles daran ändern, wie du dich um deine Schwester und deinen Neffen gekümmert hast*, dann würde ich Nein sagen und ihm dafür danken, dass er mich mit der Aufgabe betraut hat, dich und Leo zu lieben und zu unterstützen. Aber ich brauche jetzt einfach ein bisschen mentale, emotionale und physische Auszeit. Es gibt dort draußen so viele Leute, die inoffizielle Betreuer sind, die sich selbst nicht als Betreuer sehen, weil sie sich um ihren Ehemann oder ihre Ehefrau, ihre Schwester oder ihren Bruder, ihren Cousin oder ihre Cousine, ihre Tante oder ihren Onkel oder einen Elternteil kümmern, verstehst du? Und ich war eine Betreuerin, die alle möglichen Formen der Unterstützung angeboten hat, ohne Krankenhäuser und psychologische Gesundheitsdienste einzuschalten, und ich habe es aus Liebe getan, aber ich muss jetzt anfangen, mich um mich selbst zu kümmern, ohne Schuldgefühle und Frustration zu empfinden. Verstehst du das?«

»Ja, Sim, das verstehe ich.« Ich dachte an das Gespräch, das ich mit Maria geführt hatte, und ich wusste, dass sie recht hatte. Sie musste das für sich selbst tun, und ich konnte es ihr nachempfinden, weil ich wusste, dass ich dasselbe tun musste.

»Also Dubai, ja?« Ich wischte mir wieder die Tränen fort. Ich freute mich für sie, und ich wollte, dass man es meiner Stimme anhören konnte.

»Ja. Ich habe einen Job als Lehrerin, ich unterrichte junge Mädchen in emotionaler Kompetenz.«

»Sozialfreak. JA!!«, rief ich im Scherz, aber auch vor Begeisterung.

»Ich glaube, das wird mir die Auszeit geben, die ich brauche; es kommt genau zum richtigen Zeitpunkt. Ich weiß, dass ihr beide, du und Mum, im Begriff seid zu heilen, und mein Neffe ist dabei, zu einem fantastischen jungen Mann heranzuwachsen. Ich kann mit dem Wissen gehen, dass er jetzt so groß ist, dass ich ihn von überall auf der Welt weiterhin geistig, emotional und spirituell lieben und unterstützen und Tante Simone sein kann.«

»Ich weiß.«

»Also, kommst du morgen mit zum Flughafen, um auf Wiedersehen zu sagen?«

»Na klar.«

»Nett von dir. Und, Nay …« Sie hielt einen Moment inne. Ich wusste, was jetzt kommen würde. »Ich liebe dich sehr.«

»Ich dich auch, Simone.«

Ich legte auf, traurig, aber auch froh, dass sie sagen konnte, was sie sagen musste, und dass ich sagen konnte, was ich sagen musste. Zwischen Tränen und Schluchzern, unter alldem, wollte ich nur, dass sie wusste, dass ich sie liebte. Und auch wenn ich eine Weile brauchen würde, um das alles zu verstehen, konnte ich ihr alles Gute für ihre Reise wünschen und sie wissen lassen, dass ich verstand, warum sie sie unternehmen musste.

Außerdem musste ich ihr für ihre ganze Unterstützung danken, für alles, was sie während meiner Amnesie für Leo und mich getan hatte. Ich hatte nicht eine Minute darüber nachgedacht, wie es für sie gewesen sein musste, eines Tages in der Arbeit einen Anruf von der Freundin ihrer Schwester zu bekommen, die ihr sagte, dass ihre Schwester ihr Gedächtnis verloren hatte und wieder fünfzehn war. Maria hatte erklärt, dass Simone »sehr reif« damit umgegangen sei und dass ich vielleicht ein bisschen Mitgefühl mit ihrer Erfahrung aufbringen sollte. Außerdem musste ich all die Male loslassen, die ich sie »Goldkind« genannt hatte, als ich jünger war, als ich ihr Leben immer als so viel privilegierter ansah als mein eigenes. Mit Marias Hilfe erkannte ich allmählich, dass man, wenn man seinen eigenen Wert zu erkennen beginnt, aufhört, sich mit anderen zu vergleichen, und stattdessen ihre Menschlichkeit und ihren eigenen Schmerz und ihr Bedürfnis, ihn ebenfalls zu heilen, sieht.

Am nächsten Tag fuhr Art von Liverpool herüber. Es war schön, ihn zu sehen, und ich umarmte ihn fest, als er zur Haustür hereinkam.

»Geht's dir gut?« Er war ein Mann von wenig Worten (Simone hatte ihren Stoizismus von ihm), aber seine Miene verriet mir, dass er besorgt um mich war.

»Nein … ich meine, ja.« Ich war hin- und hergerissen: einerseits war ich noch immer traurig, weil Simone wegging, aber meinen Dad zu sehen zeigte mir andererseits, dass ich bei alledem nicht allein war.

»Geht es *dir* denn gut?«, fragte ich ihn.

»Aber ja, natürlich.« Er nahm seinen Tabaksbeutel aus der Tasche seiner Windjacke und forderte mich mit einer Handbewegung auf, ihm nach draußen zu folgen. Als ich noch rauchte, war es ein Ritual von uns, draußen zusammen eine Zigarette zu paffen, während wir die Welt in Ordnung brachten. Ich hatte zwar mit dem Rauchen aufgehört, aber ich vermisste diese gestohlenen gemeinsamen Zeiten und gesellte mich trotzdem zu ihm.

»Wirst du sie nicht vermissen, Dad?«

»Nein, ich bin froh, dass sie weggeht, dass sie aus diesem Land rauskommt.«

»So schlecht ist es hier nicht!«

Er kniff die Lippen zusammen, schüttelte den Kopf und zog einmal an seiner selbst gedrehten Zigarette. »Ich weiß nicht, Nay, wir steuern auf eine Rezession zu; Simone geht genau zur richtigen Zeit.«

»Aber in den Nahen Osten – warum muss sie denn so weit fort? Ich weiß nicht, was ich ohne sie tun soll.«

»Der Sand ist, wo das Öl ist, und wo das Öl ist, da ist das Geld.«

Ich verdrehte meine tränenden Augen vor ihm. *Es geht hier doch absolut nicht um die Wirtschaft*, dachte ich.

Als hätte er meine Gedanken gelesen, wandte er sich zu mir um und legte mir eine Hand auf die Schulter. »Du schaffst das schon. Du hast mich und JJ, und du hast Leo.« Er schenkte mir ein beschwichtigendes Lächeln, und dann schlug er fröstelnd den Kragen seiner Jacke hoch und murmelte: »Hier draußen ist es eiskalt, Mädchen, der Winter kommt. Willst du eine Tasse Tee?« Er machte die Tür auf und trat ein.

»Ich nehme einen Kräutertee, bitte, Dad«, sagte ich, während ich ihm ins Haus folgte.

Ich wollte ihm gern glauben, aber ich hatte Angst. Was, wenn ich das nicht schaffte? Was, wenn ich wieder das Gedächtnis verlor und sie nicht da war, um mir zu helfen?

Simone fuhr mit ihrem Wagen zu meinem Haus, und ich musste gegen die Tränen ankämpfen, die mir in die Augen traten, als ich sie zum ersten Mal seit acht Monaten sah und wusste, dass sie im Begriff war, wegzugehen. Sie schien glücklich, aufgeregt zu gehen, und zusammen mit ihrer ältesten Kindheitsfreundin, Wally, fuhren wir mit beiden Autos zum Flughafen.

Im Oktober 2009, nach einem stillen, würdevollen Abschied, verließ ich den Flughafen in ihrem Wagen und weinte auf der ganzen Fahrt zurück nach Hause. Wie, dachte ich, sollte ich ein Leben ohne Simone führen, ein Leben, bei dem Eve nur zehn Minuten entfernt gleich um die Ecke von mir wohnte?

Nach Simones Abreise konzentrierte ich mich monatelang auf Vergebung, und ich begriff bald, dass ich, wenn ich anderen vergab, nicht ihr Verhalten entschuldigte oder sagte, dass das, was passiert war, in Ordnung war. Ich räumte nur den geistigen und emotionalen Schutt aus meinem Leben weg, damit ich dieses Leben weiterhin leben konnte. Dieses Wissen befreite mich, um zu erkennen, dass tatsächlich ich selbst es war, der ich vergeben musste. Wegen all der Male, die ich mich selbst verletzt hatte. Jedes Mal, wenn etwas Schlimmes passierte, auch wenn ich es nicht unter Kontrolle hatte, hatte ich mich prompt gefühlt, als wäre alles meine Schuld, als hätte ich die Situation irgendwie herbeigeführt, und die Stimme der Unwürdigkeit meldete sich zu Wort. Und jedes Mal, wenn ich mich unwürdig fühlte, legte ich ein selbstzerstörerisches Verhalten an den Tag, was mich wiederum in der Überzeugung bestärkte, dass ich das, was passiert war, irgendwie verdient hatte.

Außerdem verstand ich, dass die jugendliche Nay, auch wenn sie in mein Leben getreten war, um mir zu helfen und mein Chaos zu ordnen, auch erschienen war, um das zu heilen, was sie vor all den Jahren erlebt hatte, als sie sich umzubringen versuchte. Sie musste Eve ihre Unfähigkeit vergeben, ihr Hilfe und Unterstützung zu bieten, als sie sie am dringendsten brauchte. Aber was noch wichtiger war, sie – nein, ich – musste mir selbst vergeben, weil ich mit fünfzehn nicht die Antworten hatte und mich zersplittert hatte.

Offenbar war das, was der jugendlichen Nay passiert war, als sie in der Zukunft aufwachte, alles, was ich danach gelernt hatte, und die Tatsache, dass Simone wegging und ich mir selbst vergab, genug für sie, um zu heilen. Und eines Tages verließ die jugendliche Nay das Haus meines Verstandes.

Anfangs bemerkte ich nicht einmal, dass sie gegangen

war; erst nach all den Monaten der Therapie, in denen ich mich um mein Bedürfnis zu heilen und zu vergeben kümmerte, wurde mir bewusst, dass sie still geworden war mit ihrer Monty-Python-artigen Parodie auf *Das Leben der Naomi*. Ich suchte nach ihr.

Sie hatte sich still und heimlich aus dem Staub gemacht.

Und so, mit einer stillen Akzeptanz und etwas mehr Vertrauen darauf, dass ich, indem ich losließ, Platz für das Neue schuf, rief ich am nächsten Tag Eve an. Nachdem wir ein Jahr lang nicht miteinander gesprochen hatten, freute sie sich, von mir zu hören.

»Wie geht es dir?«, fragte ich sie.

»Oh, gut, mein Mädchen.«

»Bist du …«

»Ich habe mein eigenes Zimmer in der Entzugsklinik, und ich arbeite ehrenamtlich im Museum«, schnitt sie mir das Wort ab.

»Oh, das ist ja toll, Mum! Ich freue mich wirklich für dich, gut gema-«

»Ja, und ich habe ein paar Computerkurse belegt und bestanden.« Sie klang nervös.

»Herzlichen Glückwunsch!«

»Danke.«

»Na ja, ich wollte dir nur sagen, ich würde sehr gern …«, begann ich.

»Wie geht es Leo?«

»Oh, gut, ja. Er wird groß. Er kommt dieses Jahr auf die Highschool.«

»Aaaah, grüß ihn von mir.«

»Mache ich. Na ja, ich muss jetzt Schluss machen.«

»Okay, danke für deinen Anruf.«

»Ja. Mach's gut, Mum, ich liebe dich.«

»Danke, wir sprechen uns bald wieder.«

»Ja.« Ich legte auf.

Ich freute mich aufrichtig zu hören, dass es ihr so gut ging. Und während ich zuhörte, begriff ich, dass es meine wahre Absicht war, ihr zu sagen, dass ich sie liebte. Es spielte keine Rolle, dass sie mir vor lauter Nervosität das Wort abschnitt oder nicht sagte, dass sie mich auch liebte, da ich sie gar nicht ihr zuliebe angerufen hatte; ich hatte es mir zuliebe getan. Ich hatte es getan, um meine Selbstvergebung zu feiern. Es ihr zu sagen, fühlte sich an, als würde ich irgendwie meine Erfahrung und das Wachstum zementieren, das ich erreicht hatte, seit ich vor all den Jahren diese Pillen geschluckt und mein Leben in eine Krise gestürzt hatte.

Ich hatte gefunden, was ich suchte. Was ich brauchte, war die ganze Zeit in mir gewesen.

Vergebung.

17. 500 Arten zu lieben

Manchmal ist es so einfach.
Man muss nur wissen,
dass man, um es zu überstehen,
um es zu heilen,
nur Liebe braucht.
N. J.

Sobald ich entschieden hatte, alles loszulassen, was ich nicht unter Kontrolle bekommen konnte, tat ich mein Möglichstes, um mich darauf zu konzentrieren, meinen Verstand zu heilen. Wenn ich irgendetwas fühlte, redete ich darüber; wenn ich depressiv wurde, ging ich laufen, schwimmen oder tanzen, um dagegen anzukämpfen. Wenn ich nicht schlafen konnte, meditierte ich und konzentrierte mich darauf, mich positiv mit mir selbst zu fühlen. Ich blieb in Therapie, und als mein anberaumter Sitzungsblock zu Ende war, kaufte ich Maria einen großen Blumenstrauß. Obwohl ich sie vermissen würde, schwor ich mir, nie wieder eine Therapie zu machen. Ich war zuversichtlich, dass ich, worum es auch ging, wann immer es ein Problem gab, das nötige Werkzeug haben würde, um damit umzugehen. Ich führte weiter mein Tagebuch und hörte Musik, die meine Stimmung hob. Ich las Bücher über Leute, die in ihrem Leben Schlimmes durchgemacht und nicht nur überlebt hatten, sondern aufgeblüht waren. Ich konzentrierte mich auf diese Vorbilder.

Ich schrieb weiter meine Geschichten.

Und dann, an einem sonnigen Julitag im Jahr 2010, bevor Simone zurückkam, um den Mietvertrag für ihr Haus zu beenden, bog ich auf einer belebten Straße im Zentrum von Manchester um die Ecke und lief Eve genau in die Arme. Wir sahen uns nur an, lächelten und umarmten uns.

»Oh mein Gott, toll siehst du aus«, sagte ich, verblüfft von ihrem Erscheinungsbild.

»Danke«, lachte sie, mit funkelnden Augen.

»Du hast zugenommen, und deine Haut strahlt, du siehst so gesund aus.«

Sie klopfte sich ihren kleinen, rundlichen Bauch. »Das ist das ganze verdammte Essen, das sie dir in der Entzugsklinik geben.«

»Cool.« Ich nickte anerkennend.

»Hier essen alle Pies und Brot.«

»Ja«, lachte ich, »so ist das in Manchester.«

Sie nickte und lachte mit mir.

»Und, wie läuft's? Ich meine, der Entzug und das alles?«

»Ahh, gut, Nay. Ich bekomme viel Hilfe.«

Wir standen mitten im belebten Stadtzentrum. Eve erkundigte sich nach Leo, und ich erzählte ihr, wie anders es für uns beide seit der Amnesie war und wie ich lernte, ein Leben ohne Drogen zu führen. Sie erzählte mir, sie hätte mit ihrer Therapie weitergemacht und würde noch immer im Museum arbeiten.

»Aber manchmal ist es nicht leicht«, sagte sie. »Ich kann noch immer nicht richtig schlafen, aber ich werde die Medikamente nicht nehmen, die sie mir immer wieder anbieten, ausgeschlossen.«

»Verstehe.«

»Ich werde schon einen Weg finden, um wieder richtig zu schlafen. Ganz sicher«, sagte sie entschieden.

Wir sprachen über Simone und wie sehr wir uns darauf freuten, sie wiederzusehen, und Eve lud mich ein, sie in der

Entzugsklinik zu besuchen, wenn Simone nach Hause kam. Ich sagte, ich würde es tun. Wir umarmten uns noch einmal, und als ich ging, fühlte ich etwas, was ich gegenüber meiner Mum noch nie wirklich gefühlt hatte. Ich fühlte mich inspiriert von ihr.

Als Simone nach Hause kam, gingen wir zusammen Eve besuchen, und sie zeigte uns ihr Zimmer. Es war anständig groß, gemütlich, mit einem Einzelbett und rosa Wänden.

Sie hatte sich das Zimmer zu eigen gemacht, mit ihren Parfüms und ihren Büchern, und auf dem Nachttisch neben ihrem Bett war ein Bild, auf dem wir drei lächelnd beisammenstanden. Sie führte uns durch die Entzugsklinik, machte uns stolz mit allen bekannt. Sie schien glücklich; sie hatte Freunde gefunden, und sie hielt sich an ihr Programm.

Ich war noch immer sehr misstrauisch und noch immer dabei, selbst zu heilen, daher wollte ich etwas Abstand zu ihr halten, aber etwa eine Woche später, als wir einen Ausflug zum Mittagessen und Shoppen unternahmen und ich zusah, wie sie Simone, Leo und mir lachend von ihren Abenteuern in der Entzugsklinik erzählte, fiel mir auf, dass ich meine Art, Geschichten zu erzählen, von ihr hatte. Einen Teil von mir in ihr zu sehen, weckte schließlich meine Neugier, und ich wollte mehr erfahren. Ich nahm an, es würde okay sein, mit ihr in Verbindung zu bleiben, wenn Simone nach Dubai zurückkehrte.

Und so rief ich Eve hin und wieder an, um zu hören, wie es ihr ging. Sie war noch immer nüchtern, hatte den Job gewechselt und arbeitete jetzt ehrenamtlich im Obdachlosenzentrum. Außerdem wurde sie eingeladen, vor Frauen Vorträge über ihre eigenen Erfahrungen mit dem Alkoholismus und der Obdachlosigkeit zu halten. Ihr Fallbetreuer in der Entzugsklinik erzählte mir, diese Vorträge seien inspirierend und würden ihr bei ihrem eigenen Selbstwertgefühl und Selbstvertrauen helfen.

Außerdem war sie einer Theatergruppe beigetreten und lud mich zu ihrer ersten Aufführung ein, einem Stück mit dem Titel *500 Arten zu lieben*.

Ich ging mit Leo hin, nervös und mit einem Blumenstrauß in den Händen, während ich ihr auf der Bühne zusah. Als Eve mit dem Rest der Besetzung herauskam, sahen Leo und ich uns an und lächelten.

»Das ist so seltsam«, sagte er.

»Ich weiß, aber sie gibt sich Mühe.«

»Ist das ein Musical?«, flüsterte er mir ins Ohr, als das Klavier zu spielen begann.

»Ähm, ich glaube schon«, antwortete ich.

»Kann Nanna denn singen?«

»Ich habe keine Ahnung«, sagte ich, »aber das werden wir ja gleich sehen, mein Sohn.«

Als sie stolz das erste Lied schmetterte, sahen Leo und ich uns an und atmeten erleichtert aus. Sie war richtig gut. Und während ich ihr zusah, konnte ich sehen, dass sie einen aufrichtigen und tapferen Versuch unternahm, ihrem Leben eine Wende zum Besseren zu geben. Wieder fand ich es inspirierend, und ich erkannte, dass sie tatsächlich auf derselben Reise war wie ich, einer Reise, um den Schmerz ihrer kaputten Vergangenheit zu heilen, und dass sie unter alldem danach suchte, wer sie wirklich war.

Etwa zu dieser Zeit gab ich meine Freundschaften mit Rhonda, Maeve und Danielle auf. Seit der Amnesie hatte ich mich nach und nach immer mehr von ihnen zurückgezogen; ich hatte das Gefühl, je mehr ich schrieb und je weniger ich rauchte, desto weniger hatte ich mit ihnen gemeinsam, und die Kommunikation zwischen uns kam immer wieder zum

Erliegen. Ich stellte fest, dass diese Beziehungen nicht mehr widerspiegelten, wo ich im Leben stand. Außerdem hatte ich herausgefunden, dass ich, indem ich mir selbst vergab, auch das Gefühl losließ, für diese Freundschaften verantwortlich zu sein, wie auch für Eves Alkoholismus oder jeden Rückfall, den sie in der Zukunft haben könnte. Als ich sie in der Entzugsklinik sah, hatte ich erkannt, dass sie eine erwachsene Frau war, die sich selbst um ihre Bedürfnisse kümmern konnte, und das konnte ich auch.

Da ich die positiven Veränderungen an ihr sah, freute ich mich, sie hin und wieder zum Mittagessen an einem neutralen Ort zu treffen, damit wir uns langsam kennenlernen konnten. Unsere Gespräche nahmen eine heilsame Form an, die mir anfangs nicht bewusst war, bis ich später, als ich nach Hause kam, darüber schrieb. An einem regnerischen Tag trafen wir uns in dem Café, wo die Wärme und das Zischen der Kaffeemaschine im Hintergrund eine Art Kokon schufen, und saßen stundenlang da, während ich ihr noch mehr von der Amnesie und sie mir von ihrem Leben erzählte.

»Ich habe damals wirklich eine Bindung zu dir aufgebaut, weißt du«, sagte Eve auf einmal. »Ich meine, ich kann mich erinnern, wie die Hebamme zu mir kam, nachdem du geboren wurdest, und mir sagte, jemand müsse mich geliebt haben, als ich ein Baby war, da ich eine solch gute Bindung zu dir aufgebaut hätte.«

Und was ist dann passiert?, fragte ich mich, aber ich sagte nichts und schlürfte nur an meinem Kräutertee. Der Moment fühlte sich zerbrechlich an, und zu kostbar, um ihn zu ruinieren.

»Ich hatte nur … ich hatte nur das Gefühl, alle wollten dich mir wegnehmen.«

»Du meinst, mein Dad?«, fragte ich sie.

Sie nickte, und Tränen traten ihr in die Augen. »Nichts war je gut genug; er kam herein, und wenn ihm nicht gefiel, wie ich dich angezogen hatte, zog er dich um und ging dann stundenlang mit dir aus dem Haus. Ich wusste nie, wo du warst.«

»Ist das der Grund, weshalb du mir gesagt hast, er wäre nicht mein Dad?«

Ihre Tränen flossen, und ich sah zu, wie sie ihr über die Wangen kullerten. »Es tut mir leid, Nay, wirklich.« Ich reichte ihr ein Taschentuch aus meiner Handtasche. »Ich wollte nie, dass es so herauskommt.«

»Und wer ist nun dieser andere Typ, der, von dem du sagtest, er hätte mein Vater sein können?«

Sie wischte sich das Gesicht ab. »Ich war vor deinem Dad mit ihm zusammen, aber jetzt weiß ich, jetzt erinnere ich mich an den Moment, als du gezeugt wurdest. Aber damals war ich verwirrt; ich war jung, wir waren allein, ich hatte niemanden, der mich über Sex aufklärte.« Noch mehr Tränen flossen. »Und ich habe zu Marlene gesagt, dass du vielleicht nicht das Kind deines Dads bist, und sie ist losgezogen und hat es seiner ganzen Familie gesagt, deiner Nan und deinem Granddad, allen.«

Oh verdammt, dachte ich. Ich wusste, dass Marlene damals Mums Freundin war und dass sie stark in unsere Kindheit eingebunden war, aber das hier war auf einer völlig anderen Ebene.

»Aber ich erinnere mich wirklich, Nay, ich erinnere mich an den Moment, als du gezeugt wurdest, auf dem Sofa, ich und dein Dad.«

»Äh, zu viel Information!« Ich hob protestierend eine Hand und lachte.

»Du bist eindeutig sein Kind.« Sie lächelte. »Dein Granddad wusste es. Als du geboren wurdest, hat er dich gehalten und gesagt, du wärst eine Jacobs.«

»Schon gut, Mum, ich weiß, wer ich bin.« Ich dachte an Ägypten und die Erkenntnisse der jugendlichen Nay über Namen und Schwingungen. »Ich bin mehr als mein Name, ich weiß, wer ich bin.«

Ich ging um den Tisch und umarmte sie fest.

Wir trafen uns weiterhin einmal die Woche in einem Café, und Monate später, als ich wegen Myomen im Unterleib mehrere Male ins Krankenhaus musste, begann ich ernsthaft darüber nachzudenken, was es für mich hieß, eine Frau zu sein, über meine Identität und darüber, wie ich eine zweite Chance bekommen hatte, ein Teenager zu sein, und was es mir bedeutet hatte. Es half mir, die Mütter, die ich in Eve und Marlene gehabt hatte, mit neuen Augen zu sehen und Eves Kindheit – angesichts der Mutter, die sie selbst gehabt hatte – zu überdenken. Es brachte mich dazu, die Geisteskrankheit in der Familie zu hinterfragen – was es hieß, von der Familie meiner Mum abzustammen und mit der Geisteskrankheit – oder dem »Fluch«, wie er seit Generationen genannt wurde – zu kämpfen zu haben. Dass ich am Unterleib operiert wurde, dass ich immer seltener Arts Hilfe benötigte und auch ohne Simone zurechtkam – all das hieß, dass ich mich mehr auf mein eigenes Selbst verließ. Auch um die komplexen Emotionen zu ergründen, die vor, während und nach der Operation auftraten. Das öffnete mich, nicht wörtlich (obwohl das auch passierte), sondern emotional und geistig für Eves eigene Geschichte, ihre Missbrauchsprobleme und den resultierenden Alkoholismus und dann für die Geisteskrankheit der »Matriarchin«. Ich entdeckte eine neue Ebene des Heilens, als ich ihre Geschichten hörte und als ich begann, darüber zu schreiben.

Zum ersten Mal wollte ich mehr über Eves Mutter erfahren, vor allem nachdem sie mir erzählt hatte, jemand müsse eine Bindung zu ihr aufgebaut haben, als sie ein Baby war. Ich wusste, dass es ein heikles Thema war, aber ich hatte das Bedürfnis, mehr über die Geisteskrankheit der »Matriarchin« zu erfahren. Als Eve mich im Krankenhaus besuchte, fragte ich sie nach der Großmutter, die ich nie kennengelernt hatte.

»Sie war ein Hingucker, meine Mum, richtig hübsch. Sie hatte lange, glatte, pechschwarze Haare, eine tolle Haut und diese großen, haselnussbraunen Augen. Wir haben unsere Wangen von ihr.«

»Wirklich?« Ich versuchte sie mir als junge Frau vorzustellen; sie klang durchaus glamourös.

»Sie liebte teure Parfüms.«

»Daher hast du das also«, sagte ich, während ich an all die Male dachte, die ich als Jugendliche versucht hatte, mir heimlich einen Spritzer des Opium-Parfüms meiner Mum zu stibitzen.

»Und Handtaschen«, ergänzte sie.

»Daher habe ich das also«, sagte ich, während ich an meine zunehmende Besessenheit von Handtaschen dachte.

»Sie ist aus Irland abgehauen, als sie mit mir schwanger war, und nach Manchester gekommen, um mich zur Welt zu bringen«, begann Eve zögernd.

»Du bist hier geboren?« Ich war schockiert und setzte mich vorsichtig in meinem Krankenhausbett auf. »Ich dachte immer, du wärst in Liverpool geboren …«

Sie schüttelte den Kopf. »Nein, sie hat meinen Dad kennengelernt, als ich sechs Monate alt war, und er hat sie mit nach Liverpool genommen und geheiratet.«

»Oh, wow.« Ich war schockiert zu hören, dass der Mann, den meine Mum Dad nannte, nach all den Jahren gar nicht ihr richtiger Dad war. Ich wollte noch mehr fragen, aber ich spürte, dass Eve nicht darüber reden wollte.

»Meinst du, sie könnte hierhergekommen sein, weil sie schwanger war?« Ich blieb stattdessen bei Fragen nach der »Matriarchin«.

»Vielleicht, ich bin mir nicht sicher. Sie war achtzehn, als sie hierherkam. Sie hatte eine gute Familie, aber ich habe gehört, ihr Bruder wurde bei einem Kricketmatch erstochen, und danach war sie nie wieder dieselbe.«

Sie schwieg einen Moment und starrte auf den Krankenhausboden. »Anfangs war es okay.« Sie sah zu mir hoch. »Meine Mum, sie war eine gute Mum, sie war gut zu uns … na ja, zu den ersten vieren von uns, wir … ich hatte eine Kindheit.« Sie hielt einen Moment inne und dachte zurück. »Sie hat uns immer mit unseren hübschesten Kleidern herausgeputzt; sie kümmerte sich gut um uns.«

»Ich mag das Bild von euch vieren mit eurem Dad, das Schwarz-Weiß-Foto.« Es war das einzige Bild der ältesten Schwestern, das all die Jahre überlebt hatte, und Eve hatte für mich und Simone Abzüge davon machen lassen und sie als Geschenke gerahmt.

»Ja, es hat sich nur alles geändert, als sie die anderen vier Kinder bekam; das war der Punkt, an dem alles schiefging.« Eve begann sich aufzuregen, daher streckte ich eine Hand nach ihrer aus und ergriff sie.

»Schon gut, Mum, du musst es nicht erklären.« Ich hatte im Laufe der Jahre genug darüber gehört, was mit den Kindern der »Matriarchin« passiert war, und manches davon war der reinste Horror. Jetzt alle Teile zusammenzufügen brachte etwas Klarheit hinein. Vielleicht hatte sie nach den späteren Schwangerschaften unter schweren postnatalen Depressionen gelitten, die die Geisteskrankheit ausgelöst hatten. »Sie war krank«, versuchte ich sie zu trösten. »Es wäre nicht passiert, wenn sie nicht geisteskrank gewesen wäre.«

Meine Mum nickte. »Ich habe sie beide geliebt, Nay. Mein Dad, er war ein guter Mann. Er ist oft mit mir nach Dublin gefahren, um meine Grandma und meinen Granddad zu besuchen – ich weiß die Adresse noch immer.«

»Wirklich?« Ich versuchte mir vorzustellen, wie dieser große Afrikaner mit diesen kleinen Kindern im Schlepptau durch die Straßen Dublins ging, um seine Schwiegereltern zu besuchen. Die Vorhänge der Nachbarn mussten gezuckt haben. »Vielleicht werde ich eines Tages hinfahren und sehen, ob ich irgendjemanden von der irischen Seite der Familie ausfindig machen kann«, sagte ich.

Eve lächelte. »Anfangs hatte ich eine schöne Kindheit, aber später, als sie kamen, um uns alle wegzubringen, war ich fünfzehn; meine Mum konnte sich einfach nicht mehr um uns alle kümmern, und mein Dad war eben erst gestorben, daher brachten sie uns alle fort … ein paar meiner Schwestern waren noch Babys, und ich sah sie nie wieder.«

»Weißt du, was aus *ihr* geworden ist?«

»Ich glaube, Mum ist zurück nach Irland.«

Wir saßen beide eine Weile schweigend da, denn wir wussten, was danach passiert war. Die »Matriarchin« war in Irland in eine Anstalt eingewiesen worden und dort verstorben.

Während ich über meine eigenen Probleme mit meiner geistigen Gesundheit nachdachte, verspürte ich auf einmal Mitleid mit dieser Frau, die ich nie kennengelernt hatte. »Weißt du was, Mum?«, sagte ich. »Ich wäre nicht hier, wenn sie nicht tapfer genug gewesen wäre, um Irland zu verlassen und dich zu bekommen, das heißt, wenn ich je an sie denke, werde ich nicht an das schlechte Zeug denken. Weißt du, woran ich stattdessen denken werde?«

»Was denn, Mädchen?«

»Ihren Mut.« Ich lächelte sie an. »Und auch deinen.«

Ich konnte mir nicht vorstellen, wie das gewesen sein musste – mit fünfzehn eben noch deine ganze Familie zu haben, und am nächsten Tag waren sie alle fort, und du warst allein.

Dabei musste ich an die jugendliche Nay denken, und ich fragte mich, ob das, was Eve passiert war, irgendetwas damit zu tun hatte, dass sie mich in diesem Alter gezwungen hatte, wegzugehen. Ich wollte es wissen.

»Ist das der Grund, weshalb du mich mit fünfzehn rausgeschmissen hast?«, fragte ich sie.

Sie schüttelte den Kopf. »Ich wusste einfach nicht mehr, was ich mit dir machen sollte. Ich wusste nicht mehr, wie ich dir eine Mum sein sollte.«

Ich runzelte die Stirn. »Aber man lernt es, niemand weiß es. Ich habe auch keine Ahnung, was ich mit Leo mache.«

»Ich weiß, aber Joseph hatte mir immer geholfen, und dann war er auf einmal nicht mehr da. Als diese Männer damit drohten, dich zu entführen, wusste ich, dass ich dich nicht vor ihnen beschützen konnte.«

Sie hatte recht, so hatte ich es noch nie gesehen. Obwohl er der kriminellen Unterwelt (Joseph verkaufte Dope) angehörte, war er ein angesehener Mann gewesen. Ohne ihn mussten wir uns völlig allein und hilflos fühlen.

»Das Einzige, was ich um mich herum sehen konnte, waren Zuhälter, die sich die Töchter meiner Freunde schnappten und sie unter Drogen setzten und sie zwangen, anschaffen zu gehen.« Sie hielt einen Augenblick inne und sah mich an. »Dein Dad …«

Ich wusste, was sie im Begriff war zu sagen. »Er hätte dir die Schuld gegeben.«

»Mir die Schuld gegeben? Umgebracht hätte er mich. Nay, ich wusste, dass ich dich aus Wolverhampton wegbringen musste, bevor irgendetwas Schlimmes passierte. Dass du bei deinem Dad lebst, war meine einzige Lösung.«

»Okaaaay, aber meine Existenz infrage zu stellen war vielleicht nicht der richtige Weg.«

Sie ließ den Kopf hängen. »Jeder sagt Dinge, die er nicht so meint, wenn er wütend ist.«

Ich dachte an all die Dinge, die ich ihr entgegengeschleudert hatte, an dem Abend, an dem sie sich betrank, während sie auf Leo aufpasste. »Ich weiß«, sagte ich.

»Du hast es mir so schwer gemacht, dich lebend da herauszubringen.«

»Ich hätte es fast nicht geschafft!« Dann erzählte ich ihr alles, was mit diesem Exfreund passiert war, der mich umzubringen versuchte, und von den ganzen Drogen, die ich während dieser Zeit nahm. »Ich habe mich so verloren gefühlt«, fuhr ich fort, »und ich habe dich lange Zeit gehasst.«

Eve wurde still.

»Sogar mein Selbstmordversuch mit der Überdosis, ich verstehe einfach nicht …« Ich biss mir auf die Lippe, als ich spüren konnte, wie mir die Tränen in die Augen traten. Von dem Morphin wurde mir außerdem ein bisschen schlecht, daher beugte ich mich vor.

»Was meinst du damit?« Eve runzelte die Stirn. Ich konnte sehen, dass sie es vergessen hatte.

»Ich meine, ich kann darüber hinwegsehen, dass du mich auf den Kopf geschlagen hast, und sogar, dass du Harry, dem Ladeninhaber, oder den Nachbarn gesagt hast, was ich getan hatte …« Während ich angestrengt versuchte, es zu verstehen, schlug mein Gefühl von Übelkeit in Wut um. »Aber, dass du mich nicht ins Krankenhaus gebracht hast …«

»Wozu denn?« Sie sah mich verletzt an.

»Ich hätte sterben können«, sagte ich fassungslos, »und dir war das einfach egal.«

»Wie? Von Wassertabletten?«

»Was?« Ich lehnte mich auf dem Bett zurück. *Wassertabletten?*, dachte ich. Ich war sprachlos.

»Ja, du hattest meine Wassertabletten genommen – nicht so viele, ich habe sie gezählt, erinnerst du dich?«

Ich schüttelte den Kopf. Ich erinnerte mich nicht, und dann entsann ich mich undeutlich, dass Eve tatsächlich für etwa eine Viertelstunde Thelmas Haus verließ und dann wiederkam und kein Wort sagte.

»Ich habe Wassertabletten geschluckt?« Ich konnte es nicht glauben.

»Ja, das habe ich dir doch gesagt, Nay.«

»Ich kann mich wirklich nicht erinnern.« Ich hielt einen Augenblick inne, während allmählich alles Sinn ergab. »Ist das der Grund, weshalb du dir so sicher warst, dass ich nicht sterben würde?«

Sie nickte. »Ich dachte, du würdest einfach ein paar Tage viel pinkeln.«

In diesem Augenblick sah ich ihr ins Gesicht und fand das, was sie soeben gesagt hatte, einfach zum Schreien komisch, und sie auch, und wir lachten beide schallend über die Tatsache, dass mein lächerlicher Überdosis-Selbstmordversuch nur eines erreicht hatte.

Dass ich das Wasser nicht mehr halten konnte.

Außerdem hörten wir auf, uns in dem Café zu treffen, und ich lud sie stattdessen zu mir und Leo nach Hause zum Abendessen ein. Je mehr Zeit ich mit ihr verbrachte, desto mehr stellte ich fest, dass Eve und ich stundenlang reden konnten. Das bestätigte das Talent des Geschichtenerzählens, das uns beide verband, und wenn Leo irgendwann aufgab und ins Bett ging, blieben wir oft noch die ganze Nacht auf und tranken Tee und erzählten uns unsere Geschichten. An einem dieser Abende erzählte ich ihr die Geschichte von mir und der jugendlichen Nay, und Eve fand darin ihre eigene Heilung. Es erfüllte sie mit Stolz auf die Frau, zu der ich geworden war, und sie erzählte jedem, der gewillt war zuzuhören, dass ich ihre Tochter und eine Schriftstellerin war.

Während ich meine eigenen psychologischen Wunden heilte, schien das Schlechte allmählich zu verblassen, und kleine Erinnerungen an meine Vergangenheit mit Eve tauchten auf, gute Erinnerungen.

Eines Abends saß ich mit ihr beisammen und fragte sie, ob sie sich noch erinnern könne, wie sie, als ich drei Jahre alt war, immer meine Knöchel umfasste, wenn ich ausgestreckt dalag, meine Beine anhob und sie über meinen Kopf hielt. Dabei musste ich jedes Mal unfreiwillig pupsen, und ich fand das zum Schreien komisch und lachte, bis ich weinte.

Oder das eine Mal, als sie mit mir zu einem Vorsprechen für ein großes Musical ging, das in die Stadt kam, und ich ihr bestes Kostüm tragen durfte. Es war weiß, mit Matrosenstreifen und goldenen Knöpfen (sehr Achtzigerjahre-mäßig). Das Vorsprechen dauerte stundenlang, und sie blieb den ganzen Tag bei mir.

Oder das eine Mal, als ich hochschwanger war und sie mich im Sommer besuchte und mir die Schmerzen aus dem Rücken rieb und mir sagte, wenn mein Baby geboren sei, würde ich noch immer Gefühle für seinen Vater haben (der mich, wie ich bald herausfand, betrogen hatte). »Sie werden vergehen«, waren ihre genauen Worte. Sie hatte recht.

Dabei musste ich an meinen eigenen Vater und Marlene denken und wie viel die beiden und die Dinge, die sie gesagt und getan hatten, dazu beigetragen hatten, wie sich meine Beziehung zu Eve entwickelt hatte.

Von unseren Gesprächen wusste ich, dass Arts Gewalt zu viel für sie geworden war, und als Marlene bei ihm einzog und die beiden beschlossen, um das Sorgerecht für mich und meine Schwester zu kämpfen, entschied meine Mum, mit uns wegzulaufen. Sie bestätigte, sie hätte es nicht getan, um uns Art wegzunehmen, sondern eher, weil sie nicht wollte, dass Marlene uns großzog.

Das konnte ich ihr nicht verdenken; ich konnte mir nicht vorstellen, dass meine beste Freundin mit dem Vater meiner Kinder durchbrannte und sich dann umwandte und diese Kinder für sich selbst haben wollte.

»Ich kann mich eigentlich nicht erinnern, dass Art dich je geschlagen hat, Mum«, sagte ich eines Abends zu ihr.

»Du warst noch klein.«

»Aber ich kann mich an den Streit erinnern, den ihr beide hattet, als ich zehn war.«

»In Marlenes Haus?«, fragte sie.

Ich nickte. »Ich hatte solche Angst. Ich dachte, er würde dich umbringen.«

»Verstehst du jetzt, warum ich dich und Simone wegbringen musste, Nay?«

Ich dachte an den sexuellen Missbrauch und die Männer, von denen ich umgeben war, als sie uns schließlich wegbrachte, aber ich konnte es ihr nicht verdenken, dass sie mich an einen Ort brachte, an dem sie mich in Sicherheit glaubte. Sie war eine junge Frau, die mit zwei Kindern allein dastand. Sie vertraute den falschen Leuten, dass sie ihr helfen würden, und ich verstand, warum.

Während sie ein ganz neues Licht auf meine Kindheit warf, erkannte ich allmählich, dass ich so lange auf eine Erklärung gewartet hatte, dass sie, als ich sie schließlich bekam, gar nicht mehr wichtig war. Ich hatte mir die Akzeptanz, Unterstützung und Liebe, die ich brauchte, bereits selbst gegeben. Die jugendliche Nay hatte das, was sie brauchte, von meiner Zukunft bekommen. Rückblickend betrachtet, wussten sie und ich, dass es für uns alle das Beste war, aus Liverpool und schließlich aus Wolverhampton wegzugehen.

Aber ich nahm an, dass Eve, angefangen mit ihrem eigenen Missbrauch als Kind durch die »Matriarchin«, als diese geisteskrank war, begonnen hatte, ihr natürliches Mitgefühl und Einfühlungsvermögen zu unterdrücken, und schließlich Angst davor hatte. Sie hatte Angst vor ihrer Verletzlichkeit und dem Schmerz, den sie empfand, wenn Leute sie missbrauchten. Sie wusste nicht, wie sie mit dem Schmerz umgehen sollte, daher rauchte und trank sie, um ihn zu betäuben. Ich konnte mich selbst in ihr sehen.

Ich sah das Muster deutlich, und wie wir als erwachsene Frauen schließlich versuchten, eine Beziehung zueinander aufzubauen, während wir mit unserer Missbrauchsvergangenheit zu kämpfen hatten. Eve war in ihren Beziehungen verlassen worden, hatte noch mehr häusliche Gewalt erfahren und ihr Bestes versucht, um einen Ausweg aus dieser Situation zu finden.

Ich versuchte nicht nur mit dem sexuellen Missbrauch fertigzuwerden, sondern auch mit unserer eigenen kaputten Beziehung, meiner Beziehung zu meinen Dads und dem drängenden Bedürfnis, alledem geistig zu entkommen.

Sie suchte die Liebe, die sie an die Geisteskrankheit der »Matriarchin« verloren hatte, in der Art, wie ich sie bemuttert hatte, wenn sie betrunken war, und ich suchte die Liebe, die ich an ihren Alkoholismus verloren hatte, in meinen Frauenfreundschaften.

Im Laufe unserer Gespräche gab es immer wieder Zeiten, zu denen ihr die Tränen in die Augen traten und ich die Scham in ihrer Miene sehen konnte, wenn ich ihr meine Geschichten erzählte, aber ich hatte das Gefühl, sie auf eine Art zu erzählen, die ihr keine Vorwürfe machte. Denn das tat ich wirklich nicht. Nicht mehr.

Ich kam zu der stillschweigenden Akzeptanz, dass Eve ihr Bestes tat, in Anbetracht dessen, was sie damals wusste. Sie machte nicht immer alles richtig, und manchmal ging es entsetzlich schief. Aber sie kam aus einer anderen Generation. Einer Generation, in der es gang und gäbe war, die eigene Frau zu schlagen, wenn sie außer Kontrolle geriet, und einer Zeit, in der man seine Babys, wenn man sich nicht um sie kümmern konnte, weggab. Wo es, wenn man Missbrauchsprobleme hatte, keine Beratung gab und wo man, wenn man psychische Probleme hatte, weggesperrt und vergessen wurde.

Und bei alldem sah ich die Frauen an, zu denen meine Schwester und ich geworden waren, und ich musste zugeben, dass Eve, was immer sie getan hatte, irgendwo bei all dem Schmerz etwas richtig gemacht hatte.

Ich wusste auch, dass es für sie und Art schmerzlich war, mich über den sexuellen Missbrauch reden zu hören. Alle Eltern müssen so viele gemischte Gefühle von Hass und Wut und Schuld haben, wenn sie erkennen, dass sie ihr Kind vor einer solch entsetzlichen Verletzung nicht beschützt haben. Aber während ich die Geschichten von mir und der jugendlichen Nay zu Ende schrieb, hoffte ich irgendwie, dass sie beide wussten, dass ich beschützt war – von einer sehr mächtigen Kraft, viel größer und stärker als alles andere, was in meinem Verstand war. Sie beschützte mich, und es war dieselbe Kraft, die mir den Mut gab, den Schmerz loszulassen.

Ihn loszulassen, damit ich endlich ein Leben mit Heilung sehen konnte, ein Leben mit Selbstachtung und einer Selbstliebe, von der ich nie dachte, dass sie existierte.

Ein Leben mit einer guten Zukunft.

Meiner Zukunft.

Epilog: Ein schöner Verstand

Das, was wir heute sind, folgt aus den Gedanken, denen wir gestern nachgingen, und unser gegenwärtiges Denken bestimmt unser Leben, wie es morgen sein wird. Die Schöpfung unseres Bewusstseins, das ist unser Leben.
Buddha

Drei Jahre später

4. Juli 2013

Liebe jugendliche Nay,
ich weiß, ich habe dir seit fast vier Jahren nicht geschrieben, aber ich wollte dir jetzt schreiben, um dich wissen zu lassen, dass ich es kapiere, dass ich alles verstehe. Ich bin wieder am Ausgangspunkt angekommen, und diese Woche hatte ich ein Gespräch, das mir vor Augen geführt hat, was du mir gezeigt hast, als du in der Zukunft aufgewacht bist. In meiner Zukunft. Es ist wieder passiert! Nein, nicht das Zersplittern, sondern der Stress, und ich habe ihn beendet, bevor er zu schlimm wurde. Laaaaaaange Geschichte, und sie hat mit Marlenes kurzem Wiederauftauchen zu tun, damit, dass ich ein junges tschechisches Mädchen aus einer Situation rettete, die ich für Sklaverei hielt (sie war psychisch krank und von zu Hause weggelaufen), und dass ich versuchte, ein neues Buch zu schreiben. Nachdem ich fünf Monate lang mit vier Stunden Schlaf jede Nacht überlebt hatte, wurde ich letztendlich manisch und halluzinierte, dass die Blumen auf der Bettdecke sich in Schmetterlinge verwandelten und davonflogen.

Diesmal suchte ich Hilfe. Ich zog mich nicht zurück, um zu versuchen, mir allein über das alles klar zu werden. Dieser Typ, Chris, ist ein absolut fantastischer Facharzt für Psychiatrie, der zum ersten Mal überhaupt meinen Verstand begriffen und mir alles erklärt hat.
Ich wurde von meinem Arzt an seine Abteilung überwiesen, und Chris war genau der Mann, den ich sprechen musste. Ich bin froh, dass er es war, denn ich musste unbedingt wissen, warum genau mein Gehirn die Dinge tut, die es tut. Warum mein Verstand so reagiert, wie er es tut. Meine Fragen führten mich letztendlich zu den Antworten.
Chris vermutet, dass der erste Arzt, der bei mir eine bipolare Störung feststellte, mich fehldiagnostizierte. Er erklärte mir das mit den neurologischen Bahnen im Gehirn, die jedes Mal stärker werden, wenn man etwas Neues versucht, und wenn man damit aufhört, stirbt diese Bahn ab, nur, dass meine Bahnen das nicht wirklich tun, und wenn ich in Stress komme, öffnen sich alle, auch die LSD-Bahnen, mit voller Wucht und feuern aus allen Zylindern. Das, sagt er, sind die Symptome, wenn man manisch ist, aber was mit meinem Verstand passiert (das Halluzinieren), passiert Leuten mit einer bipolaren Störung offenbar nicht. Er vermutet, dass es, wenn ich mich früher depressiv fühlte, an der schieren Erschöpfung meines Gehirns lag, das auf einen ständigen Kampf-oder-Flucht-Modus eingestellt war. Er hat gesagt, es sei ein Überlebensmechanismus.
Er erklärte auch, ich hätte keine dissoziative Identitätsstörung, da ich jedes Mal, wenn ich mich zersplitterte, ich selbst blieb; okay, in einem anderen Alter, aber im Grunde ist meine Identität intakt geblieben.
Aber der Grund, weshalb ich das hier schreibe, ist, dass er nach all dieser Zeit die Amnesie endlich genau erkannt hat. Er sagte, es sei etwas namens dissoziative Amnesie, gefolgt

von einer dissoziativen Fugue. Offenbar ist das die Unfähigkeit eines Menschen, sich an vergangene Ereignisse oder wichtige Informationen aus seinem Leben zu erinnern, verbunden mit Verwirrung und einem Gedächtnisverlust, was seine eigene Identität betrifft. In Extremfällen führt das sogar dazu, dass die betreffende Person sich eine neue Identität ausdenkt. Chris sagte, diese psychogene Fugue stünde in einem Zusammenhang mit starkem Stress, der die Folge von traumatischen Ereignissen, extremer Gewalt oder Missbrauch sein könnte. Ich brach in Tränen aus, als er mir das sagte, nicht, weil ich traurig war, sondern aus schierer Erleichterung und Freude darüber, dass ich endlich eine Antwort bekommen hatte. Er sagte, es sei sehr selten und schwer zu diagnostizieren, wenn man es nicht sofort sieht.

Zum Schluss klappte er meine Akte zu und sagte mir im Grunde, ich müsse keine psychiatrische Hilfe mehr in Anspruch nehmen, da mit mir alles in Ordnung sei. Ich habe nur ein sehr einzigartiges Gehirn, das auf eine sehr einzigartige Weise funktioniert, und ich muss lernen, mich darauf einzustellen, und es als Tatsache akzeptieren. Weißt du, was er sagte, bevor ich sein Sprechzimmer verließ? »Naomi Jacobs, Sie sind ein bemerkenswertes Produkt eines bemerkenswerten Lebens.«

Danach saß ich eine Stunde lang in meinem Wagen, verdaute alles, was er mir gesagt hatte, und dachte von Anfang bis Ende alles durch. Von dem Moment an, in dem du in der Zukunft aufgewacht bist.

Du hast mich auf einen neuen Weg gebracht, hast mir gezeigt, dass ich einen schönen Verstand habe, dass ich ihn heilen kann, und weißt du was? DAS HABE ICH GETAN!

Ich dachte, ich hätte es kapiert, aber ich nehme an, das Leben ist wie immer eine Schule, und sobald man denkt, man hat die Lektion gelernt, sagt das Universum: Hmm, im Ernst jetzt, Ja-

cobs? Na ja, lass mich diese Theorie auf die Probe stellen. Ich bekam wieder Stress, ich schlief nicht mehr, aber diesmal trug ich das, was du gesagt hast, irgendwo in mir, und ich bewegte mich weiter vorwärts. Es geht nicht darum, ob wir unser letztendliches Ziel erreichen; es geht darum, den Kampf durchzustehen; den Kampf, sich anzustrengen und zu überleben, aufzublühen und über uns hinauszuwachsen. Und das hier, all das hier, die Person, die ich durch dieses Schreiben, das Schreiben deiner Geschichte – nein, unserer Geschichte – geworden bin, war seine eigene Belohnung. Das hier war meine Reise, ein langer und verschlungener, paradoxer Weg auf der Suche, meinen Verstand zu heilen. Und mitten in diesem Kampf erkenne ich jetzt, dass ich es getan habe.

Ich habe meinen Verstand geheilt.

Und ich habe es auf eine absolut bemerkenswerte Weise getan. Auf meine eigene Weise.

Und daher sage ich dir an dieser Stelle, dass das Leben sich zum Besseren gewendet hat.

Ich habe einen ganz neuen Freundeskreis, und ich glaube, du würdest ihn mögen – ein Haufen verrückter, sexy, cooler Katzen (ja! Ich habe TLC gehört!), mit denen ich viel gemeinsam habe, die mich so akzeptieren, wie ich bin, und eine hilfreiche, liebevolle Schwingung in mein Leben bringen, und sie schließen Nat und Marcy mit ein! Ich hatte ein paar Dates – bislang noch niemand Besonderes dabei –, aber du würdest dich freuen zu hören, dass auch keine Rasierklinge in Sicht ist. Ich vertraue meinen Entscheidungen und weiß, dass ich mich mit ihnen sicher fühlen kann und dass sie auf einem ausgeglichenen Selbstsein, nicht auf dem Opfersein beruhen.

Eve ist nüchtern geblieben, und wenn sie auf ihr eigenes Leben zurückblickt, dann hat sie einen Ort der Vergebung erreicht und hegt keine Verbitterung gegenüber denen, die sie verletzt haben.

Sie erzählt ihre Geschichten und lacht dabei laut aus dem Bauch heraus. Sie war als Bühnenschauspielerin in laufenden Inszenierungen zu sehen und hat sogar Radiointerviews gegeben, in denen sie über ihre Theatererfahrungen gesprochen hat. Sie arbeitet nach wie vor hart daran, nüchtern zu bleiben und die Leute in ihrem Umfeld zu inspirieren. Mich selbst eingeschlossen.

Und hör dir das an! Zum ersten Mal in meinem Leben habe ich Eve und Art zu mir nach Hause eingeladen, und am ersten Weihnachtsfeiertag haben wir uns alle, zusammen mit Simone, Simones Freunden und Leo, zu einem Weihnachtsessen getroffen. Anfangs war es ein wenig angespannt, und ich war ein bisschen ängstlich, aber sie gingen alle freundlich miteinander um, und es war ein wunderschöner Tag.

Jetzt befinden wir uns alle an einem Punkt, an dem unsere gemeinsam verbrachte Zeit auf Qualität, nicht auf Quantität beruht. Eve hat ihre eigene Beziehung zu Leo und sogar zu unserer Katze Sophia entwickelt. Und die Zeit scheint stillzustehen, wenn wir die ganze Nacht aufbleiben und einander unsere Geschichten erzählen. Ich liebe es. Sie nennt mich ihre beste Freundin!

Und so sehe ich Eve jetzt an und denke, wenn sie das tun kann, wenn sie ihrem Leben eine Wende geben kann (und sie hat viel Schlimmeres durchgemacht als ich in meinem ganzen Leben) ... na ja, dann ist Eve ein Leuchtfeuer der Hoffnung selbst für die, die keine Hoffnung haben.

Meine Beziehung zu Simone hat sich ebenfalls verändert. Sie kam für einen Sommerbesuch aus Dubai zurück, mit Geschichten, wie sie aus Flugzeugen gesprungen ist, Rennwagen auf Formel-1-Strecken gefahren hat, im Himalaya geklettert ist und in den Flüssen von Sri Lanka Elefanten gewaschen hat. Aber was noch wichtiger war, nachdem sie sich siebzehn Jahre lang um alle anderen gekümmert und ihre eigenen Träume und

Ziele zurückgestellt hatte, bekam sie endlich die dringend benötigte Zeit, um sich selbst einzuholen. Auch wenn sie sich noch immer um mich kümmert, ist sie nicht mehr meine Betreuerin, und auch wenn ich manchmal noch immer leide, habe ich nicht mehr das Gefühl, von ihr gerettet werden zu müssen.
Was noch? Leo kommt jetzt in die Oberstufe, hat einen Job und fährt noch immer gern Skateboard, und weißt du was? Bei all dem, was ich durchgemacht habe, habe ich es trotzdem irgendwie geschafft, Leos eigene geistige Gesundheit zu schützen, und jedes Mal, wenn ich an mir selbst zweifle, muss ich mir nur ansehen, wie wundervoll er sich entwickelt hat, und dann weiß ich, dass ich bei all den Höhen und Tiefen, all dem Auf und Ab meines Lebens etwas richtig gemacht habe. Ich habe einen fast einen Meter achtzig großen, Skateboard fahrenden, Comedys liebenden, Witze erzählenden, künstlerisch veranlagten, Yoda-Weisheiten von sich gebenden Sohn, der sagt: »Wenn es darum geht, wer ich bin, Mum, dann bin ich einfach nur froh, ich selbst zu sein.«
Oh, und ich war seit Paris auf vielen Konzerten und habe mich sogar mitten in ein Punkkonzert gestürzt und mich einquetschen lassen, ohne auszuflippen! Du wärst stolz auf mich!
Was noch? Die Welt ist noch immer global, es gibt noch immer Kriege, und die Leute tragen noch immer lächerliche Moden, aber weißt du was? Es ist noch immer eine wunderschöne Welt, denn es wird immer gute Menschen geben, die etwas Besonderes in einem anderen Menschen sehen und wirklich wollen, dass dieser Mensch Erfolg im Leben hat, da sie wissen, dass er es verdient hat. Du warst dieser Mensch für mich, und dir habe ich es zu verdanken, dass ich jetzt solche Leute in meinem Leben habe. Daher nehme ich an, solange es solche Leute gibt, wird mit dieser Welt alles gut werden, und wir werden alles in Ordnung bringen.

Du würdest dich freuen zu hören, dass Mr. Tetley wieder da ist und England seinen Tee noch immer liebt, trotz der Coffeeshops. Ach ja, Gaddafi gibt es nicht mehr, Ägypten ist in Aufruhr, ebenso Teile des Nahen Ostens, aber ich nehme an, solange es Männer wie Ahmed und Bebo gibt, wird es immer Hoffnung für die Zukunft geben. Die USA haben einen Schwarzen zum Präsidenten gewählt, und er tut sein Bestes, in Anbetracht des heutigen Zustands der Welt.
Und übrigens, Old Man Mo hatte recht mit Serket. Ich werde beschützt, beschützt von einem schönen Verstand, der mich mitgenommen und vor dem Schlechten abgeschirmt und es nur dann hervorgeholt hat, wenn er wusste, dass ich damit umgehen konnte.
Ich habe heute gelesen, dass die Japaner, wenn sie einen kostbaren Gegenstand zerbrechen, ihn nicht wegwerfen; sie setzen ihn wieder zusammen, füllen die Risse mit Gold aus und sehen ihn als noch schöner an, als er ursprünglich war. Jetzt verstehe ich es. Ich verstehe, was du mir zu sagen versucht hast, als du in meiner Zukunft aufgewacht bist.
Dass ich das Gold bin.
Danke.

Alles Liebe,
die erwachsene Naomi x

Ach ja, P.S.! Du würdest dich freuen zu hören, dass sie Roter Zwerg für noch eine Saison wieder ausgekramt haben, und jedes Mal, wenn ich es sehe, denke ich an dich! BESCHEUERT!!!!

Anmerkung der Autorin

Einige der Zitate zu Beginn der Kapitel sind Gesprächen entnommen, die ich im Laufe der Jahre mit Frauen geführt habe, die irgendwann in ihrer Kindheit oder ihrem frühen Erwachsenenleben unvorstellbare Traumata durchgemacht haben. Ich habe Kraft und Inspiration in ihren Geschichten schieren Überlebens gefunden. Es sind diese tapferen und starken Frauen, die trotz dem, was das Leben ihnen zugefügt hat, noch immer atmen, noch immer leben, noch immer lachen, noch immer weinen und noch immer lieben.

Sie sind noch immer hier.

Sie sind hier und leben eine gute Zukunft, die sie, wie sie tief in sich immer wussten, verdient haben.

Dieses Buch ist all diesen Frauen gewidmet.

In grenzenloser Liebe, Naomi Jacobs x

Kontaktdaten sowie aktuelle Informationen zu Naomi Jacobs und ihrem nächsten Buch sind auf ihrer Webseite zu finden: www.iwokeupinthefuture.com